读经典学名方系列

八科病名方

主编　袁立霞　高日阳

副主编　孙一丽　黄少慧

编委　（按姓氏笔画排序）

白建杰　汪潮湖　林秋贤

范慧婕　易国仲

中国医药科技出版社

内容提要

本书为"读经典学名方系列"丛书之一,以病证名为纲,以方剂为目,择取了历代中医典籍和近现代名医经用有效的儿科名方,并详细介绍每首方剂的名称、来源、组成、用法、功效、主治、方解、配伍特点及临床运用。方从法出,法从证出,方证相应,体现了中医辨证论治特色。本书适合临床医务工作者、医学生及儿科病患者家属参考使用。

图书在版编目（CIP）数据

儿科病名方/袁立霞,高日阳主编.—北京:中国医药科技出版社,2013.9
(2024.8 重印).

(读经典学名方系列)

ISBN 978－7－5067－6113－0

Ⅰ.①儿…　Ⅱ.①袁…②高…　Ⅲ.①小儿疾病－验方－汇编

Ⅳ.①R289.5

中国版本图书馆 CIP 数据核字（2013）第 084401 号

美术编辑　陈君杞

版式设计　郭小平

出版　中国医药科技出版社

地址　北京市海淀区文慧园北路甲 22 号

邮编　100082

电话　发行：010－62227427　邮购：010－62236938

网址　www.cmstp.com

规格　710×1020mm $^1/_{16}$

印张　19 $^1/_4$

字数　261 千字

版次　2013 年 9 月第 1 版

印次　2024 年 8 月第 2 次印刷

印刷　大厂回族自治县彩虹印刷有限公司

经销　全国各地新华书店

书号　ISBN 978－7－5067－6113－0

定价　38.00 元

本社图书如存在印装质量问题请与本社联系调换

《读经典学名方系列》

总编委会

出版者的话

　　中华医学源远流长，博大精深，是中华民族优秀传统文化的代表，是国家非物质文化遗产保护的重要内容，但随着全球经济一体化的推进，中华传统医药面临着边缘化的危险，中医药的保护、传承和发展工作迫在眉睫，应当引起我们的关注和重视。

　　方剂是中医重要的治疗手段，亦是中医文化的基础和核心内容之一。中医经方的产生可以追溯到商代的初期，由西汉刘向等整理并著录于《汉书艺文志》的《汤液经法》相传为伊尹所作，东汉张仲景在此基础上作《伤寒杂病论》，之后《千金要方》、《外台秘要方》、《太平圣惠方》等世代传承，人们创制总结出了大量的临床经用有效的方剂。这些方剂，经过历代学者们不断地充实和发展，已成为中医学中取之不尽的宝库，有效地指导着人们的临床。尤其是许多经典方剂，更以其科学的组方、合理的配伍、可靠的疗效而经久不衰，至今仍被作为指导临床组方的基础和处方的依据。本丛书收集的名方，即是中医经方的延续，有着重要的实用价值。我们从这些方剂中，筛选出临证各科名方，这些医方出自历代著名医家和经典医籍，同时广泛用于古今中医的临床实践中，具有较高的历史文化价值和很强的实用性。

　　本丛书以现代临床常见病为依据，本着符合现实、方便查阅的原则，参考现代中医学、西医学对疾病的命名和分类进行分册，分为呼吸病名方、养生名方、心系病名方、脾胃病名方、肝胆病名方、肾病名方、脑病名方、糖尿病名方、风湿病名方、妇科病名方、男科病名方、儿科病名方共12个分册，供不同专业的医务工作者及广大中医爱好者阅读和研究使用。

　　需要说明的是，中医讲究同病异治、异病同治的辨证论治原则，一方常常可以多用，在每一个方剂的【临床应用】部分，大部分都有提示和说明。希望读者在阅读本书和临床实践应用时，能够根据情况充分理解方剂的用法，达到灵活运用的目的。

　　先将本丛书的编辑特点和编写体例作统一说明：

　　1. 选方以古方为主，现代方为辅。从古籍中选取的方剂占60%～70%，从现代文献中选取的方剂占30%~40%。近现代名方主要选择一些已经公开的传统老字号配方、民国时期的名老中医和国家级名老中医的验方。

2. 对方剂的介绍较为完整。介绍了每首方的名称、来源、组成、功效、主治、方解、临床应用等知识，有利于全面把握每首医方的特征。

3. 突出方剂的临床实用性。在每首方的临床应用部分，归纳出用方要点，及历代医家应用该方的经验，可以使读者在学习的基础上能尽快将该方运用于临床。

4. 同一病证下的方剂排序，主要依所出文献的年代顺序排列。现代方剂排序也是主要按照作者所处年代排序。

本丛书执行总主编高日阳教授和中国医药科技出版社范志霞主任一起负责丛书的设计规划和组织工作，并负责丛书资料补充和统稿定稿工作。分册主编承担各分册的组织落实工作，并负责分册的资料收集、撰稿和审定稿工作。

我们本着严谨认真的态度编辑本套丛书，但由于水平所限，思虑不周，引证和解释或欠详尽，敬请读者批评指正。

中国医药科技出版社

2013年5月

编写说明

　　中医药文化历史悠久，源远流长，其理论知识浩如渊海，义理精深，丰富多彩，是无穷的文化宝库。随着时代的变迁、医学模式的转变和社会经济的发展，人类自身价值日益提高，注重各种疾病的预防与保健养生已成为时尚。当今中医药对于防治疾病和提高生活质量方面具有举足轻重的作用，将越来越受到世人的青睐与瞩目。在浩瀚的中医药文化宝库中，经典方剂则是宝库中一颗璀璨的明珠。

　　经方的产生可以追溯到商代的初期，由西汉刘向等整理并著录于《汉书艺文志》的《汤液经法》相传为伊尹所作，东汉张仲景在此基础上作《伤寒杂病论》，之后《千金要方》、《外台秘要方》、《太平圣惠方》等世代传承，不绝于绪，形成经方一大类图书。经方作为中医学的主要内容，从古至今，一直在广泛地应用。历代医家十分重视对经方的整理编纂，不断地加以丰富提高，是一份十分珍贵的知识财富。本丛书所谓名方，即是中医经典方剂的延续，有着重要的实用价值。此外，本书还收载了全国各地名医验方，丰富了本书的内容，体现了实用性、可容性、科学性与先进性。

　　本丛书内容的编撰均以病证名为纲，以方剂为目。参考中西医对儿科疾病的分类方法，结合小儿疾病的特点，将全书分为肺系病证、脾胃系病证、心系病证、肝系病证、肾系病证、寄生虫病、皮肤病证、小儿时行病证等八部分。择取了历代中医典籍和近现代名医经用有效的名方，每首方剂按照方名、来源、组成、用法、功用、主治、临床应用等依次排列，条分缕析，井然有序，可供中医、中西医结合工作者，以及广大患者阅读参考应用。由于小儿疾病是复杂多样、千变万化的，在阅读参考本书时应紧抓中医辨证论治这一根本所在，做到灵活选法用方，切忌生搬硬套。另外，儿科用药剂量比较复杂，因为随着小儿年龄的增长，身材、体重在不断变化，生理器官逐渐发育并不断成熟，使儿童在各个时期的用药剂量都各不相同。因此在使用时尽量要咨询医生后再使用，避免因用药不当而引起药源性伤害。

在本书的编写过程中，参考引用了一些有关的著作，在此特向原作者致谢。由于我们水平有限，书中不妥及错误之处在所难免，敬请广大读者批评指正。

编　者
2013 年 5 月

目　录

第一章　肺系病证名方

第二章　脾胃系病证名方

第三章　心系病证名方

第四章　肝系病证名方

第五章　肾系病证名方

第六章　寄生虫病名方

第七章　皮肤病证名方

第一章 肺系病证名方

第一节 小儿感冒

感冒，一种肺系疾病，以发热、恶寒、鼻塞流涕、咳嗽为特征。发病率高，四时皆有，而以冬春两季为多，发病年龄以婴幼儿最高。本病有轻重不同，轻者称为伤风；重者称为重伤风或时行感冒，有流行趋势。感冒症状较轻，预后良好，病程中可出现挟惊、挟滞、挟痰的兼证。其禀赋不足、体质娇弱的小儿，容易反复感冒，甚至引起心悸、怔忡等病证。杨仁斋在《仁斋直指小儿附遗方论》中描写本病的临床证候："感冒风邪，发热头痛，咳嗽声重，涕唾稠黏。"《幼科释迷·感冒》解释感冒为："感者触也，冒其罩乎"，是指感受外邪，触罩肌表全身，概括了病名及其含义。感冒是一种自愈性疾病，是由多种病毒引起的一种呼吸道常见病，大部分是由某种血清型的鼻病毒引起。

感冒病因，系由感受外邪，侵袭于肌表所致。在气候突变，寒温失常，坐卧当风，沐浴受惊，调摄不当时容易诱发本病。外邪之中，冬春以风寒、风热为主，夏季多为暑湿。邪从口鼻肌表入侵，病位在肺。肺主皮毛，司腠理开合，开窍于鼻，咽喉为肺胃之门户，肌表受邪，腠理开合失司，而致畏寒发热；鼻咽受病，气道不畅，故鼻塞流涕，咽红，咳嗽。暑邪感冒，多有高热无汗，胸闷泛恶。暑为阳邪，必兼挟湿，暑在肌表，其证高热为主，挟湿内阻脾胃，见胸闷，泛恶。时行感冒，邪毒较重，侵入肌表，兼犯经络，其证发热，恶寒，头身皆痛，甚则化热入里，产生变证。小儿稚阴稚阳，脏腑娇嫩，筋脉未盛，肝常有余，若高热炽盛，热灼筋脉，兼有惊叫，惊惕，抽风惊厥的挟惊证候；脾主运化，小儿脾常不足，乳食停积，留滞中焦，兼有腹胀，吐泻等挟滞证候；若外邪未彻，肺络失宣，易使津液停留，酿液为痰，痰阻肺络，兼有咳嗽，痰多等挟痰证候。此外，禀赋不足、体质娇弱的小儿，感冒会反复发作，时轻时重，寒热往来，鼻流清涕，自汗盗汗，此乃肺脾俱虚，卫外不固，因虚受邪，邪少虚多，称为虚证感冒。

本病西医学称急性上呼吸道感染，其反复发作者称为反复呼吸道感染，有流行趋势者称为流行性感冒。

桂枝汤

【来源】《伤寒论》

【组成】桂枝去皮，三两（9克）　　芍药三两（9克）　　甘草炙，二两（9克）
生姜切，三两（9克）　　大枣擘，十二枚（3枚）

【用法】上五味，㕮咀，以水七升，微火煮取三升，适寒温，服一升。服已须臾，啜热稀粥一升余，以助药力。温覆令一时许，遍身微似有汗者益佳，不可令如水流漓，病必不除。若一服汗出病瘥，停后服，不必尽剂；若不汗，更服，依前法；又不汗，后服小促其间，半日许令三服尽。若病重者，一日一夜服，周时观之，服一剂尽，病证犹在者，更作服；粥、温覆取微汗，不汗再服。禁生冷、黏滑、肉、面、五辛、酒酪、臭恶、油腻、辛辣及不易消化的食物（现代用法：水煎服，温覆取微汗）。

【功用】解肌发表，调和营卫。

【主治】小儿外感风寒表虚证。头痛发热，汗出恶风，鼻鸣干呕，苔白不渴，脉浮缓或浮弱者，指纹淡红。

【方解】本方证为外感风寒，营卫不和所致。外感风邪，风性开泄，卫气因之失其固护之性，"阳强而不能密"，不能固护营阴，致令营阴不能内守而外泄，故恶风发热、汗出头痛、脉浮缓等；邪气郁滞，肺胃失和，则鼻鸣干呕；风寒在表，应辛温发散以解表，但本方证属表虚，腠理不固，故当解肌发表，调和营卫，即祛邪调正兼顾为治。方中桂枝为君，助卫阳，通经络，解肌发表而祛在表之风邪。芍药为臣，益阴敛营，敛固外泄之营阴。桂芍等量合用，寓意有三：一为针对卫强营弱，体现营卫同治，邪正兼顾；二为相辅相成，桂枝得芍药，使汗而有源，芍药得桂枝，则滋而能化；三为相制相成，散中有收，汗中寓补。此为本方外可解肌发表、内调营卫、阴阳的基本结构。生姜辛温，既助桂枝辛散表邪，又兼和胃止呕；大枣甘平，既能益气补中，且可滋脾生津。姜枣相配，是为补脾和胃、调和营卫的常用组合，共为佐药。炙甘草调和药性，合桂枝辛甘化阳以实卫，合芍药酸甘化阴以和营，功兼佐使之用。综观本方，药虽五味，但结构严谨，发中有补，散中有收，邪正兼顾，阴阳并调。柯琴在《伤寒来苏集·伤寒附翼》卷上中赞桂枝汤"为仲景群方之冠，乃滋阴和阳，调和营卫，解肌发汗之总方也"。

【临床应用】

1. 用方要点 小儿症见头痛发热，汗出恶风，鼻鸣干呕，苔白不渴，脉浮缓或浮弱者为本方用方要点。

2. 随症加减 恶风寒较甚者，宜加防风、荆芥、淡豆豉疏散风寒；体质素虚者，可加黄芪益气，以扶正祛邪；兼见咳喘者，宜加杏仁、苏子、桔梗宣肺止咳平喘。

3. 使用注意 小儿表实无汗，或表寒里热，不汗出而烦躁，以及温病初起，见发热口渴，咽痛脉数时，皆不宜使用。（凡外感风寒表实无汗者禁用；服药期间禁食生冷、黏腻、酒肉、臭恶等物。）

4. 现代应用 本方常用于儿童感冒、流行性感冒、原因不明的低热、产后及病后的低热、妊娠呕吐、多形红斑、冻疮、荨麻疹等属营卫不和者。

5. 历代名家的应用经验

（1）上海市名中医、全国首批 500 位名老中医药专家学术经验继承导师之一董廷瑶用桂枝汤加陈皮 3 克、茯苓 9 克、杏仁 6 克、紫菀 6 克、百部 9 克治疗小儿风寒咳嗽中的表虚不和而痰浊未清。另外，董老认为小儿厌食证既无积可消，又虚不受补，桂枝汤调和营卫，是一体质改善剂、强壮剂、神经安定剂，又是健运脾胃的调节剂。用桂枝汤调和营卫，以促醒胃气，使之思食。董氏称这种治法为"倒治法"。

（2）黑龙江名老中医孔庆玺认为肩周炎是风寒湿三气滞于经络，不通则痛。可以用桂枝汤加减治疗。桂枝汤去大枣之甘温壅滞，调和营卫、温经通络，加附子、防风、天麻、白芷、独活祛风湿而止痛，川芎活血通经，祛风止痛。通常服凉药易致中寒腹泻，服温燥之品，易致肠中燥热而便秘，本方药品大多辛温偏燥，服后反腹泻者，为邪有出路，邪去之兆。

麻黄汤

【来源】《伤寒论》

【组成】 麻黄去节，三两（9 克）　　桂枝去皮，二两（6 克）　　杏仁去皮尖，七十

个（6克） 甘草炙，一两（3克）（儿童用量酌减）

【用法】上四味，以水九升，先煮麻黄，减二升，去上沫，内诸药，煮取二升半，去滓，温服八合。覆取微似汗，不须啜粥，余如桂枝法将息（现代用法：水煎服，温覆取微汗）。

【功用】发汗解表，宣肺平喘。

【主治】小儿外感风寒。症见恶寒发热，头痛身疼，无汗而喘，舌苔薄白，脉浮紧，指纹淡红。

【方解】方中麻黄苦辛性温，归肺与膀胱经，善开腠发汗，祛在表之风寒；宣肺平喘，开闭郁之肺气，故本方用以为君药。由于本方证属卫郁营滞，单用麻黄发汗，只能解卫气之闭郁，所以又用透营达卫的桂枝为臣药，解肌发表，温通经脉，既助麻黄解表，使发汗之力倍增；又畅行营阴，使疼痛之症得解。二药相须为用，是辛温发汗的常用组合。杏仁降利肺气，与麻黄相伍，一宣一降，以恢复肺气之宣降，加强宣肺平喘之功，是为宣降肺气的常用组合，为佐药。炙甘草既能调和麻、杏之宣降，又能缓和麻、桂相合之峻烈，使汗出不致过猛而耗伤正气，是使药而兼佐药之用。四药配伍，表寒得散，营卫得通，肺气得宣，则诸症可愈。

【临床应用】

1. 用方要点 小儿恶寒发热，头痛身疼，无汗而喘，舌苔薄白，脉浮紧为本方用方要点。

2. 随症加减 若胸闷喘急、咳嗽痰多、表证不甚者，去桂枝，加苏子、半夏以化痰止咳平喘。若鼻塞流涕重者，加苍耳子、辛夷以宣通鼻窍，若挟湿邪兼见骨节酸痛，加苍术、薏苡仁祛风除湿，兼里热烦躁、口干，酌加石膏、黄芩清郁湿热。

3. 使用注意 本方为辛温发汗之峻剂，故《伤寒论》对"疮家"、"淋家"、"衄家"、"亡血家"，以及外感表虚自汗、血虚而脉兼"尺中迟"、误下而见"身重心悸"等，虽有表寒证，亦皆禁用。麻黄汤药味虽少，但发汗力强，不可过服，否则，汗出过多必伤人正气。正如柯琴指出："此乃纯阳之剂，过于发散，如单刀直入之将，投之恰当，一战成功。不当则不戢而召祸。故用之发表，可一而不可再。"（《伤寒来苏集·伤寒附翼·卷上》）

4. 现代应用 本方常用于小儿感冒、流行性感冒、急性支气管炎、支气管哮喘等属风寒表实证者。

5. 历代名家的应用经验

（1）名老中医岳美中1972年曾治风寒表实证数例，均用麻黄汤而效。处方：麻黄9克、桂枝9克、甘草6克、杏仁9克。一般服2~3剂即汗出热退而愈。其中有一例，因服1剂后汗出寒热减轻大半，而怕发汗太过，麻黄减4.5克，服后病复加重如前，因而再加至9克，2剂后，汗透而愈。

（2）全国著名的中医学家、中医脏象与治则现代科学奠基人姜春华教授运用麻黄汤治疗冷哮，症见胸闷窒塞、呼吸不利、咳喘多痰、喉间作水鸡声、舌苔白，脉软。以麻黄汤加味：麻黄6克、桂枝9克、厚朴9克、枳实9克、杏仁9克、甘草6克，服2剂，药后咳喘减，去厚朴，加陈皮3克，再2剂。

香薷散

【来源】《太平惠民和剂局方》

【组成】 香薷去土，一斤（500克）　白扁豆微炒、厚朴去粗皮姜制，各半斤（各250克）

【用法】 上为粗末，每服三钱（9克），水一盏，入酒一分，煎七分，去滓，水中沉冷。（儿童用量酌减）连吃二服，不拘时候（现代用法：水煎服，或加酒少量同煎，用量按原方比例酌减）。

【功用】 解表清暑，健脾利湿。

【主治】 小儿阴暑。恶寒发热，腹痛吐泻，头重身痛，无汗，胸闷，舌苔白腻，脉浮。

【方解】 本方治证小儿由夏月乘凉饮冷，感受寒湿所致。夏月人多喜于阴凉处憩息，或夜间归寝较晚，每易感受寒湿邪气，寒湿外束，腠理闭塞，卫阳被郁，故恶寒发热无汗；寒湿困束肌表，气血受阻，则头重身痛；夏日易食生冷，湿伤脾胃，气机失畅，故胸闷不舒、腹痛；湿困脾胃，升降失司、胃气上逆则呕吐，湿浊下注大肠则泄泻；舌苔白腻，乃寒湿之候。治宜外散肌表之寒湿，内化脾胃之湿滞。方中香薷辛温芳香，解表散寒，祛暑化湿，以祛在表之寒湿，是夏月解表之要药，为君药。厚朴辛香温燥，行气化湿而解胸闷,去苔腻,为臣药。白扁豆甘平,健脾和中,兼能渗湿消暑为佐药。入酒少许为使,温散以助药力。三药合用,共奏祛暑解表,化湿和中之效。

【临床应用】

1. 用方要点 小儿症见恶寒发热,腹痛吐泻,头重身痛,无汗,胸闷,舌苔白腻,脉浮为本方用方要点。

2. 随症加减 其时若表寒甚者,可合入葱白、豆豉以加强解表散寒的作用。若兼内热者,加黄连以清热;湿盛于里者,加茯苓、甘草以利湿和中;素体脾虚,中气不足者,可再加人参、黄芪、白术、橘红以益气健脾燥湿。

3. 使用注意 夏月伤暑见发热汗出、心烦口渴等暑热病证者,则不可使用。

4. 现代应用 近常用于夏季感冒、胃肠炎、菌痢等见上述证候者。

5. 历代名家的应用经验

(1) 国家级名老中医、中医儿科学专家、南京中医药大学教授江育仁把流行性乙型脑炎归纳为热、痰、风三种证型进行辨证论治,轻型者见发热无汗,嗜睡项强,治宜清暑解表,方用新加香薷饮。

(2) 重庆市名老中医、中医专家熊寥笙用香薷饮加味治疗暑月发热不解,方含:香薷3克、扁豆6克、川连3克、滑石3克、甘草1.5克、银花3克、连翘3克、焦栀子1.5克。用之以表里双解。

参苏饮

【来源】《太平惠民和剂局方》

【组成】 人参、紫苏叶、干葛洗、半夏汤洗七次,姜汁制,炒、前胡去苗、茯苓去皮,各三分(各6克) 枳壳去瓤,麸炒、桔梗去芦、木香、陈皮去白、甘草炙,各半两(各4克)

【用法】 上药㕮咀。每服12克,用水220毫升,加生姜7片,大枣1个,煎至140毫升,去滓,微热服,不拘时候。若因感冒发热,以被盖卧,连进数服,微汗即愈;面有余热,更宜徐徐服之,自然平治;若因痰饮发热,但连日频进此药,以退为期,不可预止。(儿童用量酌减)

【功用】 益气解表,理气化痰。

【**主治**】 小儿气虚感冒。恶寒发热，无汗，头痛，鼻塞，咳嗽痰白，胸脘满闷，倦怠无力，气短懒言，苔白脉弱。

【**方解**】 本方证由小儿素体脾肺气虚，内有痰湿，复感风寒而致。风寒束表，肺气闭郁，故见恶寒发热、无汗头痛、鼻塞；痰湿壅肺，阻滞气机，故咳嗽痰白、胸脘满闷；表证应当脉浮，今脉反弱，且见倦怠无力、气短懒言，是气虚之征。治当益气解表，理气化痰。方中苏叶辛温，归肺脾经，功擅发散表邪，又能宣肺止咳，行气宽中，故用为君药。臣以葛根解肌发汗，人参益气健脾，苏叶、葛根得人参相助，则无发散伤正之虞，大有启门驱贼之势。半夏、前胡、桔梗止咳化痰，宣降肺气；木香、枳壳、陈皮理气宽胸，醒脾畅中；茯苓健脾渗湿以助消痰。如此化痰与理气兼顾，既寓"治痰先治气"之意，又使升降复常，有助于表邪之宣散、肺气之开合，七药俱为佐药。甘草补气安中，兼和诸药，为佐使。煎服时，少加生姜、大枣，协苏、葛可解表，合参、苓、草能益脾。诸药配伍，共成益气解表、理气化痰之功。本方的配伍特点：一为散补并行，则散邪不伤正，补不留邪，二是气津并调，使气行痰消，津行气畅。

【**临床应用**】

1. 用方要点 本方是气虚外感风寒，内有痰湿证的常用方。小儿症见恶寒发热，无汗，头痛，鼻塞，咳嗽痰白，胸脘满闷，倦怠无力，气短懒言，苔白脉弱为本方用方要点。

2. 随症加减 头痛重者，加川芎、白芷、藁本。气滞轻，去木香。若恶寒发热，无汗等表寒证重，将荆芥、防风易葛根。

3. 现代应用 本方常用于感冒，上呼吸道感染等气虚外感风寒兼有痰湿者。

4. 历代名家的应用经验 著名中医儿科专家、北京中医药大学终身教授、全国名老中医刘弼臣认为肺炎喘嗽初起本属于感受风寒之邪，肺气郁闭，水液输化无权，凝聚为痰，阻塞气道而成，可用参苏饮加减治疗小儿支气管炎。

银翘散

【**来源**】《温病条辨》

【**组成**】 连翘一两（30克） 银花一两（30克） 苦桔梗六钱（18克） 薄荷六钱（18克） 竹叶四钱（12克） 生甘草五钱（15克） 芥穗四钱（12克） 淡

豆豉五钱（15克）　牛蒡子六钱（18克）

【用法】 上杵为散，每服六钱（18克）（小儿用量酌减），鲜苇根汤煎，香气大出，即取服，勿过煮。肺药取轻清，过煮则味厚而入中焦矣。病重者，约二时一服，日三服，夜一服；轻者三时一服，日二服，夜一服，病不解者，作再服（现代用法：加入芦根适量，水煎服，用量按原方比例酌情增减）。

【功用】 辛凉透表，清热解毒。

【主治】 小儿温病初起。发热无汗，或有汗不畅，微恶风寒，头痛，口渴，咳嗽咽痛，舌尖红，苔薄白或微黄，脉浮数。

【方解】 温病初起，邪在卫分，卫气被郁，开合失司，故发热、微恶风寒、无汗或有汗不畅；肺位最高而开窍于鼻，邪自口鼻而入，上犯于肺，肺气失宣，则见咳嗽；风热搏结气血，蕴结成毒，热毒侵袭肺系门户，则见咽喉红肿疼痛；温邪伤津，故口渴；舌尖红，苔薄白或微黄，脉浮数均为温病初起之佐证。治宜辛凉透表，清热解毒。方中银花、连翘气味芳香，既能疏散风热，清热解毒，又可辟秽化浊，在透散卫分表邪的同时，兼顾了温热病邪易蕴结成毒及多挟秽浊之气的特点，故重用为君药。薄荷、牛蒡子辛凉，疏散风热，清利头目，且可解毒利咽；荆芥穗、淡豆豉辛而微温，解表散邪，此二者虽属辛温，但辛而不烈，温而不燥，配入辛凉解表方中，增强辛散透表之力，是为去性取用之法，以上四药俱为臣药。芦根、竹叶清热生津；桔梗开宣肺气而止咳利咽，同为佐药。甘草既可调和药性，护胃安中，又合桔梗利咽止咳，是属佐使之用。方中疏散风热与解毒辟秽相伍，辛凉透表之中少佐辛温之品，使风热得散，温毒得清。本方所用药物均系清轻之品，加之用法强调"香气大出，即取服，勿过煎"，体现了吴氏"治上焦如羽，非轻莫举"的用药原则。

本方配伍特点有二：一是辛凉之中配伍少量辛温之品，既有利于透邪，又不悖辛凉之旨；二是疏散风邪与清热解毒相配，具有外散风热、内清热毒之功，构成疏清兼顾，以疏为主之剂。

【临床应用】

1. 用方要点 小儿症见发热无汗，或有汗不畅，微恶风寒，头痛，口渴，咳嗽咽痛，舌尖红，苔薄白或微黄，脉浮数为本方用方要点。

2. 随症加减 渴甚者，为伤津较甚，加天花粉生津止渴；项肿咽痛者，系热毒较甚，加马勃、玄参清热解毒，利咽消肿；衄者，由热伤血络，去荆芥穗、淡豆豉之辛温，加白茅根、侧柏炭、栀子炭凉血止血；咳者，是肺气不利，加杏仁苦降肃肺以加强止咳之功；胸膈闷者，乃挟湿邪秽浊之气，加藿香、郁金芳香化湿，辟秽祛浊。

3. 使用注意 表实无汗，或表寒里热，不汗出而烦躁，以及温病初起，见发热口渴，咽痛脉数时，皆不宜使用。因方中药物多为芳香轻宣之品，不宜久煎。

4. 现代应用 本方广泛用于急性发热性疾病的初起阶段，如感冒、流行性感冒、急性扁桃体炎、上呼吸道感染、肺炎、麻疹、流行性脑膜炎、乙型脑炎、腮腺炎等辨证属温病初起，邪郁肺卫者。皮肤病如风疹、荨麻疹、疮痈疖肿，亦多用之。

5. 历代名家的应用经验

（1）国医大师方和谦用银翘散化裁治疗风热郁肺而出现的颜面以及双臂红疹，辛凉清解，活血祛风。

（2）瞿镜清老中医对上呼吸道感染中外感风热或热为寒闭，热重于寒者，用银翘散加防风增强疏风解表作用。

（3）中医儿科专家赵心波教授用银翘散治疗早期麻疹合并肺炎，疹出未透而出现憋喘，鼻煽，壮热神倦者。

新加正气汤

【来源】王传吉方（《名医秘方汇萃》）

【组成】苏叶10克 藿香10克 连翘15克 薄荷5克 白芷10克 川黄连10克 黄芩10克 甘草5克

【用法】每日1剂，水煎服，日服4次。水煎取汁约150毫升。1岁以内1次服20毫升，2岁以内30毫升，3岁以内40毫升，隔2小时服1次。3岁以上150毫升，每日分3次服之。

【功用】解表化湿，清热和中。

【主治】小儿外感，风邪挟湿、阻中化热型。

【方解】 外感表证以风挟湿邪，阻中化热较为多见。临床应用本方疗效较好，且取效迅速。方中主以藿香芳香化湿、理气和中而能解表；辅以苏叶、白芷、薄荷，解表而化湿邪，四味合用解表化湿之功相得益彰；佐以黄连、黄芩、连翘、甘草清热解毒。综观全方具有解表化湿、清热和中之效。

【临床应用】

1. 用方要点 小儿症见发热汗少，头痛身重，困倦嗜睡，纳呆便溏，胸闷泛恶，或呕吐腹泻，或鼻塞流涕、咳嗽不甚，口渴而不多饮，苔白或滑腻，舌质偏红，脉浮濡而数等风邪挟湿，阻中化热的外感表证为用方要点。

2. 随症加减 咳嗽加前胡 10 克，杏仁 5 克；恶心呕吐加半夏 10 克，陈皮 5 克；腹泻加滑石 12 克，炒薏仁 10 克。

3. 现代应用 本方临床上用于小儿外感表证的风邪挟湿、阻中化热型。

第二节 乳 蛾

"乳蛾"中医又称为"喉蛾"或"莲房蛾"。常发生于儿童及青少年，以咽喉两侧喉核（即腭扁桃体）红肿疼痛，形似乳头，状如蚕蛾为主要症状的喉病。发生于一侧的称单乳蛾，双侧的称双乳蛾。乳蛾多由外感风热，侵袭于肺，上逆搏结于喉核；或平素过食辛辣炙煿之品，脾胃蕴热，热毒上攻喉核；或温热病后余邪未清，脏腑虚损，虚火上炎等引起。本病是临床常见病、多发病之一，以儿童及青年多见。多发于春秋两季；病程迁延、反复发作者，多为虚证或虚实夹杂证。起病急、恶寒、高热、可达 39℃ ~ 40℃，尤其是幼儿可因高热而抽搐、呕吐或昏睡、食欲不振、便秘及全身酸困等。咽痛明显，吞咽时尤甚，剧烈者可放射至耳部，幼儿常因不能吞咽而哭闹不安。急性病容，面颊赤红，口有臭味，舌被厚苔，颈部淋巴结，特别是下颌角处的淋巴结往往肿大，并且有触痛。白细胞明显增多。儿童若因扁桃体肥大影响呼吸时可妨碍其睡眠，夜间常惊醒不安。本病可诱发喉痈及痹证、水肿、心悸、怔忡等全身疾病。

此病相当于西医学的急性扁桃体炎和慢性扁桃体炎的范畴。主要致病菌为乙型溶血性链球菌，葡萄球菌，肺炎双球菌。腺病毒也可引起本病。细菌和病毒混合感染也不少见。细菌可能是外界侵入的，亦可能系隐藏于扁桃体隐窝内的细菌，当机体抵抗力因寒冷，潮湿，过度劳累，体质虚弱，烟酒过度，有害气体刺激等因素骤然降低时，细菌繁殖加强所致。

牛蒡甘桔汤

【来源】《外科正宗》

【组成】牛蒡子一钱（3克） 桔梗一钱（3克） 陈皮一钱（3克） 天花粉一钱（3克） 黄连一钱（3克） 川芎一钱（3克） 赤芍一钱（3克） 甘草一钱（3克） 苏木一钱（3克） （儿童用量酌减）

【用法】上水煎，食后服。

【功用】小儿清热利咽。

【主治】小儿乳蛾表邪已尽，耳项结肿，微热不红而疼痛。

【方解】方中牛蒡子清热解毒，消肿散结，为君药。生甘草、桔梗利咽排脓，陈皮、川芎理气散结，天花粉滋阴清热，黄连清热解毒，赤芍药凉血散血，苏木活血祛瘀止痛，诸药合起来有清热利咽散结之用。

【临床应用】

1. 用方要点 小儿症见颐毒表邪已尽，耳项结肿，微热不红而疼痛为本方用方要点。

2. 现代应用 临床上多用于小儿咽结合膜热，急性喉炎，急性化脓性扁桃体炎。

银翘马勃散

【来源】《温病条辨》

【组成】连翘一两（30克） 牛蒡子六钱（18克） 银花五钱（15克） 射干三钱（9克） 马勃二钱（6克）

【用法】上杵为散。每服18克（儿童用量酌减），鲜苇根汤煎，香气大出，即取服，勿过煮。病重者，约二时一服，日三服，夜一服；轻者三时一服，日二服，夜一服；病不解者，作再服。

【功用】辛凉透表，清热利咽。

【主治】小儿湿温喉阻咽痛。发热，微恶风寒，无汗或汗出不畅，头痛口渴，咳嗽咽痛，舌尖红，苔薄白或薄黄，脉浮数。

【方解】方中连翘为君药，疏解卫分风热之邪；又具清热解毒之效，且为疮家圣药，用之以除温热秽浊之气。银花性味甘寒，清宣透表，清热解毒辟秽。牛蒡子清热解毒利咽散结。射干清热解毒，利咽喉，消痰涎。马勃利咽开音，专治咽喉疼痛、失音。本方专用于湿温喉阻咽痛。清热透表之药与清热利咽之药相配合使用，使郁蒸于咽部的湿温之邪得以清除。

【临床应用】

1. 用方要点 小儿症见发热，微恶风寒，无汗或汗出不畅，头痛口渴，咳嗽咽痛，舌尖红，苔薄白或薄黄，脉浮数为本方用方要点。

2. 随症加减 渴甚者，加天花粉；咽痛甚者，加马勃、玄参；咳甚，加杏仁；胸膈脘闷，加藿香，郁金。

3. 使用注意 外感风寒禁用。不宜久煎。

4. 现代应用 广泛用于急性发热性疾病初期阶段，如感冒、流行性感冒、急性扁桃体炎、上呼吸道感染、肺炎、麻疹、流行性脑膜炎、乙型脑炎，亦可用于皮肤病如风疹，荨麻疹，疮疡。

5. 历代名家的应用经验 老中医伍炳彩善于运用此方，运用时不离于咽喉，又不止于咽喉。临证除用于以咽喉病变为主的疾患如急、慢性咽喉炎，扁桃体炎等，亦常用于诸如感冒、咳嗽、发热、失眠、痹证、肿胀等证伴见有咽喉不适，或咽喉疼痛，或咽部红肿，或咽中有痰、梗阻不适，或扁桃腺肿大，或咽后壁有滤泡增生等症状。

养阴清肺汤

【来源】《重楼玉钥》

【组成】大生地二钱（6克）　麦冬一钱二分（9克）　生甘草五分（3克）玄参钱半（9克）　贝母去心，八分（5克）　丹皮八分（5克）　薄荷五分（3克）白芍炒，八分（5克）　（儿童用量酌减）

【功效】养阴润燥，清肺利咽。

【主治】小儿乳蛾之阴虚燥热。咽红喉核肿大咽喉干燥，咽喉肿痛，初起或发热或不发热，鼻干唇燥，或咳或不咳，呼吸有声，似喘非喘，脉数无力或细数。

【用法】水煎服。每日一剂，日服二次。

【方解】方中重用大生地甘寒入肾，滋阴壮水，清热凉血，为君药。玄参滋阴降火，解毒利咽；麦冬养阴清肺，共为臣药。佐以丹皮清热凉血，散瘀消肿；白芍敛阴和营泄热；贝母清热润肺，化痰散结；少量薄荷辛凉散邪，清热利咽。生甘草清热，解毒利咽，并调和诸药，以为佐使。诸药配伍，共奏养阴清肺，解毒利咽之功；本方配伍特点是邪正兼顾，养肺肾之阴以扶其正；凉血解毒，散邪利咽以祛其邪。

【临床应用】

1. 用方要点 小儿症见咽红，喉核肿大，咽喉干燥，舌红少苔，脉细数为本方用方要点。

2. 随症加减 喉核肿大甚者加夏枯草、牛蒡子、海藻；干咳者加天冬、麦冬、地骨皮；低热不退加青蒿、胡黄连；阴虚甚者，加熟地滋阴补肾；热毒甚者，加银花、连翘以清热解毒；燥热甚者，加天冬、鲜石斛以养阴润燥。并可配合应用《重楼玉钥》之吹药方：青果炭二钱（6 克），黄柏一钱（3 克），川贝母一钱（3 克），冰片五分（1.5 克），儿茶一钱（3 克），薄荷一钱（3 克），凤凰衣五分（1.5 克），各研细末，再入乳钵内和匀，加冰片研细，瓶装备用。

3. 使用注意 如有内热及发热，不必投表药，照方服去，其热自除。

4. 现代应用 临床还常用于治疗喉痹，急性咽喉炎、鼻咽癌、白喉、急性扁桃体炎。

5. 历代名家的应用经验

（1）浙江省名中医、浙江省中医院儿科盛丽先教授运用养阴清肺汤治疗小儿肺炎支原体感染后慢性咳嗽，教授以养阴清肺汤为基础，加北沙参、百合润肺去燥；加竹沥、半夏清肺化痰。去薄荷，以桔梗代之。桔梗苦辛升散，为手太阴肺经引经药，配入本方，一可如舟楫之载药上行，助脾散津，濡养肺咽，二可宣散利咽，与杏仁相配，助肺升降出入，气顺咳止。

（2）著名儿科专家、天津儿童医院何世英主任医师在儿科的衷中参西方面进行了大量可喜的尝试。例如西医认为白喉患者多死于合并心肌炎引起的心衰，而何老指出，此相当于少阴病，故结合《温病条辨》中"温病误用升散，脉结代，甚则脉两至者，重与复脉，虽有他证，后治之"的理论将此病按轻重分为 4 度，分别予郑梅涧养阴清肺汤、吴瑭加减复脉汤（或养阴清肺汤去薄荷加人参）、四逆汤加人参、通脉四逆汤施治，挽救了不少患者。

小儿清喉片

【来源】刘韵远方（《中国当代名医验方大全》）

【组成】马勃、青黛、薄荷、青果、黄芩、元参、桔梗等量

【用法】先将黄芩、薄荷粉碎成细面，过 100 目筛，与青黛混合均匀，过筛备用。再将马勃、青果、元参用煮提法，提取 3 次，每次 1 个半小时，合并煎液过滤，滤液浓缩至稠膏状，趁热加入蔗糖，阿拉伯胶浆，再将药材细面加入，制成软状，烘干，适当粉碎，过 14 目筛，整粒，称重，加入 1% 硬脂酸镁，混合均匀，压片，每片 0.5 克。

【功用】散风清热，利咽消肿。

【主治】小儿急性扁桃体炎，症见咽喉红肿痛，声音嘶哑，发热。

【方解】方中马勃清热利咽，青黛、黄芩解毒下火，薄荷发散风热、清利咽喉，元参清热生津，青果清热，利咽，生津，解毒桔梗利咽排脓。

【临床应用】

1. 用方要点 小儿症见咽喉红肿痛，声音嘶哑，发热为本方用方要点。

2. 现代应用 小儿急性扁桃体炎，急性喉炎。

第三节 小儿咳嗽

小儿咳嗽是因外感六淫，脏腑内伤，影响于肺所致有声有痰之证。首见于《素问·五脏生成篇》。《素问病机气宜保命集》："咳谓无痰而有声，肺气伤而不清也；嗽是无声而有痰，脾湿动而为痰也。咳嗽谓有痰而有声，盖因伤于肺气动于脾湿，咳而为嗽也。"因外邪犯肺，或脏腑内伤，累及于肺所致。本病一年四季均可发生，而以冬春季节为多，在季节变化及气候骤变时最易发病，各年龄儿童均为发病，其中 3 岁以下的婴幼儿较为常见。年龄越小，症状愈重。

小儿咳嗽的病因有内外之别，内因责之于小儿脏腑娇嫩，肺常不足；外因责之于感受外邪。小儿肺脏娇嫩，肌肤柔嫩，卫外不固，易为外邪所侵，故小儿咳嗽以外感者为多。小儿肺常不足，常寒暖不能自调，调护不当易感外邪。风为百病之长，常兼挟寒、热、燥邪，从口鼻或皮毛而入，首犯肺卫，肺失宣肃，气机不利，肺气上逆，发为外感咳嗽。外感咳嗽日久不愈，耗伤正气，可转为内伤咳嗽。若外邪化热入里，炼液为痰，形成痰热；或素体热盛，或有食积内热，痰热相结，阻于气道，肺失清肃，发为痰热咳嗽。若小儿脾胃虚弱，失于健运，酿湿生痰，上贮于肺，可发为痰湿咳嗽。若素体禀赋不足，后天失调，肺脾气虚，不能敷布津液，津液凝聚为痰，阻于肺络，而致气虚咳嗽。若因外感热病，灼伤肺津；或素体阴虚，阴虚内热，灼伤肺络，可致阴虚咳嗽。叶天士《临证指南医案》明确提出"咳为气逆，嗽为有痰，内伤外感之因甚多，确不离乎肺脏为患也"。故小儿咳嗽，虽多涉及他脏，但仍以肺脏为主。咳嗽病因虽多，但其病位不离于肺，常涉及脾，基本病机为外邪犯肺或内伤于肺，肺失宣肃，肺气上逆而致咳嗽。

西医学的支气管炎、慢性咳嗽属于本病范围。

金沸草散

【来源】《博济方》

【组成】旋覆花三两（90克）　麻黄去节，三两（90克）　前胡三两（90克）荆芥穗四两（120克）　甘草炙，一两（30克）　半夏洗净，姜汁浸，一两（30克）赤芍药一两（30克）

【用法】上为粗末。每服三钱，水一盏半，入生姜三片，枣一个，同煎至八分，去滓，温服，不计时候。（儿童用量酌减）

【功用】疏风散寒，宣肺止咳。

【主治】小儿伤寒感冒症见发热恶寒，无汗恶风，肢体疼痛，鼻塞声重，咳嗽不已，痰涎不利，胸膈满闷，指纹淡红。

【方解】方中旋覆花，即金沸草之花，故本方名为金沸草散。旋覆花咸苦微辛，入肺经，味苦能泄热，咸能化痰，辛能行气，凡痰饮蕴肺者，能宣肺降气；前胡甘苦微辛，主下气行痰；麻黄开腠理而散风寒；荆芥祛头面风及风中湿气，三药同用为君；赤芍药泻肝敛阴，并监制麻黄之过散；半夏燥湿化痰，其性下沉，与旋覆花同用，功能降而泄之；甘草健脾缓急调和诸药。配合成方，共奏辛温解表，降气化痰之功。

【临床应用】

1. 用方要点 小儿症见咳嗽不已，发热恶寒，无汗恶风，肢体疼痛，鼻塞声重为本方用方要点。

2. 使用注意 煎液用细绢滤过，以免细毛射肺，致咳嗽不已。

3. 现代应用 多用于上呼吸道感染，肺炎，急性支气管炎，及外感风寒所致的齿浮，舌肿，牙痛。

4. 历代名家的应用经验

（1）金沸草散是国医馆王庆国教授临床治咳常用之方，其认为必须根据临床实际情况灵活加减，方中旋覆花、芍药、生甘草 3 药不可或缺，王老多在 3 药基础上加桔梗、杏仁一升一降，恢复肺气之宣发肃降，并加清肺热之特效药鱼腥草，且重用至 30 克以增其效。

（2）名老中医王玉玲用金沸草散的辛温宣肺的功效治疗风寒咳嗽，气喘加炙麻黄、痰多加橘红、痰滞并重加莱菔子以下气化痰滞。

二陈汤

【来源】《太平惠民和剂局方》

【组成】 半夏汤洗七次、橘红各五两（15 克）　白茯苓三两（9 克）　甘草炙，一两半（4.5 克）

【用法】 上药㕮咀，每服四钱（12 克），用水一盏，生姜七片，乌梅一个，同煎六分，去滓，热服，不拘时候（儿童用量酌减）（现代用法：加生姜 7 片，乌梅 1 个，水煎温服）。

【功用】 燥湿化痰，理气和中。

【主治】 小儿痰湿咳嗽。症见痰湿内阻，脾胃不和，咳嗽痰多，胸脘痞闷，呕吐恶心，或头眩心悸，舌苔白滑或腻，脉滑。

【方解】 本方证多由小儿脾失健运，湿无以化，湿聚成痰，郁积而成。湿痰为病，犯肺致肺失宣降，则小儿咳嗽痰多；停胃令胃失和降，则恶心呕吐；阻于胸膈，气机不畅，则感痞闷不舒；留注肌肉，则肢体困重；阻遏清阳，则头目眩晕；痰浊凌心，则为心悸。治宜燥湿化痰，理气和中。方中半夏辛温性燥，善能燥湿化痰，且又和胃降逆，为君药。橘红为臣，既可理气行滞，又能燥湿化痰。君臣相配，寓意有二：一为等量合用，不仅相辅相成，增强燥湿化痰之力，而且体现治痰先理气，气顺则痰消之意；二为半夏、橘红皆以陈久者良，而无过燥之弊，故方名"二陈"。此为本方燥湿化痰的基本结构。佐以茯苓健脾渗湿，渗湿以助化痰之力，健脾以杜生痰之源。鉴于橘红、茯苓是针对痰因气滞和生痰之源而设，故二药为祛痰剂中理气化痰、健脾渗湿的常用组合。煎加生姜，既能制半夏之毒，又能协助半夏化痰降逆、和胃止呕；复用少许乌梅，收敛肺气，与半夏、橘红相伍，散中兼收，防其燥散伤正之虞，均为佐药。以甘草为佐使，健脾和中，调和诸药。综合本方，结构严谨，散收相合，标本兼顾，燥湿理气祛已生之痰，健脾渗湿杜生痰之源，共奏燥湿化痰，理气和中之功。

【临床应用】

1. 用方要点 小儿症见痰湿内阻，脾胃不和，咳嗽痰多，胸脘痞闷，呕吐恶心为本方用方要点。

2. 随症加减 治湿痰，可加苍术、厚朴以增燥湿化痰之力；治热痰，可加胆星、瓜蒌以清热化痰；治寒痰，可加干姜、细辛以温化寒痰；治风痰眩晕，可加天麻、僵蚕以化痰熄风；治食痰，可加莱菔子、麦芽以消食化痰；治郁痰，可加香附、青皮、郁金以解郁化痰；治痰流经络之瘰疬、痰核，可加海藻、昆布、牡蛎以软坚化痰。

3. 使用注意 因本方性燥，故燥痰者慎用；吐血、消渴、阴虚、血虚者忌用本方。

4. 现代应用 现代运用本方常用于慢性支气管炎、慢性胃炎、梅尼埃病、神经性呕吐等属湿热者。

5. 历代名家的应用经验

（1）何书田医生为青浦县重固镇何氏医学第二十三代世医，其用二陈汤，并在其基础上因患者见证的不同而灵活使用益气、温阳、疏肝、泄肝、化痰、活血等药物于其中，用于治疗各种证型的胃脘痛。

（2）天津著名老中医董国立用二陈汤及大和中饮加减治疗乳食壅积，脾胃不和证，可消导健脾，运化脾胃，通畅气机。

六君子汤

【来源】《医学正传》

【组成】陈皮—钱（3克）　半夏—钱5分（5克）　茯苓—钱（3克）　甘草—钱（3克）　人参—钱（3克）　白术—钱五分（5克）　（儿童用量酌减）

【用法】加生姜三片，大枣一个，水煎服。

【功用】益气健脾，燥湿化痰。

【主治】小儿久嗽证属气虚痰湿型。症见咳嗽日久，不进饮食，便溏，胸脘痞闷，呕逆，舌苔白腻，脉滑。

【方解】本方证由小儿脾胃气虚，运化乏力，痰湿内盛所致。脾胃为后天之本，气血生化之源，脾胃气虚，受纳与健运乏力，则饮食减少；湿浊内生，故大便溏薄；脾主肌肉，脾胃气虚，四肢肌肉无所禀受，故四肢乏力；气血生化不足；血不足不荣于面，而见面色萎白；脾为肺之母，脾胃一虚，肺气先绝，故见久咳、气短、语声低微；胸脘痞闷是痰湿内盛于胸膈所致。舌淡苔白，脉虚弱皆为气虚之象。正如《医方考》所说："夫面色萎白，则望之而知其气虚矣；言语轻微，则闻之而知其气虚矣；四肢无力，则问之而知其气虚矣；脉来虚弱，则切之而知其气虚矣。"治宜补益脾胃之气，以复其运化受纳之功。方中人参为君，甘温益气，健脾养胃。臣以苦温之白术，健脾燥湿，加强益气助运之力；佐以甘淡茯苓，健脾渗湿，苓、术相配，则健脾祛湿之功益著。半夏辛苦温燥，善能燥湿化痰，且可降逆和胃而止呕。陈皮理气和中，燥湿化痰，使气顺而痰消，体现治痰先理气，气顺则痰消之意，使以炙甘草，益气和中，调和诸药。六药配伍，共奏益气健脾化痰之功。

【临床应用】

1. 用方要点　小儿症见久咳不愈，不进饮食，便溏，胸脘痞闷，呕逆为本方用方要点。

2. 随症加减 痞满甚加枳壳，心悸失眠加酸枣仁，畏寒肢冷脘腹疼痛加干姜、附子。

3. 使用注意 邪盛正不虚者慎用，以免闭门留寇。

4. 现代应用 常用于咳嗽，慢性胃炎，胃及十二指肠溃疡等属气虚痰盛者。

5. 历代名家的应用经验

（1）享有政府特殊津贴的孙喜财教授认为慢性胃炎的治疗应以健脾疏肝为主，可用六君子汤化裁的柴芍六君子汤治疗。

（2）名中医陈寿春认为肺脾气虚的咳嗽应治宜培土，用六君子汤加味后调以参苓白术散强后天之本，益脾助肺。肺气足，枢机畅，治节伸，久咳平。

（3）程勋医生善用六君子汤合三子养亲汤加减治疗小儿痰湿咳嗽。其认为脾属土，肺属金，土能生金，故脾为肺之母，脾气有生养肺气的作用，脾土虚寒不能升清以养肺，则母病及子致肺气亦虚寒，而肺气虚寒，日久亦可影响到脾，脾肺虚寒并见，成为母子同病。因而在治疗上也必须脾肺同治。六君子汤合三子养亲汤，具有健脾益气，除湿化痰的作用。

清金化痰汤

【来源】《杂病广要》引《医学统旨》

【组成】黄芩一钱半（5克）　山栀一钱半（5克）　桔梗二钱（6克）　麦门冬去心，一钱（5克）　桑皮一钱（3克）　贝母一钱（3克）　知母一钱（3克）　瓜蒌仁炒，一钱（3克）　橘红一钱（3克）　茯苓一钱（3克）　甘草四分（2克）（小儿用量酌减）

【用法】水煎服，食后服。

【功效】清肺化痰。

【主治】小儿痰热咳嗽。热痰壅肺，咳嗽，咯痰黄稠，舌质红，苔黄腻，脉濡数，指纹色紫。

【方解】方中橘红理气化痰，使气顺则痰降；茯苓健脾利湿，湿去则痰自消；更以瓜蒌仁、贝母、桔梗清热涤痰，宽胸开结；麦冬、知母养阴清热，润肺止咳；黄芩、栀子、桑白皮清泻肺火，甘草补土而和中。故全方有化痰止咳，清热润肺之功。以清热涤痰为主，辅以清肺火，以使痰清火消，脏气自平。

【临床应用】

1. 用方要点 小儿症见为热痰壅肺，咳嗽，咯痰黄稠，舌质红，苔黄腻，脉濡数本方用方要点。

2. 随症加减 痰热加天竺黄、竹茹；痰热伤津，加沙参、天冬、天花粉；痰黄脓臭加鱼腥草、薏苡仁、冬瓜子。

3. 使用注意 寒性咳嗽，阴虚咳嗽禁用。

4. 现代应用 现多用于小儿上呼吸道感染，急慢性支气管炎属痰热证者。

5. 历代名家的应用经验 河南中医学院附属第一医院妇科专家翟凤霞教授多在清金化痰方基础上选用金银花、蒲公英、连翘、炒黄芩、生地黄等，配合炙紫菀、百部、苦杏仁、川贝母等润肺止咳药，治疗子嗽。

桑菊饮

【来源】《温病条辨》

【组成】 桑叶二钱五分（7.5克）　菊花一钱（3克）　杏仁二钱（6克）　连翘一钱五分（5克）　薄荷八分（2.5克）　苦桔梗二钱（6克）　生甘草八分（2.5克）　苇根二钱（6克）　（儿童用量酌减）

【功用】 疏风清热，宣肺止咳。

【主治】 小儿风温初起，表热轻证。咳嗽，身热不甚，口微咳，脉浮数，指纹浮露淡紫。

【用法】 水二杯，煮取一杯，日二服（现代用法：水煎温服）。

【方解】 本方证为温热病邪从口鼻而入，邪犯肺络，肺失清肃，故以咳嗽为主症；受邪轻浅，可见身不甚热，口渴亦微。治当疏风清热，宣肺止咳。方中桑叶甘苦性凉，疏散上焦风热，且善走肺络，能清宣肺热而止咳嗽；菊花辛甘性寒，疏散风热，清利头目而肃肺，二药轻清灵动，直走上焦，协同为用，以疏散肺中风热见长，共为君药。薄荷辛凉，疏散风热，以助君药解表之力；杏仁苦降，肃降肺气；桔梗辛散，开宣肺气，与杏仁相合，一宣一降，以复肺脏宣降而能止咳，是宣降肺气的常用组合，三者共为臣药。连翘透邪解毒；芦根清热生津，为佐药。甘草调和诸药为使。诸药相伍，使上焦风热得以疏散，肺气得以宣降，则表证解、咳嗽止。

本方从"辛凉微苦"立法，其配伍特点：一以轻清宣散之品，疏散风热以清头目；一以苦辛宣降之品，理气肃肺以止咳嗽。桑菊饮用桑叶、菊花配伍杏仁，肃肺止咳之力大，而解表清热作用较为弱，故为"辛凉轻剂"。

【临床应用】

1. 用方要点 小儿症见咳嗽，身热不甚，口微咳，脉浮数为本方用方要点。

2. 随症加减 若二三日后，气粗似喘，是气分热势渐盛，加石膏、知母以清解气分之热；若舌绛，暮热甚燥，邪初入营，加元参、犀角（水牛角代）凉营清热；在血分者，去薄荷、苇根，加麦冬、细生地、玉竹、丹皮滋阴清热；若咳嗽较频，是肺热甚，可加黄芩清肺热；若咳痰黄稠，咯吐不爽，加瓜蒌、黄芩、桑白皮、贝母以清热化痰；咳嗽咯血者，可加白茅根、茜草根、丹皮凉血止血；若口渴甚者，加天花粉生津止渴；兼咽喉红肿疼痛，加玄参、板蓝根清热利咽。

3. 使用注意 本方为"辛凉轻剂"，故肺热甚者，当予加味后运用，否则病重药轻，药不胜病；若系风寒咳嗽，不宜使用。由于方中药物均系轻清之品，故不宜久。

4. 现代应用 本方常用于感冒、急性支气管炎、上呼吸道感染、肺炎、急性结膜炎、角膜炎等属风热犯肺或肝经风热者。

5. 历代名家的应用经验

（1）著名中医儿科专家、原中国中医研究院西苑医院儿科主任赵心波教授用桑菊饮治疗百日咳早期，用之清解肃肺，能使咳嗽减轻，但不能全部制止。赵老还用桑菊饮加减以治疗气管炎、支气管炎的风温型，清凉解表，宣肺止咳。

（2）上海市名中医、全国首批500位名老中医药专家学术经验继承导师之一董廷瑶用桑菊饮治疗小儿咳嗽中的风热咳喘型邪在卫分时。用之辛凉解表，清泄风热。

沙参麦冬汤

【来源】《温病条辨》

【组成】沙参三钱（9克）　玉竹二钱（6克）　生甘草一钱（3克）　冬桑叶一钱五分（4.5克）　麦冬三钱（9克）　生扁豆一钱五分（4.5克）　花粉一钱五分（4.5克）　（儿童用量酌减）

【用法】用水1升，煮取400毫升，日服2次。

【功用】清养肺胃，生津润燥。

【主治】小儿阴虚燥咳。燥伤小儿肺胃阴分，小儿津液亏损，咽干口渴，干咳痰少而黏，或发热，脉细数，舌红少苔者。

【方解】沙参麦冬汤是吴鞠通治疗"秋燥伤肺"的有效之一，吴氏在《温病条辨》中云："燥伤肺胃阴分，或热或咳者，沙参麦冬汤主之。"方中沙参、麦冬、天花粉、玉竹滋阴养肺，润肺止咳。桑叶清散肺热，扁豆、甘草甘缓和中。方中有甘寒养阴、润燥生津之功，用于阴虚肺燥，干咳少痰。

【临床应用】

1. 用方要点　症见小儿津液亏损，咽干口渴，干咳痰少而黏，或发热，脉细数，舌红少苔者为本方用方要点。

2. 随症加减　痰中带血加丹皮、白茅根；潮热加银柴胡、青蒿、胡黄连滋阴清热；盗汗加乌梅、浮小麦摄汗；黄痰甚加黄芩、知母清热化痰；手足心热，梦遗加知母、黄柏；咳嗽剧烈者可加紫菀、款冬花。

3. 使用注意　痰盛咳嗽慎用。

4. 现代应用　用于肺炎，上呼吸道感染，胃炎，胃及十二指肠溃疡的阴虚型。

5. 历代名家的应用经验

（1）著名中医儿科专家、原中国中医研究院西苑医院儿科主任赵心波教授认为白喉多因燥气流行而致病，可用沙参麦冬汤治疗白喉初期，用之清解利咽。

（2）名老中医王玉玲常用沙参麦冬汤治疗咳嗽中的阴虚证型，该方可养阴清肺。低热者加地骨皮、黄芩；痰中带血者加白茅根、藕节。

清肺化痰汤

【来源】郭中元方（《名医秘方汇萃》）

【组成】板蓝根20克　黄芩10克　浙贝10克　橘红10克　天竺黄15克　元参12克　炒杏仁12克　白前10克　鱼腥草10克　芦根20克　炙紫菀12克　甘草10克　（儿童用量酌减）

【功效】清热化痰，降逆止咳。

【主治】小儿温邪犯肺。咳嗽气息粗促，痰多黄黏稠，咳吐不爽，舌红，苔黄腻。

【用法】水煎服，轻者，日服1剂，重者，每日2剂。

【方解】板蓝根、黄芩清热解毒，浙贝、橘红、天竺黄、杏仁、白前化痰止咳，鱼腥草解毒排脓，芦根、元参滋阴清肺，紫菀止咳降肺气，甘草调和诸药。

【临床应用】

1. 用方要点　小儿症见咳嗽气息粗促，痰多黄黏稠，咳吐不爽，舌红，苔黄腻为本方用方要点。

2. 使用注意　阴虚者慎用。

3. 加减运用　病初起具有表证者，应根据发热情况酌加解表药，使邪得以外解。如发热轻、微恶风寒、有汗，加薄荷、蝉衣、芥穗疏风解表；如发热较重，少汗、口苦，加柴胡、葛根发表解肌。如阴雨，天气潮湿，表为湿郁，热虽不甚，但肢体酸困不适，加浮萍、桑枝解表祛湿。如邪入气分后，高热汗出不解，加生石膏、知母、银花、清气透热。热痰壅肺，高热喘促，加生石膏、麻黄清热宣肺平喘；如病人汗多或平素肝阳上亢不宜使用麻黄，加地龙、桑白皮、泻肺平喘。热邪灼液痰稠不易咯出，加桔梗、海浮石祛痰软坚。热邪伤津，口干欲饮，加花粉、麦冬生津润肺。如肺热移于大肠，肠腑热结，大便不通，加大黄，元明粉、瓜蒌泻热通便。肺与大肠相表里，腑结得通，热得外泄，肺热亦常随之减轻。

第四节 小儿肺炎喘嗽

肺炎喘嗽是小儿时期常见的肺系疾病之一，以发热、咳嗽、痰壅、气急、鼻煽为主要症状，重者涕泪俱闭、面色苍白发绀。肺炎喘嗽的病名首见于《麻科活人全书》，该书叙述麻疹出现"喘而无涕，兼之鼻煽"症状时，称为"肺炎喘嗽"。本病全年皆有，冬春两季为多，好发于婴幼儿，一般发病较急，若能早期及时治疗，预后良好。引起肺炎喘嗽的病因主要有外因和内因两大类。外因主要是感受风邪，小儿寒温失调，风邪外袭而为病，风邪多挟热或挟寒为患，其中以风热为多见。小儿肺脏娇嫩，卫外不固，如先天禀赋不足，或后天喂养失宜，久病不愈，病后失调，则致正气虚弱，卫外不固，腠理不密，而易为外邪所中。肺炎喘嗽的病变主要在肺。肺为娇脏，性喜清肃，外合皮毛，开窍于鼻。感受风邪，首先侵犯肺卫，致肺气郁闭，清肃之令不行，而出现发热、咳嗽、痰壅、气促、鼻煽等症。痰热是其病理产物，常见痰热胶结，阻塞肺络，亦有痰湿阻肺者，肺闭可加重痰阻，痰阻又进一步加重肺闭，形成宣肃不行，症情加重。肺主治节，肺气郁闭，气滞血瘀，心血运行不畅，可致心失所养，心气不足，心阳虚衰的危重变证。亦可因邪热炽盛化火，内陷厥阴，出现高热动风证候。若影响脾胃升降，浊气停聚，大肠之气不行，可出现腹胀、便秘等腑实证候。重症肺炎或素体虚弱之患儿，患病之后常迁延不愈，难以恢复，如体禀营虚卫弱者，可致长期不规则发热，或寒热往来，自汗；体禀阴液不足者，可形成发热以夜间为甚，手足心灼热，盗汗、夜寐不宁等症。

本病包括西医学所称的支气管肺炎、间质性肺炎、大叶性肺炎等。

麻杏石甘汤

【方源】《伤寒论》

【组成】 麻黄去节，四两（9克）　　杏仁去皮尖，五十个（9克）　　甘草炙，二两（6克）　　石膏碎，绵裹，半斤（18克）　　（儿童用量酌减）

【用法】 上四味，以水七升，煮麻黄，减二升，去上沫，内诸药，煮取二升，去滓。温服一升（现代用法：水煎温服）。

【功用】辛凉宣泄，清肺平喘。

【主治】用于小儿外感风热，或风寒郁而化热，热壅于肺，而见咳嗽、气急、鼻煽、口渴、高热不退，舌红苔白或黄，脉滑数者。

【方解】本方证是表邪入里化热，壅遏于肺，肺失宣降所致。风热袭表，表邪不解而入里，或风寒之邪郁而化热入里，邪热充斥内外，故身热不解、汗出；口渴、苔黄、脉数；热壅于肺，肺失宣降，故咳逆气急，甚则鼻煽。若表邪未尽，可因卫气被郁，毛窍闭塞而无汗；苔薄白，脉浮亦是表证未尽之征。治当辛凉透邪，清热平喘。方中麻黄辛温，开宣肺气以平喘，开腠解表以散邪；石膏辛甘大寒，清泄肺热以生津，辛散解肌以透邪。二药一辛温，一辛寒；一以宣肺为主，一以清肺为主，且俱能透邪于外，合用则相反之中寓有相辅之意，既消除致病之因，又调理肺的宣发功能，共用为君。石膏倍于麻黄，使本方不失为辛凉之剂。麻黄得石膏，宣肺平喘而不助热；石膏得麻黄，清解肺热而不凉遏，又是相制为用。杏仁味苦，降利肺气而平喘咳，与麻黄相配则宣降相因，与石膏相伍则清肃协同，是为臣药。炙甘草既能益气和中，又与石膏相合而生津止渴，更能调和于寒温宣降之间，为佐使药。四药合用，解表与清肺并用，以清为主；宣肺与降气结合，以宣为主。共成辛凉疏表，清肺平喘之功。本方配伍严谨，用量亦经斟酌，纵观全方，药仅四味，配伍严谨，清宣降三法俱备，共奏辛凉宣泄，清肺平喘之功。

【临床应用】

1. 用方要点　本方为治疗表邪未解，邪热壅肺之喘咳的基础方。因石膏倍麻黄，其功用重在清宣肺热，不在发汗，所以临床应用以发热、喘咳、苔薄黄、脉数为用方要点。《伤寒论》原用本方治疗太阳病，发汗未愈，风寒入里化热，"汗出而喘"者。后世用于风寒化热，或风热犯肺，以及内热外寒，但见邪热壅肺之身热喘咳、口渴脉数，无论有汗、无汗，皆可以本方加减而获效。对于麻疹已透或未透而出现身热烦躁、咳嗽气粗而喘属疹毒内陷，肺热炽甚者，亦可以本方加味。

2. 随症加减　如肺热甚，壮热汗出者，宜加重石膏用量，并酌加桑白皮、黄芩、知母以清泄肺热；表邪偏重，无汗而恶寒，石膏用量宜减轻，酌加薄荷、苏叶、桑叶等以助解表宣肺之力；痰多气急，可加葶苈子、枇杷叶以降气化痰；

痰黄稠而胸闷者，宜加瓜蒌、贝母、黄芩、桔梗以清热化痰，宽胸利膈。

3. 使用注意 本方出自《伤寒论》，原治太阳病，发汗未愈，风寒入里化热，"汗出而喘"者。后世用于风寒化热，或风热犯肺，以及内热外寒，但见肺中热盛，身热喘咳，口渴脉数，无论有汗、无汗，便以本方加减治疗，都能获效。对于麻疹已透或未透而出现身热烦渴，咳嗽气粗而喘，属疹毒内陷，肺热炽盛者，亦可加味用之。

4. 现代应用 常用本方配伍鱼腥草、黄芩、瓜蒌、贝母等，治疗急慢性支气管炎、肺炎以及麻疹合并肺炎。

5. 历代名家的应用经验

（1）著名中医儿科专家、原中国中医研究院西苑医院儿科主任赵心波教授用麻杏石甘汤合银翘散治疗表里俱热的感冒，清疏外邪以宣肺，清里热而退高热。

（2）上海市名中医、全国首批 500 位名老中医药专家学术经验继承导师之一董廷瑶教授常运用麻杏石甘汤治疗百日咳，常配以川贝母、桑皮、百部、天竺黄等，可宣肺化痰，顺气止咳。

华盖散

【来源】《博济方》

【组成】紫苏子炒、麻黄去根节、杏仁去皮尖、陈皮去白、桑白皮、赤茯苓去皮，各一两（30克） 甘草半两（15克）

【用法】上为末，每服二钱（6克），水一盏，煎至六分，食后温服。（儿童用量酌减）

【功用】疏风清肺，化痰平喘。

【主治】小儿风寒哮喘。素体痰多，肺感风寒证。咳嗽上气，呀呷有声，吐痰色白，胸膈痞满，鼻塞声重，恶寒发热，苔白润，脉浮紧。

【方解】麻黄、紫苏，泻肺以祛风寒，杏仁、陈皮，理肺化痰，桑白皮泻肺止哮，茯苓淡渗利湿，甘草和中。

【临床应用】

1. 用方要点 小儿症见咳喘反复发作，时发时止，鼻痒、咽痒、咳嗽、喷嚏，舌淡苔薄白为本方用方要点。

2. 随症加减　胸闷明显者加薤白、瓜蒌化痰宽胸；痰涌盛加射干、葶苈子泄肺排痈；外感症重者，加荆芥、防风祛风散邪。

3. 使用注意　虚证喘嗽者慎用。不宜久煎。

4. 现代应用　常用于肺炎，上感之风寒型。

5. 历代名家的应用经验　李树强医生认为咳嗽变异性哮喘多由外邪客于肺系，或脏腑功能失调，致肺失宣降，肺气上逆而发为咳嗽。临床表现符合风邪"善行而数变"、"其性轻扬"、"风盛则挛急"的致病体征。因而治宜疏风宣肺，止咳祛痰，选用华盖散作为治疗该病的基础方剂。

人参五味子汤

【来源】《幼幼集成》

【组成】 人参一钱（3克）　　漂白术一钱五分（4.5克）　　白茯苓一钱（3克）
北五味五分（1.5克）　　杭麦冬一钱（3克）　　炙甘草八分（2.4克）

【用法】 上药加生姜三片，大枣三枚，水煎，温服。每日一剂，一日二至四次。

【功效】 益气健脾，敛肺止咳。

【主治】 小儿久嗽脾虚，中气怯弱，面白唇白者。

【方解】 方中人参、白术益气健脾，白茯苓健脾祛湿，五味子敛肺滋阴止咳，麦冬性甘寒，滋阴润燥，炙甘草调和诸药。诸药合用，健脾敛肺，咳自止。

【临床应用】

1. 用方要点　小儿症见久嗽脾虚，中气怯弱，面白唇白者为本方用方要点。

2. 随症加减　痰多黄稠加鱼腥草、黄芩以清热化痰；盗汗者加浮小麦、黄芪以固表止汗；纳呆腹胀者加砂仁、陈皮行气健脾。

3. 使用注意　一般不用于咳嗽邪盛实证。

4. 现代应用　肺痨、肺炎、上呼吸道感染、胃及十二指肠溃疡、消化不良等属气虚者。

5. 历代名家的应用经验

（1）名中医陈光祖用人参五味子汤合桂枝汤治疗肺气不足，营卫不和的小儿内伤咳嗽，补中寓清，调和营卫，益气止咳。

（2）辽宁中医药大学附属医院吴振起医生认为人参五味子汤可用于小儿反复呼吸道感染缓解期的治疗，用之可减少反复呼吸道感染的复发。

苦降辛开汤

【来源】 刘弼臣方（《名医秘方汇萃》）

【组成】 黄连1克（或用马尾连3克代）　黄芩10克　干姜1克　半夏3克　枳壳5克　川郁金5克　莱菔子3克

【用法】 每日1剂，水煎服，日服3次。

【功用】 苦降辛开，豁痰宣闭。

【主治】 小儿肺炎，症见高热，喉中痰鸣，咳逆喘急，胸满腹胀，痰壅泛吐，舌苔白腻，脉象弦滑等。

【方解】 本方以芩连之苦降，治疗肺胃郁热，解除内闭之邪；姜夏之辛开，祛除胸中痞满，宣通内郁痰浊；枳壳、郁金、莱菔子逐痰水，破痰实，直导胸中之滞，使里结客邪，无所依附而自解，每收开中焦痰实，通宣肺气之闭的功效。

【临床应用】

1. 用方要点　小儿症见高热，喉中痰鸣，咳逆喘急，胸满腹胀，痰壅泛吐，舌苔白腻，脉象弦滑为本方用方要点。

2. 随症加减　如高热不降加生石膏25克（先下）；心烦懊侬加山栀1.5克，淡豆豉10克；惊促不宁加钩藤10克，天竺黄6克；呃逆甚者加藿香10克，灶心土15克（代水）；大便不通加制大黄10克，瓜蒌仁10克；咳嗽不畅加杏仁10克，紫菀5克，牛蒡子10克，炙杷叶10克；颧赤痰多加黛蛤散10克（包），海浮石10克，大贝母5克；气喘甚者加葶苈子3克，苏子10克。

3. 使用注意　喘咳痰鸣，面色青紫，泛吐痰沫，脉象沉细者慎用。临床运用时，还要注意不宜过量，因为大苦沉寒能使脾胃受伤，辛温大热，有导致口燥咽干之弊。

4. 历代名家的应用经验　著名中医儿科专家刘弼臣教授常用此方治疗肺炎痰热内盛型。

第五节 哮 喘

小儿哮喘是以发作性的哮鸣气促，呼气延长，不能平卧为临床特征，是一种反复发作的小儿常见的肺系慢性疾病。中医学认为哮喘的内因责之于肺、脾、肾三脏功能不足，痰饮留伏，此为哮喘之夙根。外因责之于气候骤变，寒温失调，感受外邪，接触异物、异味以及过食生冷成酸，活动过度，情绪激动等。内因是发病的根据，外因即诱因是发病的重要条件。哮喘的发生都是外因作用于内因的结果，正虚痰伏，邪阻肺络是其主要病机。其发作期的病机为内有壅塞之气，外有非时之感，膈有胶固之痰，三者相合，闭阻气道，搏击有声，发为哮喘。内因不除，外因屡犯，所谓风有动静、痰有鼓息，导致哮喘时作时止、反复发作。哮喘发作期以邪实为主，缓解期以正虚为主，但亦有发作期、缓解期不明，发作迁延，虚实夹杂的复杂证候。

西医学认为大多数哮喘儿童属于过敏体质，本身可能伴有过敏性鼻炎和（或）特应性皮炎，或者对常见的经空气传播的变应原（螨虫、花粉、宠物、霉菌等）、某些食物（坚果、牛奶、花生、海鲜类等）、药物过敏等。小儿哮喘的先兆症状常有鼻痒、打喷嚏、鼻塞、流涕、眼痒、咽痒、胸闷、干咳等。小儿哮喘易在夜间发作。有的仅有咳嗽，有的典型发作。其原因与吸入过敏源或气温降低等有关。夜间迷走神经兴奋也有一定关系。小儿哮喘的典型发作常有咳嗽、气喘、喘鸣、胸前紧缩感、呼吸困难、呼气延长、端坐呼吸、发绀、大汗、发热等，有的可以咳嗽为唯一症状。严重者可有头痛、头昏、焦虑、神志模糊、两便失禁、嗜睡、昏迷、呼吸衰竭等。如有明显胸痛，要考虑胸痛一侧气胸的可能。哮喘反复发作可导致慢性阻塞性肺疾病、肺气肿、肺心病、心功能衰竭、呼吸衰竭等并发症。

本病相当于西医学的支气管哮喘和喘息性支气管炎。

小青龙汤

【来源】《伤寒论》

【组成】 麻黄去节，三两（9克）　芍药三两（9克）　细辛三两（6克）　干姜三两（6克）　甘草炙，三两（6克）　桂枝去皮，三两（9克）　五味子半升（6克）

半夏洗，半升（9克）　　（儿童用量酌减）

【功效】温肺散寒，化痰定喘。

【用法】上八味，以水一斗，先煮麻黄，减二升，去上沫，内诸药，煮取三升，去滓，温服一升（现代用法：水煎温服）。

【主治】小儿外寒里饮证。恶寒发热，头身疼痛，无汗，喘咳，痰涎清稀而量多，胸痞，或干呕，或痰饮喘咳，不得平卧，或身体疼重，头面四肢浮肿，舌苔白滑，脉浮，指纹淡红。

【方解】本方主治外感风寒，寒饮内停之证。风寒束表，皮毛闭塞，卫阳被遏，营阴郁滞，故见恶寒发热、无汗、身体疼痛。素有水饮之人，一旦感受外邪，每致表寒引动内饮，《难经·四十九难》说："形寒饮冷则伤肺。"水寒相搏，内外相引，饮动不居，水寒射肺，肺失宣降，故咳喘痰多而稀；水停心下，阻滞气机，故胸痞；饮动则胃气上逆，故干呕；水饮溢于肌肤，故浮肿身重；舌苔白滑，脉浮为外寒里饮之佐证。对此外寒内饮之证，若不疏表而徒治其饮，则表邪难解；不化饮而专散表邪，则水饮不除。故治宜解表与化饮配合，一举而表里双解。方中麻黄、桂枝相须为君，发汗散寒以解表邪，且麻黄又能宣发肺气而平喘咳，桂枝化气行水以利里饮之化。干姜、细辛为臣，温肺化饮，兼助麻、桂解表祛邪。然而素有痰饮，脾肺本虚，若纯用辛温发散，恐耗伤肺气，故佐以五味子敛肺止咳、芍药和营养血，二药与辛散之品相配，一散一收，既可增强止咳平喘之功，又可制约诸药辛散温燥太过之弊；半夏燥湿化痰，和胃降逆，亦为佐药。炙甘草兼为佐使之药，既可益气和中，又能调和辛散酸收之品。药虽八味，配伍严谨，散中有收，开中有合，使风寒解，水饮去，宣降复，则诸症自平。

【临床应用】

1. 用方要点　小儿症见恶寒发热，无汗，喘咳，痰涎清稀而量多，舌苔白滑，脉浮为本方用方要点。

2. 随症加减　若外寒证轻者，可去桂枝，麻黄改用炙麻黄；兼有热象而出现烦躁者，加生石膏、黄芩以清郁热；兼喉中痰鸣，加杏仁、射干、款冬花以化痰降气平喘；若鼻塞，清涕多者，加辛夷、苍耳子以宣通鼻窍；兼水肿者，加茯苓、猪苓以利水消肿。

3. 使用注意　因本方多温燥之品，故阴虚干咳无痰或痰热证者，不宜使用。过服本方，容易伤阴，因此，一般只宜在风寒引起的哮喘急性发作时使用。待症状缓解之后，即改用其他方剂善后。比如用桂枝加厚朴杏子汤，或者苓桂术甘汤等等。

4. 现代应用　本方常用于支气管炎、支气管哮喘、肺炎、百日咳、肺心病、过敏性鼻炎、卡他性眼炎、卡他性中耳炎等属于外寒里饮证者。

5. 历代名家的应用经验

（1）名老中医王玉玲用小青龙汤的温肺化饮法治疗表寒内饮咳嗽，腹胀者加莱菔子下气化痰消积。

（2）江苏省中医院著名儿科专家曹颂昭认为小儿肺脏娇嫩，哮喘发作多因外邪所致，在小儿哮喘病程较长、时发时止，咳喘痰鸣者，可用小青龙汤合射干麻黄汤治疗。

大青龙汤

【来源】《伤寒论》

【组成】麻黄去节，六两（12克）　桂枝去皮，二两（6克）　甘草炙，二两（6克）　杏仁去皮尖，四十枚（6克）　石膏如鸡子大，碎（12克）　生姜切，三两（9克）　大枣十二枚，擘（3克）　（儿童用量酌减）

【用法】上七味，以水九升（900毫升），先煮麻黄，减二升（200毫升），去上沫，纳诸药，煮取三升（300毫升），去滓，温服一升（100毫升）取微似汗。汗出多者，温粉扑之，一服汗者，停后服。若复服，汗多亡阳，恶风烦躁，不得眠。

【功用】发汗解表，清热除烦。

【主治】小儿外感风寒，兼有里热。恶寒发热，身疼痛，无汗烦躁，脉浮紧。亦治溢饮，见上述症状而兼喘咳面浮者，指纹紫。

【方解】方中用麻黄、桂枝、生姜辛温发汗以散风寒，能使内热随汗而泄。甘草、生姜、大枣甘温补脾胃、益阴血，以补热伤之津；无津不能作汗，又可以充汗源。石膏甘寒清解里热，与麻黄配伍能透达郁热。杏仁配麻黄，一收一散，宣降肺气利于达邪外出。诸药配伍，一是寒热并用，表里同治，侧重于"于在表者，汗而发之"；二是发中寓补，汗出有源，祛邪而不伤正。

【临床应用】

1. 用方要点　小儿症见恶寒发热，身疼痛，无汗烦躁，脉浮紧为本方用方要点。

2. 随症加减　兼湿邪者加苍术、薏苡仁祛风除湿；鼻塞重者加苍耳子、辛夷宣通鼻窍。

3. 使用注意　本方发汗作用强烈。体质较好者，用之无妨；体质较弱者，应当慎用；若脉搏微弱，出汗容易受凉者，绝对不可使用。临床应用中，患者一出汗即停药，不可过量服用，否则，会因出汗过多而伤身。现代医家认为，麻黄的有效成分麻黄碱，有兴奋中枢神经和心脏的作用。用药过量时易引起精神兴奋、失眠、不安、神经过敏、震颤等症状；有严重器质性心脏病或接受洋地黄治疗的患者，可引起心律紊乱。麻黄是大青龙汤的主要药物，过量服用会出现多种不良反应，特此提醒患者必须在医师指导下应用。

4. 现代应用　大青龙汤解表清里，其发汗力量比麻黄汤更强，现代临床多用大青龙汤治疗毛孔闭塞、不出汗且身体内热患者。主治呼吸系统疾患，如感冒、支气管炎、哮喘等，亦用于治疗鼻出血、汗腺闭塞症、风湿性关节炎者。

5. 历代名家的应用经验　广东省中医院陈茵医师用经方大青龙汤治疗风寒表实，里有郁热之急支、喘支、哮喘发作、肺炎等。在大青龙汤的基础上可加桑白、瓜蒌、苏子、地龙干、海蛤壳、枇杷叶、鱼腥草等。若脉微弱，汗出而恶风，表里俱虚，则大青龙汤当禁。现代研究认为，本方能退热，还能提高机体的免疫功能，增强体内吞噬病原体的能力，促进病体康复。［陈茵，杨丽新.《伤寒论》四经方治疗小儿咳喘，辽宁中医学院学报，2000，2(4)：252－253.］

金匮肾气丸

【来源】《金匮要略》

【组成】干地黄八两 (240克)　　薯蓣 (即山药)、山茱萸各四两 (各120克)

泽泻、茯苓、牡丹皮各三两（各90克） 桂枝、附子炮,各一两（各30克）

【用法】上为细末,炼蜜和丸,如梧桐子大,每服十五丸（6克）,用酒送下,加至二十丸,每天三次（儿童用量酌减）（现代用法:每服9克,每日2~3次,温开水或淡盐汤送下。浓缩九:每服8粒,每日2~3次,温开水或淡盐汤送服。或作汤剂,用量按原方比例酌减。片剂:每次6片,每日2~3次。胶囊剂:每次5粒,每日2次。口服液:每次1支,每日2次。均口服）。

【功用】健脾温肾,固摄纳气。

【主治】小儿哮喘缓解期辨证属于肾阳不足者。主治咳喘时发,伴有肢体畏寒,少腹拘急,小便不利或频数,夜尿增多,舌质淡胖,尺脉沉细,指纹淡。

【方解】方中附子大辛大热,为温阳诸药之首;桂枝辛甘而温,乃温通阳气要药;二药相合,补肾阳之虚,助气化之复,共为君药。然肾为水火之脏,内寓元阴元阳,阴阳一方的偏衰必将导致阴损及阳或阳损及阴,而且肾阳虚一般病程较久,多可由肾阴虚发展而来,若单补阳而不顾阴,则阳无以附,无从发挥温升之能,正如张介宾说:"善补阳者,必于阴中求阳,则阳得阴助,而生化无穷"（《类经·卷十四》）,故重用干地黄滋阴补肾;配伍山茱萸、山药补肝脾而益精血,共为臣药。君臣相伍,补肾填精,温肾助阳,不仅可借阴中求阳而增补阳之力,而且阳药得阴药之柔润则温而不燥,阴药得阳药之温通则滋而不腻,二者相得益彰。方中补阳之品药少量轻而滋阴之晶药多量重,可见其立方之旨,并非峻补元阳,乃在微微生火,鼓舞肾气,即取"少火生气"之义。正如柯琴所云:"此肾气丸纳桂、附于滋阴剂中十倍之一,意不在补火,而在微微生火,即生肾气也"（《医宗金鉴·删补名医方论》）。再以泽泻、茯苓利水渗湿,配桂枝又善温化痰饮;丹皮苦辛而寒,擅入血分,合桂枝则可调血分之滞,三药寓泻于补,俾邪去而补药得力,为制诸阴药可能助湿碍邪之虞。诸药合用,助阳之弱以化水,滋阴之虚以生气,使肾阳振奋,气化复常,则诸症自除。

本方配伍特点有二:一是补阳之中配伍滋阴之品,阴中求阳,使阳有所化;二是少量补阳药与大队滋阴药为伍,旨在微微生火,少火生气。由于本方功用主要在于温补肾气，且作丸内服，故名之"肾气丸"。

本方可用于哮喘缓解期。哮喘多由肺、脾、肾不足，痰饮内伏所致，而哮喘缓解期多由于正气不足而致病情迁延，肾气丸补脾肾，鼓舞正气，驱邪外出，在缓解期起到治疗作用。

【临床应用】

1. 用方要点　本方为小儿补肾助阳的常用方。临床应用以哮喘缓解期伴有畏寒，小便不利或反多，舌淡而胖，脉虚弱而尺部沉细为用方要点。

2. 随症加减　水肿明显时加车前子、川牛膝温肾化气，利水消肿。方中干地黄，现多用熟地；桂枝改用肉桂，如此效果更好；若夜尿多者，宜肾气丸加五味子；小便数多，色白体羸，为真阳亏虚，宜加补骨脂、鹿茸等，加强温阳之力。

3. 使用注意　若咽干口燥、舌红少苔属肾阴不足，虚火上炎者，不宜应用。此外，肾阳虚而小便正常者，为纯虚无邪，不宜使用本方。吴仪洛称："此亦为虚中夹邪滞而设尔，若纯虚之证，而兼以渗利，未免减去药力，当用右归丸或右归饮。"（《成方切用》）

4. 现代应用　本方常用于慢性哮喘、慢性肾炎、糖尿病、血吸虫病肝硬化腹水、高脂血症、动脉硬化症、前列腺肥大症、老年性白内障、骨质疏松、老年性阴道炎、功能失调性子宫出血、甲状腺功能低下、肾上腺皮质功能减退等病证。

5. 历代名家的应用经验

（1）历任陕西中医学院院长杜雨茂教授应用金匮肾气丸引火归原，治疗面部升火，其包括阴虚火旺、阴阳两虚及阴盛格阳三种情况。

（2）王圣尉是太白草药系列、药针刀疗法、水火神针疗法创始人，主任医师，其用金匮肾气丸慢性腰腿痛，复发性口腔溃疡，慢性肾炎等病。

苏子降气汤

【来源】《太平惠民和剂局方》

【组成】紫苏子、半夏汤洗七次，各二两半（各75克）　川当归去芦，两半（4克）　甘草爁，二两（60克）　前胡去芦、厚朴去粗皮、姜汁拌炒，各一两

（各30克） 肉桂去皮，一两半（45克） 注：一方有陈皮去白，一两半（45克）

【用法】 上为细末，每服二钱（6克），水一盏半，入生姜二片，枣子一个，苏叶五叶，同煎至八分，去滓热服，不拘时候（儿童用量酌减）（现代用法：加生姜2片，枣子1个，苏叶2克，水煎服，用量按原方比例酌定）。

【功能】 降气平喘，祛痰止咳。

【主治】 可用于小儿哮喘病程较长，反复发作，久病入肾，咳喘气急，痰稀白量多，呼多吸少，腰腿软弱，舌苔白滑或白腻者。治虚阳上攻、气不升降、上盛下虚、痰涎壅盛、喘嗽短气、胸膈痞闷、咽喉不利，或腰痛脚弱、肢体倦怠，或肢体浮肿。

【方解】 本方证由痰涎壅肺，肾阳不足所致。其病机特点是"上实下虚"。"上实"，是指痰涎上壅于肺，使肺气不得宣畅，而见胸膈满闷、喘咳痰多；"下虚"，是指肾阳虚衰于下，一见腰疼脚弱，二见肾不纳气、呼多吸少、喘逆短气，三见水不化气而致水泛为痰、外溢为肿等。本方证虽属上实下虚，但以上实为主。治以降气平喘，祛痰止咳为重，兼顾下元。方中紫苏子降气平喘，祛痰止咳，为君药。半夏燥湿化痰降逆，厚朴下气宽胸除满，前胡下气祛痰止咳，三药助紫苏子降气祛痰平喘之功，共为臣药。君臣相配，以治上实。肉桂温补下元，纳气平喘，以治下虚；当归既治咳逆上气，又养血补肝润燥，同肉桂以增温补下虚之效；略加生姜、苏叶以散寒宣肺，共为佐药。甘草、大枣和中调药，是为使药。诸药合用，标本兼顾，上下并治，而以治上为主，使气降痰消，则喘咳自平。有补有行，有调有燥，治上顾下，标本同治。

本方原书注"一方有陈皮去白一两半"，则理气燥湿祛痰之力增强。《医方集解》载："一方无桂，有沉香"，则温肾之力减，纳气平喘之效增。

【临床应用】

1. 用方要点 小儿症见胸膈满闷、痰多清稀，苔白腻脉滑为本方用方要点。

2. 随症加减 若痰涎壅盛，咳喘气逆难卧，可加沉香以降气平喘，兼见表证者可加麻黄、杏仁宣肺平喘，疏散外邪，兼气虚者加人参益气。

3. 使用注意 本药方性温燥，以降气化痰为主，对于肺肾阴虚者的咳喘以及肺热痰喘证皆不宜使用。

4. 现代应用 适用于外感风寒、咳嗽气喘、支气管炎、支气管哮喘、肺气肿、肺源性心脏病之咳喘而痰涎壅盛者、喘息性支气管炎、耳鸣、吐血、衄血、齿槽脓漏、口中腐烂、走马疳、水肿、脚气等。

5. 历代名家的应用经验 本方始载于唐代《备急千金要方·卷七》，原名为"紫苏子汤"。宋·宝庆年间此方加苏叶，更名为"苏子降气汤"而辑入《太平惠民和剂局方》。后世医家又有了很大发展。元代朱震亨《丹溪心法》（公元1347年）中的紫苏子汤，在此方的基础上加减，治脾胃虚之喘促，明代韩急认为老人咳喘，多与脾虚肺盛有关，将此方化裁为三子养亲汤，清代《医宗金鉴》苏莘丸也由苏子降气汤变化而来，以治小儿停饮，喘急不得卧者。近代多用于心肺功能障碍而引起的呼吸困难之喘咳。

定喘汤

【来源】《摄生众妙方》

【组成】白果去壳，砸碎炒黄，二十一枚（9克）　　麻黄三钱（9克）　　苏子二钱（6克）　　甘草一钱（3克）　　款冬花三钱（9克）　　杏仁去皮、尖，一钱五分（4.5克）　　桑白皮蜜炙，三钱（9克）　　黄芩微炒，一钱五分（6克）　　法制半夏三钱（9克），如无，用甘草汤泡七次，去脐用　　（儿童用量酌减）

【用法】水三盅，煎二盅，作二服，每服一盅，不用姜，不拘时候，徐徐服（现代用法：水煎服）。

【功效】清肺涤痰，止咳平喘。

【主治】小儿肺虚感寒，气逆膈热而作哮喘。咳嗽痰多气急，质稠色黄，或微恶风寒，舌苔黄腻，脉滑数，指纹浮紫。

【方解】本方证因素体多痰，又感风寒，肺气壅闭，不得宣降，郁而化热所致。症见哮喘咳嗽，痰多色黄，质稠不易咯出等。治宜宣肺降气，止咳平喘，清热祛痰。方用麻黄宣肺散邪以平喘，白果敛肺定喘而祛痰，共为君药，一散一收，既可加强平喘之功，又可防麻黄耗散肺气。苏子、杏仁、半夏、款冬花降气平喘，止咳祛痰，共为臣药。桑白皮、黄芩清泄肺热，止咳平喘，共为佐药。甘草调和诸药为使。诸药合用，使肺气宣降，痰热得清，风寒得解，则喘咳痰多诸症自除。本方以麻黄、白果与黄芩、苏子配伍，组成宣肺散寒，清热化痰，降气平喘之剂。

【临床应用】

1. 用方要点 本方亦为降气平喘之常用方，用于小儿素体痰多，复感风寒，致肺气壅闭之喘咳证。临床应用以哮喘咳嗽，痰多色黄，微恶风寒，苔黄腻，脉滑数为用方要点。

2. 加减变化 若无表证者，以宣肺定喘为主，故麻黄可减量应用；痰多难咯者，可酌加瓜蒌、胆南星等以助清热化痰之功；肺热偏重，酌加石膏、鱼腥草以清泄肺热。

3. 现代运用 本方常用于小儿支气管哮喘、慢性支气管炎等属痰热壅肺者。

4. 使用注意 若新感风寒，虽恶寒发热、无汗而喘，但内无痰热者；或哮喘日久，肺肾阴虚者，皆不宜使用。

5. 历代名家的应用经验

（1）中国近现代名老中医、天津儿童医院何世英主任用定喘汤加减治疗喘息性支气管炎的发作期。

（2）全国首批名老中医药专家、上海市名中医董廷瑶用定喘汤治疗小儿风热喘嗽中哮喘阵作时，特别是风寒包火、稠痰邪热胶固于胸膈者用之功效更速。

（3）中国工程院院士、著名的中医学家董建华教授用定喘汤治疗哮喘的发作期肺寒膈热哮喘证，以宣肺清热止咳平喘的定喘汤去甘草、桑皮、半夏，加地龙、川芎、全蝎平喘解痉，全方既能清肺降气化痰，又能驱除宿饮。

麦味地黄丸

【来源】《医部全录》引《体人汇编》

【组成】 熟地黄八钱（24克）　　山萸肉、干山药各四钱（各20克）　　泽泻、牡丹皮、茯苓去皮，各三钱（9克）　　麦冬五钱（15克）　　五味子五钱（15克）

【用法】上为细末，炼蜜为丸，如梧桐子大，每服三钱（9克），空腹时用白汤送下。（儿童用量酌减）

【功效】滋补肺肾。

【主治】小儿哮喘缓解期之肺肾阴虚证。用于小儿哮喘缓解期症见气喘急促而又持久，活动时症状加重，少痰或无痰，口干舌燥，舌红少苔，脉细。

【方解】方中六味地黄丸滋补肝肾，重用熟地黄为君药滋阴填精，山茱萸补肾摄精，山药补脾肺肾。此三药为三补，以补肾为主。泽泻利湿泄肾浊，茯苓淡渗脾湿，助山药健运，丹皮清泄虚热，并制约山萸肉之温涩。麦冬、五味子补肺阴，敛肺气，止咳。诸药合用，养阴清热，补益肺肾。

【临床应用】

1. 用方要点　小儿哮喘缓解期症见气喘急促而又持久，活动时症状加重，少痰或无痰，口干舌燥，舌红少苔，脉细为本方用方要点。

2. 随症加减　虚热有火加知母、黄柏以滋阴降火。视物模糊加枸杞子、菊花滋养肝肾明目。

3. 使用注意　脾虚泄泻慎用。

4. 现代应用　现代常用于肺结核，喘病，遗精，消渴病等疾病的肺肾阴虚证型。

截喘汤

【来源】姜春华方（《名老中医验方大全》）

【组方】佛耳草15克　碧桃干15克　老鹳草15克　旋覆花10克　全瓜蒌10克　姜半夏10克　防风10克　五味子6克

【功效】降逆纳气，化痰截喘。

【主治】咳嗽痰多，气逆喘促。

【方解】方中佛耳草出自《本草拾遗》，功专化痰、止咳、平喘；老鹳草出《本草纲目拾遗》，功能祛风活血，清热解毒，民间有老鹳草平喘的单方，能祛痰扩张支气管，老鹳草煎贴在试管内对金黄色葡萄菌、肺炎球菌、链球菌以及流感病毒均有抑制作用，能控制支气管哮喘发作期的呼吸道感染；碧桃干酸苦收敛，《饮片新参》有"除劳嗽"记载，民间有治顽喘的经验，上3味除痰镇咳而平喘逆，且能调节植物神经功能为主药。辅以旋覆花开结化痰，降逆止咳；瓜蒌清上焦之积热，化浊痰之胶结，善开胸中痹阻；姜半夏清痰下气去胸中痰满犹能治咳。

佐以五味子补肾纳气，镇咳敛肺，防风《药法类象》谓"治风通用，泻肺实"，是一味抗过敏的有效药，能抑制支气管哮喘发作期的变态反应，清除过敏原的刺激。上方共具清肺化痰，降逆纳气截喘之效。

【临床应用】

1. 用方要点 症见咳嗽痰多，气逆喘促为本方用方要点。

2. 随症加减 气虚者加白参 3 克，黄芪 30 克；肾虚者加苁蓉 15 克，巴戟天 15 克，补骨脂 15 克，亦可加蛤蚧粉 3～5 克；阴虚有热者加黄柏、知母、玄参、生地各 9 克；咳甚引起喘促无痰或痰不多者可加南天竹子 6 克，马勃 6 克，天浆壳 3 只；热喘加石膏 15 克，知母、黄芩各 10 克；寒喘加炮附片 9 克，肉桂 3 克，鹅管石 9 克，研粉服或加服紫金丹（须特制，砒石 5 克，明矾 10 克，豆豉 100 克，糊丸绿豆大小，每服 7～8 丸，日服 2 次，有肝肾病勿服，有效与否一星期为止，切勿多服常服）；痰多咯不爽者，加苏子、白芥子、莱菔子各 10 克；胃家实便秘者加服调胃承气汤 1 贴；喘止后常服河车大造丸、左归丸或右归丸 3 克，日 2 次口服。

3. 使用注意 阴虚者不宜使用。

4. 现代应用 现代多用于慢性支气管炎、肺气肿、支气管哮喘等疾病症见咳嗽痰多，气逆喘促者。

寒喘方、热喘方

【来源】 刘韵远方

【组成】

1. 寒喘方 炙麻黄 6 克　杏仁 6 克　银杏 10 克　桔梗 6 克　紫菀 10 克　冬花 10 克　苏子 6 克　干姜 3 克

2. 热喘方 生麻黄 3 克　杏仁 6 克　银杏 10 克　桔梗 6 克　地龙 6 克　桑皮 10 克　冬瓜子 10 克　生石膏 30 克（先煎）

【用法】 用砂锅加水至浸没药材，水面超出药材五分，生石膏先煎 15 分钟再加入其他药。每剂煎 2 次，随年龄大小，日服 2～3 次，或少量多次温服。

【功用】 宣降肺气，止咳平喘，化痰。

【主治】 小儿咳喘。

【方解】 本方根据寒喘与热喘而定，治疗咳嗽哮喘为主，其病机为素有积痰，感邪诱发，或邪热郁肺，气机失调而发咳喘，治宜宣降肺气，止咳平喘，化痰为主，结合临床随证加减，方中麻黄宣肺平喘，银杏敛肺平喘为主药，二药一开一收，标本兼顾，制止哮喘发作，桔梗有举肺气之功，杏仁、苏子有降肺气之力，此四药合用，使肺气得以宣降，痰化则咳喘平。寒喘方用紫苑、冬花、苏子、干姜可降气平喘，温化寒痰。热喘方中石膏、桑皮清泄肺热，地龙平喘，冬瓜子化痰，使肺气畅达，郁热得散。气畅达，郁热得散，桑皮、地龙止咳平喘，动瓜子降痰以助化痰之力。

【临床应用】

1. 用方要点 小儿哮喘有发作期与缓解期之分。又有寒喘与热喘之别，故组方用药有不同。此两方主要用于发作期。

2. 使用注意 需根据临床表现分证型选择合适的方剂。

3. 现代应用 本方用于小儿哮喘，根据寒热不同证型分别选用寒喘方、热喘方。

第六节　鼻　衄

小儿鼻衄，症名。鼻衄亦称为衄，鼻衄量多时，又称为鼻洪或鼻大衄。指鼻出血。《内经》对此有丰富的论述。《灵枢·百病始生》："阳络伤则血外溢，血外溢则衄血。"但"鼻衄"之证名，则见于《千金要方·卷六》。鼻衄的病因病机可分为虚、实两大类。实证者，多因肺、胃、肝之火热为主，火性上炎，循经上蒸鼻之脉络而为衄；虚证者，多见于肝肾阴虚，虚火上越，灼伤脉络而致衄，或因脾气虚弱，气不摄血而为衄。在辨证治疗方面，鼻衄主要依据病情的缓急，出血量的多少，血色的深浅，以及全身症状进行辨证治疗。实证鼻衄，治疗上以清热降火为主；虚证鼻衄，若肝肾阴虚者，宜滋阴降火为主；若脾气虚弱者，则应补脾摄血止血。

小儿鼻衄是一种常见的症状，多见于秋冬季节。俗称鼻出血。儿童鼻出血的发病率高于成人，轻者仅鼻涕带血，重者因大量出血不止，可以引起失血性休克，反复出血可致贫血。

泻白散

【来源】《小儿药证直诀》

【组成】 地骨皮、桑白皮炒，各一两（各30克）　　甘草炙，一钱（3克）（小儿用量酌减）

【用法】上药锉散，入粳米一撮，水二小盏，煎七分，食前服（现代用法：水煎服）。

【功用】清泻肺热，止咳平喘。

【主治】本方主治小儿鼻衄之肺有伏火郁热证。症见鼻衄，气喘咳嗽，皮肤蒸热，日晡尤甚，舌红苔黄，脉细数。

【方解】肺主气，宜清肃下降，火热郁结于肺，则气逆不降而为喘咳，肺开窍于鼻，邪热上攻鼻窍，则发鼻衄；肺合皮毛，肺热则外蒸于皮毛，故皮肤蒸热；此热不属于外感，乃伏热渐伤阴分所致，故热以午后为甚，其特点是轻按觉热、久按若无，与阳明之蒸蒸发热、愈按愈盛者有别；舌红苔黄，脉象细数是热邪渐伤阴分之候。治宜清泻肺中郁热，平喘止咳。方中桑白皮甘寒性降，专入肺经，清泻肺热，平喘止咳，故以为君。地骨皮甘寒入肺，可助君药清降肺中伏火，为臣药。君臣相合，清泻肺热，以使金清气肃。炙甘草、粳米养胃和中以扶肺气，共为佐使。四药合用，共奏泻肺清热，止咳平喘之功。

本方之特点是清中有润、泻中有补，既不是清透肺中实热以治其标，也不是滋阴润肺以治其本，而是清泻肺中伏火以消郁热，对小儿"稚阴"之体具有标本兼顾之功，与肺为娇脏、不耐寒热之生理特点亦甚吻合。用于小儿鼻衄的肺热型。肺开窍于鼻，此方可清泄肺热，热邪得消，则鼻衄症状得解。

【临床应用】

1. 用方要点 小儿症见鼻衄，咳喘气急，皮肤蒸热，舌红苔黄，脉细数为用方要点。

2. 随症加减 肺经热盛，加黄芩、知母增加清泄肺热之功，燥热咳嗽可加瓜蒌皮、川贝母润肺止咳，阴虚潮热加银柴胡、鳖甲滋阴退热，热伤阴津，烦热口渴加花粉、芦根清热生津。

3. 使用注意 本方药性平和，尤宜于正气未伤，伏火不甚者。风寒咳嗽或肺虚喘咳者不宜使用。

4. 现代应用 可用于鼻衄、小儿麻疹初期、肺炎或支气管炎等属肺中伏火郁热者。

5. 历代名家的应用经验 著名中医儿科专家刘弼臣认为小儿长期咳嗽不

断，喉中有痰，时轻时重，有的甚至经年累月不愈，属于痰浊恋肺，肺气失于肃降所致，予以泻白散为基本方进行治疗，处方如下：南沙参 10 克，桑白皮 10 克，地骨皮 10 克，前胡 10 克，杏仁 10 克，苏子 10 克，牛蒡子 10 克，葶苈子 3 克，芦根 30 克。

清胃散

【来源】《脾胃论》

【组成】 生地黄、当归身各三分（各6克）　　牡丹皮半钱（9克）　　黄连六分（6克），夏月倍之　升麻一钱（9克）

【用法】 上药为细末，都作一服，水一盏半，煎至七分，去滓，放冷服之（现代用法：作汤剂，水煎服）。

【功效】 清胃凉血。

【主治】 小儿鼻衄之胃有积热证。症见鼻衄，面颊发热，伴有牙痛，牙宣出血，牙齿喜冷恶热，牙龈肿痛，口干舌燥，舌红苔黄，脉滑数。

【方解】 本方证是由胃有积热，循经上攻所致。方用苦寒泻火之黄连为君，直折胃腑之热。臣以甘辛微寒之升麻，一取其清热解毒，以治胃火牙痛；一取其轻清升散透发，可宣达郁遏之伏火，有"火郁发之"之意。黄连得升麻，降中寓升，则泻火而无凉遏之弊；升麻得黄连，则散火而无升焰之虞。胃热盛已侵及血分，进而耗伤阴血，故以生地凉血滋阴；丹皮凉血清热，皆为臣药。当归养血活血，以助消肿止痛，为佐药。升麻兼以引经为使。诸药合用，共奏清胃凉血之效，以使上炎之火得降，血分之热得除，于是循经外发诸症，皆可因热毒内彻而解。

《医方集解》载本方有石膏，其清胃之力更强。

【临床应用】

1. 用方要点　小儿症见牙痛、鼻衄，口气臭，舌红苔黄，脉滑数为本方用方要点。

2. 随症加减　症见肠燥便秘加大黄导热下行；口渴饮冷重用石膏，加花粉、玄参清热生津；牙衄可加牛膝引热下行。

3. 使用注意　牙痛属于风寒及肾虚者不宜使用。

4. 现代应用　本方常用于鼻衄、口腔炎、牙周炎、三叉神经痛属胃火上炎者。

龙胆泻肝汤

【来源】《医方集解》

【组成】龙胆草酒炒（6克）　黄芩炒（9克）　栀子酒炒（9克）　泽泻（12克）　木通（6克）　当归酒炒（3克）　生地黄酒炒（9克）　柴胡（6克）　生甘草（6克）　车前子（9克）　（原书无用量）　（小儿用量酌减）

【功用】泻肝胆实火，清下焦湿热。

【主治】小儿鼻衄之肝胆湿热证。症见鼻衄，头痛胁痛，目赤，口苦溺赤，舌红苔黄，脉弦数有力。

【方解】方中龙胆草大苦大寒，既能泻肝胆实火，又能利肝经湿热，泻火除湿，两擅其功，切中病机，故为君药。黄芩、栀子苦寒泻火、燥湿清热，加强君药泻火除湿之力，用以为臣。湿热的主要出路，是利导下行，从膀胱渗泄，故又用渗湿泄热之泽泻、木通、车前子，导湿热从水道而去；肝乃藏血之脏，若为实火所伤，阴血亦随之消耗；且方中诸药以苦燥渗利伤阴之品居多，故用当归、生地养血滋阴，使邪去而阴血不伤，以上皆为佐药。肝体阴用阳，性喜疏泄条达而恶抑郁，火邪内郁，肝胆之气不舒，骤用大剂苦寒降泄之品，既恐肝胆之气被抑，又虑折伤肝胆生发之机，故又用柴胡疏畅肝胆之气，并能引诸药归于肝胆之经；甘草调和诸药，护胃安中。二药并兼佐使之用。本方的配伍特点是泻中有补，利中有滋，降中寓升，祛邪而不伤正，泻火而不伐胃，使火降热清，湿浊得利，循经所发诸症皆可相应而愈。

本方用于鼻衄的肝胆湿热证型，当肝火得降，湿热得清，则壅滞于鼻窍的湿热之邪也得以驱散，鼻衄自愈。

【临床应用】

1. 用方要点　小儿症见鼻衄、口苦溺赤，舌红苔黄，脉弦数有力为本方用方要点。

2. 随症加减　若鼻衄血量多，加侧柏叶、槐花、藕节等清热止血，若肝胆实火较盛，可去木通、车前子，加黄连以助泻火之力；若湿盛热轻者，可去黄芩、生地，加滑石、薏苡仁以增强利湿之功；若玉茎生疮，或便毒悬痈，以及阴囊肿痛，红热甚者，可去柴胡，加连翘、黄连、大黄以泻火解毒。

3. 使用注意 本方药物多为苦寒之性，内服每易有伤脾胃，故对脾胃虚寒和阴虚阳亢之证，或多服、久服皆非所宜。

4. 现代应用 本方常用于顽固性偏头痛、头部湿疹、高血压、急性结膜炎、虹膜睫状体炎、外耳道疖肿、鼻炎、急性黄疸性肝炎、急性胆囊炎，以及泌尿生殖系统炎症、急性肾盂肾炎、急性膀胱炎、尿道炎、外阴炎、睾丸炎、腹股沟淋巴腺炎、急性盆腔炎、带状疱疹等属肝经实火、湿热者。

5. 历代名家的应用经验

（1）国家级名老中医、中医儿科学专家、南京中医药大学教授江育仁认为流行性乙型脑炎的风证有内风、外风两类，内风多见于极期，热极生风，惊厥反复发作或者持续不止，用龙胆泻肝汤合凉膈散治疗。

（2）余朋千医生用龙胆泻肝汤合五皮饮加减治疗小儿肾炎属于湿热内蕴者。方见：茵陈 15 克，栀子 10 克，黄芩 10 克，生地 15 克；泽泻 15 克，车前草 30 克，桑皮 10 克，茯苓皮 20 克，冬瓜皮 30 克，石韦 30 克，金钱草 30 克。

荆牡藕节汤

【来源】徐小圃方

【组成】黑荆芥 6 克　薄荷炭 2.5 克　灵磁石 30 克，先煎　生牡蛎 30 克，先煎　炒白术、绿豆衣各 12 克　茜草根炭、枳椇子、葛花各 9 克　藕节 15 克

【用法】水煎服，每日 1 剂，日服 3～4 次。

【功用】清肺健脾，平肝潜阳，凉血止血。

【主治】小儿鼻衄。症见经常鼻衄，颜色鲜红，口干口渴，大便时稀，食欲不振。

【方解】方用磁石、牡蛎平肝潜阳；绿豆衣养血平肝；白术健脾和中；茜草根炭、藕节凉血止血；黑荆芥、薄荷炭二味，入肺肝二经，但炒炭后，其疏散、香窜之性大减，更能入血分而止血，故用治鼻衄可获佳效；葛花、枳椇子原为解酒常用之品，今用于鼻衄，取其清肺止血之功。

【临床应用】

1. 用方要点 症见鼻衄，颜色鲜红，口干口渴，食欲不振为本方用方要点。

2. 随症加减 大便正常去白术；肺热盛，加桑白皮、丹皮。

3. 现代应用 鼻衄。

第七节 鼻 渊

小儿鼻渊，是指鼻流浊涕，如泉下渗，量多不止为主要特征的鼻病。常伴头痛、鼻塞、嗅觉减退，鼻窦区疼痛，久则虚眩不已，是鼻科常见病、多发病之一。亦有"脑漏"、"脑砂"、"脑崩"、"脑渊"之称。本病是临床上的常见、多发病，男女老幼均可患病，而以青少年多见。多因外感风热邪毒，或风寒侵袭，久而化热，邪热循经上蒸，犯及鼻窍；或胆经炎热，随经上犯，蒸灼鼻窍；或脾胃湿热，循胃经上扰等引起。中医治疗注意辨别虚实之不同，内外治结合。

西医学认为本病是鼻窦黏膜的化脓性炎症，最多见的为发生于感冒、急性鼻炎之后。此外过敏性体质及全身性疾病如贫血、流感等亦可导致本病的发生，邻近病灶感染，如扁桃体肥大、腺样体肥大，某些磨牙根部感染及鼻部外伤，异物穿入鼻窦，游泳时跳水姿势不当（如立式跳水），污水进入窦内等直接伤及鼻窦，均可引起感染。还有如鼻中隔弯曲、中鼻甲肥大、鼻息肉、肿瘤等鼻腔疾病，妨碍鼻窦通气引流亦可引发本病。慢鼻渊多因急鼻渊反复发作未得到适当的治疗所致。

苍耳子散

【来源】《济生方》

【组成】辛夷仁半两 (15克)　　苍耳子二钱半 (8克)　　香白芷一两 (15克)　薄荷叶半钱 (2克)

【用法】上晒干，为细末，每服两钱，食后用葱、茶清调下。（小儿用量酌减）

【功效】疏风止痛，通利鼻窍。

【主治】小儿鼻渊，鼻流浊涕不止，鼻塞，受凉益甚，涕少黏白，或见体倦乏力，面色不华，舌淡胖，苔白，脉细弱。

【方解】此手太阴、足阳明药也。凡头面之疾，皆由清阳不升，浊阴逆上所致。白芷主手足阳明，上行头面，通窍表汗，除湿散风；辛夷通九窍，散风热，能助胃中清阳上行头脑；苍耳子疏风散湿，上通脑顶，外达皮肤；薄荷泄肺疏肝，清利头目；葱白升阳通气；茶清苦寒下行，使清升浊降，风热散而脑液自固矣。四药合用起到疏风通窍治疗鼻渊之效。

【临床应用】

1. 用方要点 小儿症见鼻塞，受凉益甚，涕少黏白，或见体倦乏力，面色不华，舌淡胖，苔白，脉细弱为本方用方要点。

2. 随症加减 有黄脓涕者加金银花、生黄芪。煎药时放茶叶适量，葱白3根。

3. 使用注意 血虚头痛，阴虚火旺者不宜使用。苍耳子过量有毒。辛夷花需包煎。

4. 现代应用 临床上急、慢性鼻炎、鼻窦炎及过敏性鼻炎等病，证属风邪所致者均可本方加减治疗。

黄芩滑石汤

【来源】《温病条辨》

【组成】黄芩三钱（9克）　滑石三钱（9克）　茯苓皮三钱（9克）　大腹皮二钱（6克）　白蔻仁一钱（3克）　通草一钱（3克）　猪苓三钱（9克）　（小儿用量酌减）

【用法】用水1.2升，煮取400毫升，滓再煮取200毫升。分3次温服。

【功效】清热燥湿。

【主治】小儿湿温病，鼻塞，身疼痛，口不渴，或渴不多饮，汗出热解，继而复热，舌苔淡黄而滑，脉缓。

【方解】本方以黄芩苦寒清热燥湿，滑石、茯苓皮、通草、猪苓清利湿热，白蔻仁、大腹皮化湿利水，兼以畅气，使气化则湿化。众药合用，则湿祛热清，诸症自解。黄芩滑石汤以黄芩配伍滑石、二苓，清热与利湿并用，故主治湿温邪在中焦，湿热并重之证。

【临床应用】

1. 用方要点　小儿症见鼻塞，身疼痛，口不渴，或渴不多饮，汗出热解，继而复热，舌苔淡黄而滑，脉缓为本方用方要点。

2. 随症加减　表证甚者加麻黄以发散表邪，鼻痒甚者加辛夷花通利鼻窍。

3. 使用注意　血虚、阴虚者不宜使用。

4. 现代应用　主要用于鼻渊、上呼吸道感染、鼻窦炎，胃炎，肺炎属于湿温病范畴者。

辛夷鼻渊散

【来源】 章湘侯方

【组成】 辛夷花、麝香、冰片、芭蕉根等量

【用法】 先把芭蕉根洗净去皮，捣碎取汁。然后将辛夷花去蒂晒干后放入芭蕉根汁内，拌匀浸透，24 小时之后取出晒干再拌浸，如此反复 6 次。将浸透的辛夷花研为细末，再将研粉的麝香、冰片末放入拌匀，用瓷瓶盛后勿令泄气。用法：取鼻渊散少量放入鼻内，每日 6 次，重患者可酌加。

【功效】 清热解毒，通孔利窍。

【主治】 小儿鼻渊患者皆可用。

【方解】 辛夷花为鼻病通用之药，气浮上散，能使脏腑清气上升导入肺经，故取之为君。麝香气味极香，走窜力最快，能通孔利窍。冰片气香善走，能够散热开结，故二药用之为佐。芭蕉根其胜大寒，有清热解毒之功故为之使。

【临床应用】

1. 用方要点　小儿鼻渊。

2. 使用注意　忌辛辣及烟、酒之物。

第二章　脾胃系病证名方

第一节　小儿鹅口疮

鹅口疮是以口腔、舌上散在或满布白屑，状如鹅口为特征的一种口腔疾病。由于其白屑色似雪片，故又称之"雪口"。临床上多见于早产儿、新生儿及久病体质虚弱的小婴儿。临床症见舌上、颊内、牙龈，或唇内、上腭散布白屑，可融合成片。重者可向咽喉等处蔓延，影响吮乳及呼吸。本病多见于新生儿、久病体弱儿，或长期使用抗生素者；且取白屑少许涂片镜检，可见真菌的菌丝及孢子。鹅口疮轻证，除口腔舌上出现白屑外，并无其他症状。重证时白屑可蔓延至鼻腔、咽喉、食管，甚至白屑叠叠，壅塞气道，妨碍吮乳，啼哭不止。若见脸色苍白或发灰，呼吸急促，哭声不出者，为危重证候。

鹅口疮首见于隋·巢元方《诸病源候论·鹅口候》："小儿初生白屑起，乃至舌上生疮，如鹅口里，世谓之鹅口。"至明代·陈实功《外科正宗·鹅口疮》中进一步阐述了该病的病因、临床表现及治疗，曰："鹅口疮皆心脾二经胎热上攻，致满口皆生白斑雪片，甚则咽间叠叠肿起，致难哺乳，多生啼叫，……以冰硼散搽之，内服凉膈之药。"本病主要由热邪熏灼口腔，再感受秽毒之邪而成。临床有虚实之分，实证是由于心脾蕴热而起，虚证则由于胎禀不足或久病之后，虚火上炎而发病。凡病程短，口腔白屑堆积，周围红，烦躁多啼，便干尿黄，舌红者，多属心脾积热之实证治以清热泻火解毒。病程长，口腔白屑散在，周围不红，形瘦颧红，手足心热，舌光红少苔者，多属虚火上浮之虚证，治以滋阴潜阳降火。

本病西医学亦称鹅口疮，是感染白色念珠菌所致，属于霉菌性口腔炎。近年来，由于抗生素和免疫抑制剂在临床上的广泛应用，发生菌群失调或免疫力降低，而使内脏、皮肤、黏膜被真菌感染者日益增多，口腔黏膜念珠菌病的发生率也相应增高。长期慢性口腔念珠菌病还有恶变的可能，应引起重视。口腔念珠菌病中白色念珠菌是最主要的病原菌。

清热泻脾散

【来源】《医宗金鉴》

【组成】 山栀炒，三钱（9克）　石膏煅，六钱（18克）　黄连姜炒，一钱（3克）　生地三钱（9克）　黄芩二钱（6克）　赤苓三钱（9克）　灯心一钱（3克）　（小儿用量酌减）

【用法】 灯心为引，水煎服。

【功用】 清脾泄热。

【主治】 小儿心脾蕴热，症见口腔舌面满布白屑，周围焮红较重，面赤，唇红，烦躁，多啼不吮，口干或渴，或伴发热大便干结，小便短赤或黄赤，烦躁不宁，舌质红，苔黄厚腻，指纹紫滞，脉滑数。

【方解】 积热内蕴或感受秽毒，郁而化热化火，火盛上攻，熏蒸口舌，故见口腔白屑满布，面红唇赤，重者可出现烦躁，哭闹，或可伴有发热等症。方中黄连、山栀子清心泄热；黄芩、石膏散脾经之郁热；生地清热凉血滋阴，赤苓、灯心草清热利水降火，导热下行，清心除烦。

【临床应用】

1. 用方要点 本证以白屑多，周围掀红，面红唇赤，舌质红，大便干、小便黄为用方要点。

2. 随症加减 大便秘结者，加大黄、芒硝通腑泄热；口干喜饮者，加石斛、玉竹养阴生津；湿热明显者加佩兰、淡竹叶；津亏气弱者加参须、麦冬；喉中痰鸣者加射干；小便涩痛，加竹叶；兼有外感，加荆芥、防风。

3. 使用注意 不可用温补燥热之药，饮食宜清淡。本方适用于心脾积热证，对阴虚有热者不宜使用。

4. 现代应用 本方也可用于治疗小儿疱疹性口炎、口疮、口腔溃疡、手足口病、小儿反复呼吸道感染等疾病。

5. 历代名家的应用经验 天津市著名儿科专家、天津市中医药学会名誉会长李少川教授用该方治疗小儿鹅口疮、口疮、口腔溃疡、口角糜烂等疾患疗效显著。李老在运用此方时多去赤苓、灯心而易竹叶或木通，另善在此方基础上加辛凉解毒的薄荷、银花、连翘和滋阴清热的知母、黄柏、花粉等药物，如黏膜溃疡面红而紫，也常加赤芍、丹皮等活血祛瘀之药物。

知柏地黄汤

【来源】《医宗金鉴》

【组成】熟地黄三钱（10克）　山茱萸三钱（10克）　干山药三钱（10克）　泽泻三钱（10克）　茯苓三钱（10克）（去皮）　丹皮三钱（10克）　知母八钱（24克）　黄柏一钱（3克）　（小儿用量酌减）

【用法】水煎服，每日一剂，日服二次。

【功用】滋阴降火。

【主治】小儿鹅口疮辨证属于阴虚火旺证。症见口腔白屑散在，周围掀红不重，形体怯弱，面白颧红，口干不渴，或低热盗汗，或大便溏薄，舌质嫩红少苔，指纹淡，脉细无力。

【方解】本方乃六味地黄丸加知母、黄柏而成，方中熟地滋肾填精，泽泻泄肾浊，山茱萸补肝肾，牡丹皮泄肝火，山药、茯苓健脾渗湿，知母、黄柏滋阴降火。

【临床应用】

1. 用方要点　本证以口腔白屑散在，周围掀红不重，形体怯弱，舌质嫩红少苔为用方要点。

2. 随症加减　脾气不足加黄芪；水不制火，虚火上浮加肉桂；病久阴津不足加沙参、麦门冬、玉竹、天花粉。

3. 使用注意　本方适用于阴虚有热者，对心脾积热证不宜使用。不可用温补燥热之药，饮食宜清淡。

4. 现代应用　对于肾阴虚损、阴虚火旺引起的神经衰弱，甲状腺功能亢进，糖尿病、眩晕、高血压、男性不育、不射精、反复发作性血精、肾病综合征、尿路感染、前列腺炎、更年期综合征、顽固性盗汗等病证，均有明显的治疗和改善症状作用。对于服用类固醇激素类药物所出现的阴虚火旺症状也有减轻作用。

5. 历代名家的应用经验 天津中医药大学马融教授取知柏地黄汤治疗肾阴亏虚，阴虚火旺型小儿遗尿症，方中易熟地为生地，且重用为君，滋肾阴兼以凉血清热，并有泽泻之宣泄肾浊以济之，用山茱萸之温涩肝经，有丹皮之清泻肝火以平之，用山药之收摄脾虚，有茯苓淡渗脾湿以和之。加以知母、黄柏泻火除蒸，生津润燥。五味子温而不热不燥，既酸涩收敛，又益气生津；芡实固肾健脾，炒用更增收敛之性，两药相伍，共奏益肾固精，敛汗止遗之效。麻黄辛温发散、宣肺通阳化气，取"下病上治"之意。葛蒲辟秽化浊，醒神开窍。甘温之紫河车，寓阴中求阳之意。诸药相合标本兼顾，治疗小儿遗尿症疗效甚好。［赵玉生，赵金生. 小儿遗尿症验案 2 则. 环球中医药，2010，3（4）：276-277.］

清解养阴汤

【来源】王静安方

【组成】炒栀子6克　黄连6克　儿茶6克　生地9克　麦冬9克　石斛10克藿香9克　佩兰9克　木通9克　生甘草8克

【用法】先将栀子、黄连、儿茶、生地、麦冬、石斛、木通、甘草用水浸泡5分钟，再煎煮至沸6分钟后，放入藿香、佩兰二味药同煎6分钟。每剂煎2次，将2次煎出的药液混合。每剂服2日。

【功用】清胃火，化滞热，消口糜。

【主治】小儿鹅口疮。症见口腔舌面满布白屑，周围焮红较重，面赤，唇红，多啼不吮，口干渴，大便干，小便黄，烦躁不宁。

【方解】鹅口疮为口腔上满布白屑，状如鹅口故名。脾开窍于口，心开窍于舌，其病因多由心脾积热，阴虚火旺，湿热交蒸而致。本病来势猛，倘治之稍迟，必口舌糜烂，吮乳不得，则难痊愈。临床所见上述三因，往往并存，互为因果。生地、麦冬、石斛滋阴液以制阳，同栀子、黄连同用，则增强其清热泻火之功，亦防止其化燥伤阴，藿香、佩兰芳香辟秽化湿浊，生甘草解毒清火，木通利小便，使心脾之积热、湿浊从小便而去；儿茶清热化腐生肌敛口。本方具有清热解毒化湿滋阴之功效，为治疗鹅口疮通用方。

【临床应用】

1. 用方要点 小儿鹅口疮症见口腔舌面满布白屑，周围嫩红较重，面赤，唇红，口干渴，大便干，小便黄，烦躁不宁。

2. 随症加减 如兼见大便干燥，面赤气粗苔厚口臭者，加枳实 6 克，瓜蒌壳 9 克以行气通腑，使邪火从大便而去；如苔黄腻兼腹泻者，加六一散、车前草以利小便，清热利湿；如口舌已经糜烂者，单用此方效果较差，常用小儿吹口丹涂搽患处，以泻火，散瘀血，化腐生肌止痛。

3. 使用注意 服药期间，应忌食辛辣之品。

4. 现代应用 小儿鹅口疮。

5. 历代名家的应用经验 全国第一、第二届名老中医专家继承导师、四川省名中医、成都市名中医王静安拟此方，熔芳香化浊、清热利湿、滋阴泻火为一炉。方中栀子、黄连泻心脾之积导师王静安善用清解养阴汤治疗小儿鹅口疮，同时配合喷撒法治鹅口疮，灵活精巧、简便易行、疗效可靠，深得患儿及家长所爱。

第二节　小儿口疮

口疮是指齿龈、舌体、两颊、上颚等处出现淡黄色或灰白色溃疡，局部灼热疼痛的一种常见的口腔疾病。若溃疡面积较大，甚至满口糜烂如腐，称为口糜。溃疡发生在口唇两侧，称为燕口疮。任何年龄的小儿均可发病，无明显季节性。

口疮之名，首见于《素问·气交变大论》："岁金不足，炎火乃行，……民病口疮。"指出发病与火热之邪有关。隋·巢元方《诸病源候论·口疮候》，"小儿口疮，由血气盛，兼将养过温，心有客热熏上焦，令口生疮也"的论述，指出心火盛，发为口疮。宋·《小儿卫生总微论方·唇口病论》说："风毒湿热，随其虚处所著，搏于血气，则生疮疡……，若发于唇里，连两颊生疮者，名曰口疮。若发于口吻两角生疮者，名曰燕口。"本病的主要病因有感受外邪，风热乘脾，或心脾积热内蕴，或为素体虚弱，虚火上浮所致。小儿口疮，多由风热乘脾，心脾积热，虚火上炎所致。主要病变在脾与心，虚证常涉及于肾。风热乘脾，外感风热之邪，外袭于肌表，内乘于脾胃。脾开窍于口，胃络于齿龈，风热毒邪侵袭，引动脾胃内热，上攻于口，使口腔黏膜破溃，发为口疮。若夹湿热，则兼见口腔糜烂。心脾积热，调护失宜，喂养不当，恣食肥甘厚腻，蕴积生热；或喜吃煎炒炙烤，内火偏盛，邪热内积心脾，循经上炎口腔，发为口疮。小儿"肾常虚"，若久患热病，或久泻不止，津液亏耗，肾阴不足，水不制火，虚火上浮，熏灼口舌，发生口疮。

口疮轻者仅见口腔出现溃疡点，妨碍哺乳进食，饮食时可因疼痛出现哭闹。重者发热、烦躁、啼哭不安，或见呕吐、腹泻等症。凡起病急，病程短，口腔溃烂及疼痛较重，局部有灼热感，或伴发热、尿黄便干者，多属实证。以心火偏盛为主者，舌体溃疡较多。以脾胃积热为主者，口颊黏膜、上腭、齿龈、口唇等处溃疡较多。起病缓，病程长，口腔溃烂及疼痛较轻，兼有神疲、颧红者，多为虚证，病变脏腑以肾为主。此病实证治宜清热解毒，泻心脾之火。虚证治宜滋阴降火，引火归原。

西医学中各种口炎、口角炎均可属"口疮"范畴。

泻黄散

【来源】《小儿药证直诀》

【组成】 藿香叶七钱（21克）　山栀仁一钱（3克）　石膏五钱（15克）　甘草三两（90克）　防风四两（120克）

【用法】 上药锉，同蜜、酒微炒香，为细末。每服一至二钱（3~6克），水一盏，煎至五分，温服清汁，无时。（小儿用量酌减）

【功用】 清心泻脾除湿。

【主治】 小儿口疮辨证属于心脾积热者。症见口舌生疮，面赤唇红，口干渴，烦渴易饥，舌红脉数，以及脾热弄舌等。

【方解】 方中石膏、山栀泻脾胃积热为君；防风疏散脾经伏火为臣；藿香叶芳香醒脾为佐；甘草泻火和中为使。配合成方，共奏泻脾胃伏火之功。

【临床应用】

1. 用方要点 以口疮伴舌黄而腻，大便干，小便黄为用方要点。

2. 随症加减 尿少、舌苔黄腻者，加滑石、车前草清热利湿；汗渍色黄酸臭重者，加茵陈、佩兰清热化湿；烦躁少寐加夜交藤、酸枣仁养心安神。

3. 使用注意 小儿先天不足，大脑发育不全之弄舌者禁用，阴虚有热者禁用。

4. 现代应用 口疮、佝偻病、小儿厌食、小儿诸多温热病等。

5. 历代名家的应用经验 天津中医药大学李新民教授对于小儿口疮的治疗，重视升散郁火、清泻实火以及调理脾胃，李老师治疗口疮尤重视火的治疗。脾胃为气机升降之枢纽，脾主升清，脾气宜升宜散，且脾喜燥恶湿，用药忌柔用刚，避免过于寒凉，故李老师在治疗口疮的方药中重视芳香醒脾药的运用。李老师认为脾气升则健，小儿脾胃病用药不宜过补，以免壅滞脾胃，以致气机不通，应用芳香辛散药，辟秽化浊，顺其脾胃的生理特点，使其气机调畅，运化功能正常。因此泻黄散清热泻脾治疗脾胃郁火不得升发型口疮效果显著。

导赤散

【来源】《小儿药证直诀》

【组成】 生地黄一钱二分（6克）　　木通一钱二分（6克）　　生甘草梢一钱二分（6克）　　竹叶一钱二分（6克）

【用法】 上药为末，每服三钱（9克），水一盏，入竹叶同煎至五分，食后温服（小儿用量酌减）（现代用法：水煎服，用量按原方比例酌情增减）。

【功用】 清心利水养阴。

【主治】 小儿口疮属于心经火热者。症见口疮伴有心胸烦热，口渴面赤，意欲饮冷；或心热移于小肠，小便赤涩刺痛，舌红，脉数。

【方解】 本方证乃心经热盛或移于小肠所致。心火循经上炎，而见心胸烦热、面赤、口舌生疮；火热内灼，阴液被耗，故见口渴、意欲饮冷；心与小肠相表里，心热下移小肠，泌别失职，乃见小便赤涩刺痛；舌红、脉数，均为内热之象。心火上炎而又阴液不足，故治法不宜苦寒直折，而宜清心与养阴兼顾，利水以导热下行，使蕴热从小便而泄。方中生地甘寒而润，入心肾经，凉血滋阴以制心火；木通苦寒，入心与小肠经，上清心经之火，下导小肠之热，两药相配，滋阴制火而不恋邪，利水通淋而不伤阴，共为君药。竹叶甘淡，清心除烦，淡渗利窍，导心火下行，为臣药。生甘草梢清热解毒，尚可直达茎中而止痛，并能调和诸药，还可防木通、生地之寒凉伤胃，为方中佐使。四药合用，共奏清热利水养阴之效。

【临床应用】

1. 用方要点 本方为治心经火热证的常用方，又是体现清热利水养阴治法的基础方。临床应用以小儿口疮伴有心胸烦热，口渴，或小便赤涩，舌红脉数为用方要点。

2. 随症加减 若心火较盛，可加黄连以清心泻火；心热移于小肠，小便不通，可加车前子、赤茯苓以增强清热利水之功；阴虚较甚，加麦冬增强清心养阴之力；小便淋涩明显，加萹蓄、瞿麦、滑石之属，增强利尿通淋之效；出现血淋，可加白茅根、小蓟、旱莲草凉血止血。

3. 使用注意 方中木通苦寒，生地阴柔寒凉，故脾胃虚弱者慎用。

4. 现代应用 本方常用于口腔炎、鹅口疮、小儿夜啼等属心经有热者；急性泌尿系感染属下焦湿热者，亦可加减治之。

5. 历代名家的应用经验 本方在《小儿药证直诀》治"小儿心热"，未言及"心移热于小肠"，至《奇效良方》扩大了运用范围，用治小便赤涩淋痛等。《医宗金鉴·删补名医方论》说："赤色属心，导赤者，导心经之热从小便而出……故名导赤散。"可见本方理论与运用，皆是逐步发展而成。本方证病机，钱氏只言及"心热"，或"心气热"，未言及虚实，可见不宜以虚火或实火言之；再者，他在《小儿药证直诀·脉证治法》中虽提到"心气实"一证，但用方泻心汤仅提到黄连一味，与本方用生地配伍木通不同，说明本方证不应是实火。另一方面他在该书卷三之"目内证"中云："赤者，心热，导赤散主之；淡红者，心虚热，生犀散主之"，说明本方证亦不是虚热。从以药测证分析，本方用生地配伍木通，甘寒与苦寒相合，滋阴利水为主，滋阴而不恋邪，利水而不伤阴，泻火而不伐胃，这与小儿稚阴稚阳、易寒易热、易虚易实、疾病变化迅速的特点和治实宜防其虚、治虚宜防实的治则要求，亦十分吻合。由此观之，《医宗金鉴》以"水虚火不实"五字括之，较为贴切。

广东兴宁名老中医柳甲声，精于内、儿、喉科。常用此方加减治疗小儿高热，认为心属手少阴之火，心火旺则哭闹发热渴欲饮水；肺属于太阴金，肺有实邪则胸闷喘促。用导赤散清心泻火，通力小便，加赤芍凉血以清血热，滑石、薏苡仁清利湿热，银花、连翘清热解毒，蝉衣疏散风热，祛风解痉，诸药合用则心火清，高热退，余症皆除。

清化散

【来源】高宜民方

【组成】川芎酒洗，45克　大黄酒蒸，45克　子黄芩酒炒，45克　黑丑炒，30克　薄荷25克　滑石粉30克　槟榔片38克　枳壳25克　连翘30克　赤芍微炒，30克

【用法】依法炮制，共研极细面。周岁小儿每次0.5克，2~3岁1~1.5克，3~5岁1.5~2克，随年龄增大酌增，白水和服，亦可随证调以药引尤佳。

【功用】泻火解毒。

【主治】小儿口疮。积食内热，口舌糜疡，咽痛，目赤，大便燥结，胎热胎毒等属毒火炽盛者。

【方解】小儿体质纯阳，易于生热，一旦乳食有热，滞于肠胃，积中生热，上蒸口舌则溃疡乃成。方中大黄、黑丑、槟榔泄热消积；黄芩、连翘清火解毒；川芎、赤芍、薄荷活血凉血，宜散风热；枳壳宽中行气；滑石粉利水清热。总合则有清火解毒，消积导滞，通畅二便，清除三焦实热作用。

【临床应用】

1. 用方要点　小儿口疮。症见积食内热，口舌糜疡，咽痛，目赤，大便燥结，胎热胎毒等属毒火炽盛者。

2. 随症加减　火热炽热重者加黄连、栀子泻火解毒。

3. 使用注意　但若体弱病久，虚火上蒸者，不宜轻用，临证当审证施治。

4. 现代应用　临床治疗诸般积热火毒，每奏殊效，如食积便秘、口疮、头疮、咽肿、鼻疮目赤以及外感残邪不解等。

第三节　小儿呕吐

呕吐是以呕吐症状命名的脾胃病证，临床十分常见。古人称"无物有声谓之呕，有物无声谓之吐，有声无物谓之哕"。由于呕与吐经常同时发生，故称之呕吐。

呕吐首见于《素问·举痛论》："寒气客于胃肠，厥逆上出，故痛而呕也。"《素问·至真要大论》："诸呕吐酸，暴注下迫，皆属于热。"《素问·脉解篇》："食则呕者，物盛满而上溢，故呕也。"可见食伤是致病的主要原因，病性有寒热，病位在胃。宋·《小儿卫生总微方论》将呕吐分为热吐、伤风吐、伤食吐、惊吐、胃气不和吐、胃虚冷吐和吮乳等 7 类，论治十分详细，切合实际。清·陈复正《幼幼集成·呕吐证治》："盖小儿呕吐，有寒有热有伤食，然寒吐热吐，未有不因于伤食者，其病总属于胃。"进一步阐述了呕吐的病因和病位。本证任何年龄均可发生，以新生儿、乳婴儿最为多见。

小儿呕吐发生的原因，以感受外邪、乳食积滞、脾胃虚寒、暴受惊恐等为多见。病变部位在胃，无论何种原因引起，均属胃失和降，胃气上逆所致。婴儿时期，胃呈水平位，胃肌发育不完全，贲门肌较弱，幽门肌紧张度较高，故发生呕吐的机会更多；但依据中医临床辨证，不外伤食、寒、热、惊吐几种。若婴儿哺乳后，乳汁自口角溢出数口，称为溢乳，多属喂养不得法所致。如因受寒热之邪犯胃，或乳食不节所致者，其治疗方法，与幼童呕吐同，应审因求治。

呕吐是小儿常见症状之一，见于多种疾病，如消化不良、急性胃炎、幽门痉挛、胆囊炎、胰腺炎、肝炎、颅脑疾患、胆道蛔虫、肠梗阻等疾病。呕吐的发病无年龄和季节的限制，婴幼儿在夏季易于发生。小儿呕吐比较多见的疾病是消化不良、急性胃炎等，如能及时治疗，预后尚好。

定吐丸

【来源】《幼幼新书》

【组成】丁香二十一枚　蝎梢四十九条　半夏三个（洗，焙干）　（小儿用量酌减）

【用法】上药研细，煮枣肉和丸，如黍米大。金、银煎汤吞七至十丸。

【功用】安神镇惊，抑肝和胃，降逆止呕。

【主治】惊恐呕吐，睡卧惊惕，呕吐清涎，神气怯弱，成心胸发热。

【方解】小儿神怯胆虚，骤受惊恐，心气受损，故心神烦乱，睡卧不安，面色青白。惊则气乱，恐则气下，气机暴乱，肝胆不宁，故呕吐清涎。本证以有跌仆惊恐病史为主要病史。方中全蝎镇惊为主，丁香、半夏和胃降逆、止呕。

【临床应用】

1. 用方要点 跌仆惊恐后呕吐清涎，面色青或白，心烦乱，睡卧不安，或惊惕哭闹，舌脉无明显异常，指纹青为用方要点。

2. 随症加减 若经常目眩，可加菊花、天麻平肝熄风；惊惕不安，加磁石、辰砂宁心安神。

3. 现代应用 惊恐呕吐。

保和丸

【来源】《丹溪心法》

【组成】山楂六两（180克）　神曲二两（60克）　半夏、茯苓各三两（各90克）　陈皮、连翘、莱菔子各一两（各30克）

【用法】上为末，炊饼为丸，如梧桐子大，每服七八十丸（9克）（小儿用量酌减），食远白汤下（现代用法：共为末，水泛为丸，每服6~9克，温开水送下。亦可水煎服，用量按原方比例酌减）。

【功用】消食和胃。

【主治】小儿呕吐辨证属于食滞胃脘证。呕吐乳片或不消化食物残渣，呕吐频频，以吐为快，呕哕声洪，吐物酸臭，口渴多饮，面赤唇红，烦躁哭闹，拒食拒乳，脘腹胀痛拒按，小便短少色黄或黄浊，舌质红苔黄腻，脉弦滑或指纹紫滞。

【方解】本方证因饮食不节，暴饮暴食所致。《素问·痹论》说："饮食自倍，肠胃乃伤。"若饮食过度，食积内停，气机不畅，则脘腹痞满胀痛；脾胃升降失职，浊阴不降，则嗳腐吞酸、恶食呕逆；清气不升，则大便泄泻等。治宜消食化滞，理气和胃。方中重用酸甘性温之山楂为君，消一切饮食积滞，长于消肉食油腻之积；神曲甘辛性温，消食健胃，长于化酒食陈腐之积；莱菔子辛甘而平，下气消食除胀，长于消谷面之积。三药同用为臣，能消各种食物积滞。食积易于阻气、生湿、化热，故以半夏、陈皮辛温，理气化湿，和胃止呕；茯苓甘淡，健脾利湿，和中止泻；连翘味苦微寒，既可散结以助消积，又可清解食积所生之热，均为佐药。诸药配伍，使食积得化，胃气得和，热清湿去，则诸症自除。

【临床应用】

1. 用方要点　本方为治疗一切食积之常用方，以吐物酸臭，以吐为快，脘腹胀满，嗳腐厌食，苔厚腻，脉滑为用方要点。

2. 随症加减　本方药力较缓，若食积较重者，可加枳实、槟榔；苔黄脉数者，可加黄连、黄芩；大便秘结者，可加大黄；兼脾虚者，可加白术。

3. 使用注意　本方属攻伐之剂，故不宜久服；体虚无积滞者不宜服用。

4. 现代应用　本方常用于急慢性胃炎、急慢性肠炎、消化不良、婴幼儿腹泻等属食积内停者。

5. 历代名家的应用经验

（1）河南省中医院主任医师、中国老年学会抗衰老委员会理事、中国中医药学会河南省分会内科委员会委员李鲤教授运用保和丸治疗中风、鼓胀、浮肿、胸痹、高血脂等疑难病症，患者每服药后均是效如桴鼓。李老运用保和丸治疗疑难病症不止于此，关键是辨证准确，加减化裁恰当。李老以保和丸助后天运化之力，开生化之源。化源已开，水谷精微源源不断进入机体，其他脏腑就得以滋养。因此，不补气而气渐生，不补血而血渐长，不补肝而肝得养，不补心而心得奉，不补肺而肺得培，不补肾而肾得助，这就是李老寓补于消的理论。

（2）张建夫原系陕西中医学院内科主任、主任医师，从医50余载，既有高深的理论造诣，又有丰富的临床经验。张老认为凡胃脘痛者，多由饮食不节、脾胃失调所引起。根据"必伏其所，而先其所因"的治疗原则，将保和丸改为汤剂，随证加减，治疗多种胃脘痛，疗效卓著。

丁萸理中汤

【来源】《医宗金鉴》

【组成】党参二钱（6克）　白术二钱（6克）　炙甘草一钱（3克）　干姜一钱（3克）　丁香半钱（1克）　吴茱萸一钱（3克）　（小儿用量酌减）

【用法】水煎服。

【功用】温中散寒，降逆止呕。

【主治】脾胃虚寒证呕吐。症见食久方吐，或朝食暮吐，吐出多为清稀痰水，或不消化残余乳食，不甚酸臭，时吐时止，面色㿠白，精神疲倦，四肢欠温，或腹痛绵绵，大便溏薄，小便清长，舌淡苔白，脉细少力。

【方解】先天禀赋不足，脾胃虚寒，脾阳不振，升降失调，运化失职，以致乳食停积，发为呕吐，故食久方吐。胃阳不足，寒邪凝滞，食物不能腐熟，故吐物多力不消化的食物残渣，吐的次数少而量多。乳食未甚腐败，故吐物不酸臭。脾胃虚弱，运化失职，故大便溏薄。脾主四肢，脾阳不振，阳气不能敷布，故四肢不温，面色苍白，精神疲倦。寒邪客于肠胃，气机凝滞不通，故见腹痛绵绵喜按。舌淡苔白，脉沉迟均为虚寒之象。方中党参、白术、甘草扶脾益胃，健脾益气，补养中气，干姜、丁香、吴茱萸温中散寒、降逆止呕。诸药合用，阳温寒散，呕吐自愈。

【临床应用】

1. 用方要点　本证以食久方吐或朝食暮吐，伴全身虚寒症状为用方要点。

2. 随症加减　若呕吐清水，腹痛绵绵，四肢欠温者，加附子、肉桂以温阳散寒。

3. 使用注意　小儿呕吐有热者，不可用此方。

4. 现代应用　脾胃虚寒证呕吐、多涎。

5. 历代名家的应用经验　四川绵阳市中医院刘桂华医师用丁萸理中汤治疗中焦阳虚，脾运失常，津液上逆所致多涎证。涎、唾，俗称口水，由中焦津液化生。中焦纳运正常则涎液适中，反之则涎水异常。如《灵枢·五癃津液别》说："胃缓则气逆，故唾出。"《灵枢·口问》亦说："胃缓则廉泉开，故涎下。"该患儿因饮冷直伤中焦,致中焦阳虚,津液不从正化而上逆,出现多涎等症。方用丁萸理中汤温中散寒,更加胡椒增强散寒温中之力,继用香砂六君子、参等白术散以健脾养胃。使中焦寒去阳复,脾气健运,津不上逆,故涎水诸症治愈矣。 [刘桂华.丁萸理中汤加减治多涎,四川中医,1994 (11):37-38.]

止呕和胃饮

【来源】 王静安方

【组成】 紫苏梗9克 陈皮9克 竹茹9克 白蔻6克 黄连8克 吴萸8克 旋覆花10克 代赭石12~30克 姜半夏8克 木通9克 炒谷芽15克 炒麦芽15克 生姜汁水1滴

【用法】 先将代赭石放入冷水中煎5分钟,后纳入诸药,再煎煮4~5分钟。每剂煎2次,将2次煎出的药液混合,加入生姜水1滴。每日1剂,加白糖少许,作饮料频频服之。

【功用】 宽中下气,和胃止呕。

【主治】 小儿诸般呕吐,小儿溢乳。

【方解】 呕吐为多种疾病的并发症。中医则归于脾胃,脾胃居中,主管运纳,升清降浊,胃可受纳,主乎通降,胃气以下降为顺。凡胃热、胃寒、食积痰饮及肝脾不和等原因,均可导致胃气不降而呕吐。本方用旋覆花、代赭石以折其上逆之势,竹茹、陈皮以降胃气,合苏梗以宽中下气,吴萸、川连行气疏肝,半夏、生姜汁、白蔻运脾和胃,降逆驱痰饮,谷芽以升胃中之清气,麦芽以升达肝气,木通以交通上下之阴阳,清气升而浊气自降,升降复则气机自畅,胃自和而呕自止。

【临床应用】

1. 用方要点 小儿诸般呕吐,小儿溢乳。

2. 随症加减 临床运用,应辨证加减,湿热呕吐者重用黄连、竹茹以清胃热;属胃寒者加重白蔻、吴萸以驱胃寒;痰饮者加重半夏、生姜、旋覆花以行痰驱水;胃气虚弱,中气不守者加炙甘草、人参、白术以守中;食积者重用炒二芽以健脾消食;肝脾不和,肝木克土者重用麦芽、川连、吴萸以疏肝降逆止呕。

3. 使用注意 服用本方应饮食清淡，少食生冷瓜果，忌油腻。

4. 现代应用 小儿诸般呕吐，小儿溢乳。

第四节 小儿胃痛

凡由于脾胃受损，气血不调所引起的胃脘部疼痛，称之胃痛，又称胃脘痛。胃脘部一般系指上、中、下三脘部位，或指两侧肋骨下缘联线以上至鸠尾的梯形部位。

胃痛以各种性状的胃脘部位的疼痛为主症，往往兼见胃脘部痞满、胀闷、嗳气、吐酸、纳呆、胁胀、腹胀等症。常反复发作，久治难愈，上消化道钡餐造影或胃镜检查多有阳性所见。甚至可见吐血、黑便、呕吐、腹痛等症。胃痛与胃、肝、脾关系最为密切，初起病位主要在胃，间可旁及于肝；病久则主要在脾，或脾胃同病，或肝脾同病。胃为阳土，喜润恶燥，主受纳、腐熟水谷，以和降为顺。胃气一伤，初则壅滞，继则上逆，此即气滞为病。其中首先是胃气的壅滞，无论外感、食积均可引发；其次是肝胃气滞，即肝气郁结，横逆犯胃所造成的气机阻滞。气为血帅，气行则血行，故气滞日久，必致血瘀，也即久病人络之意。另外，"气有余便是火"，气机不畅，蕴久化热。此火也有单纯在胃或同在肝胃之说。火能灼伤阴津，或出血之后，血脉瘀阻而新血不生，致阴津亏虚。阴血虚少也有肾阴不足或脾胃阴虚，或肝胃、肝脾阴虚的不同。胃病延久，内传于脾，脾属阴土，喜燥恶湿，主运化，输布精微，以升为健。故脾气受伤，轻则中气不足，运化无权；继则中气下陷，升降失司；再则脾胃阳虚，阴寒内生，胃络失于温养。总之，胃痛病因虽有上述种种不同，病理尚有虚实寒热、在气在血之异，但其发病机制确有共同点，即所谓"不通则痛"。若胃痛失治误治，血络损伤，则可见吐血、便血等症。

西医学的急、慢性胃炎，消化性溃疡，胃神经官能症，以及部分肝、胆、胰疾病，见有胃脘部位疼痛者，可参考本病辨证论治。

黄芪建中汤

【来源】《金匮要略》

【组成】 桂枝三两（9克），去皮　甘草二两（6克），炙　大枣十二枚（6枚），擘　芍药六两（18克）　生姜三两（9克），切　胶饴一升（30克）　黄芪一两半（5克）（小儿用量酌减）

【用法】 上六味，以水七升，煮取三升，去渣，内饴，更上微火消解。温服一升，日三服（现代用法：水煎取汁，兑入饴糖，文火加热溶化，分2次温服）。

【功用】 温中补虚，和里缓急。

【主治】 小儿胃痛辨证属于阴阳气血俱虚证。症见小儿胃痛，喜温喜按，形体羸瘦，面色无华，心悸气短，自汗盗汗，指纹淡。

【方解】 脾胃阳虚，寒从中生，胃失温养而成胃痛之证，治宜温中益气。方中黄芪益气补中，加白术更加强其温补之力；桂枝温通经脉，合陈皮、良姜、砂仁则温中为主；白芍、炙甘草合用则可和里缓急以止痛；生姜、大枣、炙甘草调和脾胃。全方共奏温中、补虚、止痛之功。黄芪建中汤于小建中汤内加黄芪，是增强益气建中之力，阳生阴长，诸虚不足之症自除。

【临床应用】

1. 用方要点　胃痛，喜温喜按，形体羸瘦，面色无华，心悸气短为本方用方要点。

2. 随症加减　寒象明显、胃脘冷痛较剧者，加热附子10克（先煎），干姜5克，细辛3克；脘腹痞满者，加枳实10克；胃痛较甚者，加延胡索10克，徐长卿15克；寒凝血瘀者，加川芎、当归各10克，三七粉3克（冲服）；泛吐清水痰涎者，加半夏10克，茯苓15克，吴茱萸3克。

3. 使用注意　①忌生冷之物。②适寒温，慎防寒邪外侵。③所用药物多属温燥，不可久服、过服；阴虚有热者忌服。

4. 现代应用　此药方广泛应用于消化性溃疡病证。

5. 历代名家的应用经验　著有《温热论》的清代著名中医温病大家叶天

士为黄芪建中汤治虚劳提出具体指征：①久病消瘦。②胃纳不佳，时寒时热，喘促短气，容易汗出。③脉虚无力。④有操劳过度史。⑤阴虚内热者忌用。

清中汤

【来源】《统旨方》

【组成】黄连、山栀炒，各二钱（各6克）　陈皮、茯苓各一钱半（各4.5克）半夏姜汤泡七次，一钱（3克）　草豆蔻仁捣碎、甘草炙，各七分（各2克）　（小儿用量酌减）

【用法】上以水二盅，加生姜三片，煎至八分，食前水煎服。

【功用】清解郁热，理气和胃。

【主治】小儿胃痛辨证属于热厥胃痛，症见以胃脘灼热疼痛，痛势急迫，口苦口干，呕吐食物残渣以及痰涎酸腐为主症。或兼见嗳气频频，饮食减退，消谷善饥，小便黄便结，舌红，苔黄或黄腻，脉濡数或弦滑有力。

【方解】清中汤栀子苦寒，通泄三焦郁热，使胃热下趋膀胱，从小便而出，则痛势自减；黄连清热泻火，降逆开郁；唯恐栀、连过于苦寒伤胃，更用干姜、草豆蔻辛温反佐，以制栀子、黄连苦寒之偏弊；半夏辛温，化痰降逆；陈皮理气和中；茯苓健脾利湿；甘草甘平益胃。全方寒温并用，升降相因，燥润兼行，辛开苦泻。实为清胃热而不损胃阴，散郁结而不伤胃气之良方。

【临床应用】

1. 用方要点　以胃脘灼热疼痛，溺赤便闭，喜冷畏热，脉洪大有力者为本方用方要点。

2. 随症加减　若郁火灼伤胃中脉络，而见呕血或黑便者，或舌有瘀斑者，宜加三七、郁金、大黄、牛膝以凉血散瘀为急务；大便秘结者宜加大黄、枳实理气通腑；胃热津伤口渴引饮者宜加竹叶、芦根以轻清泄热，清胃生津。

3. 使用注意　寒湿中阻者禁用。

4. 现代应用　本方现代常用于慢性胃炎，消化性溃疡等疾病。

益胃汤

【来源】《温病条辨》

【组成】 沙参三钱（9克）　麦冬五钱（15克）　冰糖一钱（3克）　细生地五钱（15克）　玉竹炒香，一钱五分（4.5克）　（小儿用量酌减）

【用法】 水五杯，煮取二杯，分二次服，渣再煮一杯服（现代用法：水煎2次分服）。

【功用】 养阴益胃。

【主治】 小儿胃痛辨证属于胃阴损伤证。症见胃脘灼热隐痛，饥不欲食，口干咽燥，大便干结，或干呕、呃逆，舌红少津，脉细数者，指纹淡紫。

【方解】 胃为阳土，喜润恶燥，主受纳，其气以降为顺。若热病消灼阴津，或过用吐、下之剂，或胃病迁延不愈，每致胃阴耗损，虚热内生。胃阴不足，络脉失养，则见胃脘隐痛；若阴虚有热，可见胃脘隐隐灼痛；胃阴亏虚则受纳失司，故饥而不欲食。胃之阴津不足，上不能滋润口咽则口干咽燥，下不能濡润大肠则便结。胃失濡润，气机上逆，则见干呕、呃逆。舌红少津，脉象细数为阴虚内热之象。胃为水谷之海，十二经皆禀气于胃，胃阴复则气降能食。治宜甘凉生津，养阴益胃为法。方中重用生地、麦冬，味甘性寒，功能养阴清热，生津润燥，为甘凉益胃之上品，共为君药。配伍北沙参、玉竹为臣，养阴生津，以加强生地、麦冬益胃养阴之力。冰糖濡养肺胃，调和诸药，为佐使。全方甘凉清润，清而不寒，润而不腻，药简力专，共奏养阴益胃之效。

【临床应用】

1. 用方要点 本方为滋养胃阴的常用方。临床应用以饥不欲食，口干咽燥，舌红少津，脉细数为用方要点。

2. 随症加减 若汗多、气短，兼有气虚者，加党参、五味子（与生脉散合用）以益气敛汗；食后脘胀者，加陈皮、神曲以理气消食。

3. 使用注意 服药期间，忌食辛辣燥热之品，以免耗伤阴液。

4. 现代应用 本方常用于慢性胃炎、糖尿病、小儿厌食等证属胃阴亏损者，均可加减应用。用于慢性肝炎，脾胃阴虚，倦怠无力，食欲不振，烦热，口渴等证。

5. 历代名家的应用经验　第二批全国老中医药专家学术经验继承工作指导老师、济南市中医院主任医师刘清贞用该方治疗小儿厌食症，同时指出运用益胃汤需随证加减，阴复即止，不可过用甘寒滋阴之品，以防阻遏脾阳。

良附丸

【来源】《良方集腋》

【组成】高良姜酒洗七次，焙，研　香附子醋洗七次，焙，研各三钱（9克）（小儿用量酌减）

【用法】上药各焙、各研、各贮，用时以米饮加生姜汁一匙，盐一撮为丸，服之立止（现代用法：上为细末，作散剂或水丸，每日 1～2 次，每次 6 克，开水送下）。

【功用】行气疏肝，祛寒止痛。

【主治】小儿胃痛辨证属于寒凝气滞者，症见胃痛突然发作，疼痛剧烈，胸胁胀闷，畏寒喜温，苔白脉弦，指纹淡红紫。

【方解】本方治证为肝郁气滞，胃有寒凝所致。方中高良姜味辛大热，温中暖胃，散寒止痛，且用酒洗，以增强其散寒之力。香附疏肝开郁，行气止痛，且用醋洗，加强入肝行气之功。两药相配，一散寒凝，一行气滞，共奏行气疏肝，散寒止痛之功。

【临床应用】

1. 用方要点　本方主治气滞寒凝诸痛。以胃脘疼痛剧烈，胸胁胀闷为用方要点。

2. 随症加减　若寒凝甚者，可重用高良姜，或酌加干姜、吴萸等以加强温中祛寒之力；气滞偏重者，可重用香附，或酌加木香、砂仁等以增强其行气止痛之力；痛经者，可酌加当归、川芎以和血调经止痛。

3. 使用注意　胃脘痛属于肝胃火郁，甚或出血者忌用。虚寒性胃痛及火郁胃痛均不宜使用。

4. 现代应用　以良附丸（高良姜90克，制香附120克）制成散剂，每服

3克，早晚各1次，治疗寒郁气结型的胃炎及痉挛疼痛。慢性胃炎、胃及十二指肠溃疡等属气滞寒凝者，可加减用之。

5. 历代名家的应用经验

（1）著名中医学家施今墨老先生在治胃八法中提出"寒宜温"，主张应用良附丸、姜附汤、理中汤之类的方剂治疗胃病。如溃疡病易见寒象，表现为胃脘冷痛，畏食冷物，后背自觉寒凉，遇寒则引发胃胀疼痛，治宜温药和之，用辛开温散之法，选用高良姜、吴茱萸、刀豆子、附子、肉桂、蜀椒、干姜等药。［陈亦洋．施今墨治胃八法．中国社区医师，2007，23（18）：30.］

（2）著名的中医临床学家秦伯未教授认为："良附丸治肝胃气痛之偏于寒者有效。这两药的效能，良姜长于温胃散寒，香附长于疏肝行气。一般用量大多相等，取其互相协助，但因寒而得者，良姜可倍于香附；因气而得者，香附可倍于良姜。"且香附性质平和，理气而不伤阴，尤适于肝血不足之肝胃气滞；若阴虚甚者，亦可配用一贯煎。（秦伯未．谦斋医学讲稿．上海：上海科学技术出版社，1978：1.）

（3）著名中医教育学家王绵之教授指出，良附丸临床应用非常广泛。良姜为中焦治冷时最恰当的一味药，与香附相配，一个是温胃，一个是行气，而胃痛以寒性的居多。无论炎症、胃黏膜脱垂，从西医分析原因很多，但从中医辨证，属寒者多，属虚寒的更多，所以要疏肝和胃。肝胃气痛也好，胃脘痛也好，治疗都是偏重于温散。虚者可与六君子汤合用。（王绵之．方剂学讲稿．北京：人民卫生出版社，2005：343－346.）

脘腹痛验方

【来源】 滕宣光方

【组成】 桂枝6克　白芍12克　香附10克　甘草6克　炮姜6克　大枣10个

【用法】 上药加水浸泡1小时，然后煎2次，每次煎20分钟，将2次药液混合。每日1剂，日服3次。

【功用】 行气散凝，缓急止痛。

【主治】 胃脘疼痛，隐痛阵发，腹痛绕脐，食欲不振，脘腹胀满。

【方解】 本方根据《伤寒沦》中小建中汤化裁而来。由于患儿喜嗜寒凉，睡时揭被露脘腹，内凉外寒致使脾阳不振，寒气凝滞，脘腹疼痛。方用桂枝、白芍调气和营，甘草、大枣、炮姜温中缓痛，香附行气散凝。

【临床应用】

1. 用方要点 胃脘疼痛，隐痛阵发，腹痛绕脐，食欲不振，脘腹胀满。

2. 随症加减 若大便完谷不化，可加茯苓、扁豆、莲子以助健脾止泻。如血虚者，表现面色苍白，唇舌俱淡，应以丹参，当归佐白芍养血和血。舌质红苔少，胃阴不足者加荷叶、花粉，凉血益胃增液。若脘腹喜温就暖，揉按痛减，可佐用吴茱萸、乌药加重温中解郁暖下元。若湿阻脘腹胀满加用川朴、香橼皮或砂仁、草豆蔻行气燥湿醒脾。大便秘结予麻仁、郁李仁润下，禁用攻里。

3. 使用注意 服药期间，需对患儿加强护理，禁食寒凉饮食，避免风寒。

4. 现代应用 小儿胃痛，小儿腹痛。

5. 历代名家的应用经验 滕宣光是已故京都儿科名医周慕新的弟子。滕老医德高尚，技艺精湛，对小儿发热、咳嗽、胃痛的治疗，尤有独到之处。本方为临床治疗小儿胃痛的有效验方。滕老认为小儿素喜寒凉饮食，睡时惯于敞胸露腹，久而久之，寒袭中焦，致脾虚中寒。寒凝则气滞，营卫失和，故援用仲景先师小建中汤为基，去饴糖，大枣、甘草加量，代之似甘；生姜改用炮姜，取其辛而不散，温而不移，除寒暖中，延长药力，同样取得调和营卫，缓急止痛的效果。

第五节　小儿泄泻

泄泻，是指小儿大便稀薄，或如水样，或完谷不化，次数增多的一种胃肠道疾病。小儿泄泻，是婴幼儿时期常见的证候之一，也是婴幼儿时期主要死亡原因之一。一年四季都可以发生，尤以夏秋两季为多。本病在儿科的发病率很高，发病年龄以婴幼儿为主，其中 6 个月 ~2 岁的小儿发病率最高。泄泻轻者预后良好，若起病急骤，泄下无度，极易伤津耗液导致阴竭阳脱；若久泻迁延不愈者，则易形成疳证或慢惊风。故小儿泄泻是影响小儿生长发育甚至造成小儿死亡的主要原因之一。

小儿泄泻的文献记载有"积泻"、"惊泻"、"伤泻"、"冷泻"，"热泻"、"洞泻"、"水谷泻"、"暴泻"等，本证病因主要是内伤乳食，感受外邪及脾胃虚弱。由于小儿脾胃虚弱，无论外感六淫，内伤乳食或卒受惊恐，或过服寒凉药物等，都有损及脾胃，而导致泄泻。在病机转归上，泄泻不仅导致脾胃虚弱，且易于伤阳竭阴，如治疗不当，急则造成阴阳两竭，酿成慢惊，甚至死亡（水电解质失衡、衰竭等），缓则酿成疳积、五迟、五软（即导致营养不良，多种维生素缺乏，多种感染）等缠绵难愈的病证。泄泻的发生，由于脾胃失调所致。故治疗原则，以调理脾胃为主，并随时注意气液的存亡，以防证突变。

葛根黄芩黄连汤

【来源】《伤寒论》

【组成】葛根半斤（15克）　甘草炙，二两（6克）　黄芩三两（9克）　黄连三两（9克）　（小儿用量酌减）

【用法】上四味，以水八升，先煮葛根，减二升，内诸药，煮取二升，去滓，分温再服（现代用法：水煎服）。

【功用】解表清里。

【主治】小儿协热下利。症见大便稀水样，或如蛋花汤样，或有黏液，泻下急迫如注，或泻下不爽，量多次频，气味秽臭，纳差食少，神倦乏力，口渴引饮，烦躁，或伴泛恶，发热或不发热，小便短黄，舌红苔黄腻，指纹色紫。

【方解】湿热之邪，蕴结脾胃，下注大肠，传化失司，故泻下稀如水样，气味秽臭。热性急迫，湿热交蒸，壅遏肠胃气机，故泻下急迫，量多。湿热困脾，故纳差食少，神倦乏力。伴外感，则有发热，热重于湿者，故口渴引饮；湿热在下，故小便短黄。表未解而里热炽，治宜外解肌表之邪，内清肠胃之热。方中重用葛根为君，甘辛而凉，入脾胃经，既能解表退热，又能升发脾胃清阳之气而治下利。以苦寒之黄连、黄芩为臣，清热燥湿，厚肠止利。甘草甘缓和中，调和诸药，为本方佐使。四药合用，外疏内清，表里同治，使表解里和，热利自愈。

原方先煮葛根，后纳诸药，可使"解肌之力优而清中之气锐"（《伤寒来苏集》）。本方功能解表清里，然从药物配伍作用来看，显然以清里热为主，正如尤怡所云："其邪陷于里者十之七，而留于表者十之三。"由于葛根能清热升阳止利，汪昂称之"为治泻主药"，故本方对热泻、热痢，不论有无表证，皆可用之。

【临床应用】

1. 用方要点　泻下急迫如注，或泻下不爽，气味臭秽，舌红苔黄腻为本方用方要点。

2. 随症加减　腹痛者，加炒白芍以柔肝止痛；热痢里急后重者，加木香、槟榔以行气而除后重；兼呕吐者，加半夏以降逆止呕；夹食滞者，加山楂以消食。

3. 使用注意　若虚寒下利者忌用。

4. 现代应用　本方常用于急性肠炎、细菌性痢疾、肠伤寒、胃肠型感冒等属表证未解，里热甚者。本方也可用于治疗糖尿病、细菌性痢疾、急性肠炎、慢性结肠炎、溃疡性结肠炎、慢性泄泻、慢性乙肝腹泻、幽门螺杆菌感染性胃炎、胃溃疡、糖尿病及其并发症、颈动脉粥样硬化、急性脑梗死、过敏性紫癜、小儿秋季腹泻等疾病，疗效显著。

5. 历代名家的应用经验

（1）著名中医儿科专家王伯岳治疗小儿腹泻热胜于湿者，症见：发热较甚，口渴，烦躁，腹痛，大便黄赤，肛门灼热。以清热和里为治。喜用葛根芩连汤加味：葛根三钱，黄芩二钱，黄连一钱，木香一钱，连翘三钱，厚朴二钱，焦槟榔二钱，藿香二钱，苍术二钱，甘草一钱。

（2）全国第三批名老中医学术经验继承人指导老师、湖北省中医名师梅国强名老中医临床活用葛根芩连汤，指出要点有三：其一，在外感热病中，治阳明热盛下利，理法同前。其二，外感热病之肺热咳喘，本以麻杏甘石汤为主方，唯其肺热炽盛者，合用本方效果更佳，此为变法。以上两类治法，亦可移做杂病之用，如无发热恶寒之类证象，而下利灼热、尿赤、口渴、舌红等；咳喘较重，痰稠难出、色白、或黄或绿、口渴、舌红、苔白或黄等，更属变法。其三，"循其经脉，参以病机"之妙用，尤其值得后学者参详。考足阳明胃经之循行，"起于鼻，交頞中，旁约太阳之脉，下循鼻外，入上齿中，还出夹口环唇，下交承浆，却循颐后下廉，出大迎，循颊车，上耳前，过额主人，循发际，至额颅……"（《灵枢·经脉》）。梅老治疗由此而引起的头额（眉棱骨）痛、三叉神经痛、齿龈肿痛等，每有良效。

参苓白术散

【来源】《太平惠民和剂局方》

【组成】莲子肉去皮，一斤（500 克）　薏苡仁一斤（500 克）　缩砂仁一斤（500 克）　桔梗炒令深黄色，一斤（500 克）　白扁豆姜汁浸，去皮，微炒，一斤半（750 克）　白茯苓二斤（1000 克）　人参二斤（1000 克）　甘草炒，二斤（1000 克）　白术二斤（1000 克）　山药二斤（1000 克）

【用法】上为细末。每服二钱（6 克），枣汤调下。小儿用量随岁数加减服之（现代用法：作汤剂，水煎服，用量按原方比例酌减）。

【功用】益气健脾，渗湿止泻。

【主治】小儿脾虚湿盛证。大便稀溏，多于食后作泻，色淡不臭，反复发作，时轻时重，面色萎黄，肌肉消瘦，神疲倦怠，舌淡苔白脉细。

【方解】本方证是由脾虚湿盛所致。脾胃虚弱，纳运乏力，故饮食不化；水谷不化，清浊不分，故见肠鸣泄泻；湿滞中焦，气机被阻，而见胸脘痞闷；脾失健运，则气血生化不足；肢体肌肤失于濡养，故四肢无力、形体消瘦、面色萎黄；舌淡，苔白腻，脉虚缓皆为脾虚湿盛之象。治宜补益脾胃，兼以渗湿止泻。方中人参、白术、茯苓益气健脾渗湿为君。配伍山药、莲子肉助君药以健脾益气，兼能止泻；并用白扁豆、薏苡仁助白术、茯苓以健脾渗湿，均为臣药。更用砂仁醒脾和胃，行气化滞，是为佐药。桔梗宣肺利气，通调水道，又能载药上行，培土生金；炒甘草健脾和中，调和诸药，共为佐使。综观全方，补中气，渗湿浊，行气滞，使脾气健运，湿邪得去，则诸症自除。本方是在四君子汤基础上加山药、莲子、白扁豆、薏苡仁、砂仁、桔梗而成。两方均有益气健脾之功，但四君子汤以补气为主，为治脾胃气虚的基础方；参苓白术散兼有渗湿行气作用，并有保肺之效，是治疗脾虚湿盛证及体现"培土生金"治法的常用方剂。《古今医鉴》所载参苓白术散，较本方多陈皮一味，适用于脾胃气虚兼有湿阻气滞者。

【临床应用】

1. 用方要点 本方药性平和，温而不燥，是治疗脾虚湿盛泄泻的常用方。临床应用以食后作泻，反复发作，面色萎黄，舌苔白腻，脉虚缓为用方要点。

2. 随症加减 若兼里寒而腹痛者，加干姜、肉桂以温中祛寒止痛。

3. 使用注意 ①泄泻兼有大便不通畅，肛门有下坠感者忌服。②服本药时不宜同时服用藜芦、五灵脂、皂荚或其制剂。

4. 现代应用 本方常用于慢性胃肠炎、贫血、慢性支气管炎、慢性肾炎，亦治小儿脾疳，面色萎黄，形容憔悴，毛发枯槁，精神萎靡，不思饮食，睡卧不宁，或脾虚水肿，或脾虚带脉不固，白带过多，绵绵不断，如涕如唾者均可以此方治疗。

5. 历代名家的应用经验

（1）明代医学家汪石山治疗腹胁胀痛泄泻、产后泄泻喜用参苓白术散，每有良效。

（2）国医大师、全国著名中医学家张镜人教授临床上重视脾胃学说，以培后天育先天，最喜用参苓白术散缓缓建功，治疗杂病，每从脾胃着手，常谓参苓白术散配伍严密，药性平和，适应证广泛，凡病毒性肝炎恢复期、慢性肾炎、慢性结肠炎、白细胞减少症、肿瘤术后营养缺乏或免疫功能低下等疾病而症见身体虚弱、疲乏无力、食欲不振、大便溏薄等临床表现者，均可长期服用，并可获得显著疗效。

藿香正气散

【来源】《太平惠民和剂局方》

【组成】 大腹皮、白芷、紫苏、茯苓去皮，各一两（30克）　半夏曲、白术、陈皮去白、厚朴去粗皮，姜汁炙、苦桔梗各二两（各60克）　藿香去土，三两（90克）甘草炙，二两半（75克）

【用法】 上为细末，每服二钱，水一盏，姜三片，枣一枚，同煎至七分，热服，如欲出汗，衣被盖，再煎并服（现代用法：散剂，每服 9 克，生姜、大枣煎汤送服；或作汤剂，加生姜、大枣，水煎服，用量按原方比例酌定）。

【功用】解表化湿，理气和中。

【主治】小儿腹泻辨证属于外感风寒，内伤湿滞证。症见小儿大便清稀，次数增多，色淡夹泡沫，臭气不甚，便前腹痛肠鸣，或兼有恶寒发热，舌淡红苔白腻，指纹色紫红。

【方解】本方主治之小儿外感风寒，内伤湿滞证，为夏月常见病证。风寒邪气客于脾胃，运化失常故大便稀烂、夹有泡沫。寒湿内阻，气机不利则肠鸣，风寒外袭故见鼻塞，流涕，微恶风寒，咳嗽，咽痒，舌淡红苔薄白之象。治宜外散风寒，内化湿浊，兼以理气和中之法。方中藿香为君，既以其辛温之性而解在表之风寒，又取其芳香之气而化在里之湿浊，且可辟秽和中而止呕，为治霍乱吐泻之要药。半夏曲、陈皮理气燥湿，和胃降逆以止呕；白术、茯苓健脾运湿以止泻，共助藿香内化湿浊而止吐泻，俱为臣药。湿浊中阻，气机不畅，故佐以大腹皮、厚朴行气化湿，畅中行滞，且寓气行则湿化之义；紫苏、白芷辛温发散，助藿香外散风寒，紫苏尚可醒脾宽中，行气止呕，白芷兼能燥湿化浊；桔梗宣肺利膈，既益解表，又助化湿；煎用生姜、大枣，内调脾胃，外和营卫。使以甘草调和药性，并协姜、枣以和中。诸药合用，外散风寒与内化湿滞相伍，健脾利湿与理气和胃共施，使风寒外散，湿浊内化，气机通畅，脾胃调和，清升浊降，则霍乱自已。感受山岚瘴气及水土不服者，亦可以本方辟秽化浊，和中悦脾而治之。

【临床应用】

1. 用方要点　藿香正气散主治外感风寒，内伤湿滞证。临床应用以恶寒发热，上吐下泻，舌苔白腻为用方要点。

2. 随症加减　若表邪偏重，寒热无汗者，可加香薷以助解表；兼气滞脘腹胀痛者，可加木香、延胡索以行气止痛。

3. 使用注意　本方重在化湿和胃，解表散寒之力较弱，故服后宜温覆以助解表。湿热霍乱之吐泻，则非本方所宜。

4. 现代应用　本方常用于急性胃肠炎或四时感冒属湿滞脾胃，外感风寒者。

5. 历代名家的应用经验

（1）国医大师、国家级名老中医、我国当代著名中医临床学家颜正华教授治疗用藿香正气散治疗外感风寒、内有湿邪之感冒疗效甚好。

（2）天津中医一附院李新民教授从事儿科临床工作多年，常用藿香正气散加减治疗小儿厌食、腹泻、湿疹等多种儿科疾病，取得满意疗效。

七味白术散

【来源】《小儿药证直诀》

【组成】人参二钱五分（6克） 茯苓、炒白术各五钱（各12克） 甘草一钱（3克） 藿香叶五钱（12克） 木香二钱（6克） 葛根五钱（15克）

【用法】为粗末，每服二钱（6克），水煎服。

【功用】健脾益气，和胃生津。

【主治】小儿脾虚泄泻。症见大便溏薄，完谷不化，食后即泻，一日数次，便色白或淡黄不臭，排出无力，食欲不振，精神倦怠，面白无华，舌淡苔白，脉弱无力，指纹淡红。

【方解】中医认为小儿泄泻病机其一湿胜，其二脾虚。其病因大多以湿为主，正如《医学三字经》云："湿气胜，五泻成"，而湿之所生，或因外感寒热之邪，或因内伤乳食积滞，损伤脾胃，则脾不运化，胃不腐熟，清浊不分，水湿停留，湿反困脾，脾气虚弱，因果相累。故腹泻的病位在脾胃，胃主受纳水谷，脾主运化精微，脾以升则健，胃以降则和，若脾胃有病，清浊升降失常，水反为湿，谷反为滞，清气下陷，湿渍大肠而为泄泻。因此，本方治疗健脾化湿，健脾和化湿两法并用方奏全功。方中人参甘温益气，健脾养胃，为君药；白术苦温，健脾燥湿，加强益气助运之力，为臣药；茯苓甘淡，健脾渗湿，葛根甘辛平，鼓舞胃气上行而止泻，且生津止渴，芳香化浊，祛湿醒脾，和中止呕，木香辛苦，温行气血，和胃理气，诸药合用共奏健脾祛湿理气之功；炙甘草甘温，益气和中，调和诸药，为使药。综合全方，药性平和，温而不燥，融补、运、升、降为一体，补中有散，补而不滞，消中有补，消而不伐，为治疗泄泻之基本方。

【临床应用】

1. 用方要点 脾虚泄泻。患儿症见腹泻、食少纳差，倦怠乏力为本方用方要点。

2. 随症加减 本方具有健脾止泻之功，为儿科临床常用方，对脾胃虚弱，久泻不止者屡用屡效。大便有不消化食物，加炒山楂、炒麦芽；若脾虚及肾，命门火衰，大便完谷不化，形寒肢冷者加附子、干姜效果更佳。大便有不消化食物，加炒山楂、炒麦芽。

3. 使用注意 本方用于脾虚之证，若伤食吐泻或湿热吐泻均非所宜。

4. 现代应用 现代本方也可用于治疗小儿厌食症，肠易激综合征，溃疡性结肠炎等疾病。

5. 历代名家的应用经验 七味白术散（以下简称本方）原名白术散，方出自宋·钱仲阳《小儿药证直诀》。在《小儿药证直诀》中，本方主治三大证候：伤风下后余热、伤风吐泻身热及诸疮。本方对后世影响颇深。金元时期李东垣即将本方收入《脾胃论·脾胃损在调饮食适寒温》中。明代薛铠、薛己父子特重本方，几乎发挥到了极致，在其合著的《保婴撮要》中，有49种病证都选本方，除发热、潮热、渴症、吐泻、积滞这些多从脾胃诊治的疾病外，诸如惊搐、语迟、咳嗽黄疸、肺痈肺痰、便血尿血、虚赢以及疮疡痘疹等等，五脏六腑的疾病多囊括其中，这与薛氏学术思想正相吻合。清·陆以湉《冷庐医话》中记载：七味白术散，治小儿久泻脾虚最灵。清代医家陈复正在《幼幼集成》中云：幼科之方，独推此为第一，后贤宜留意焉。

附子理中汤

【来源】《三因极一病证方论》

【组成】人参、白术、干姜炮、附子炮，去皮脐，各二钱（各6克） 炙甘草一钱（3克） （小儿用量酌减）

【用法】上作一服，水二盏，生姜五片，煎至一盏，食前服。如血少加当归（一钱），同煎服。

【功用】补虚回阳，温中散寒。

【主治】小儿腹泻辨证属于下焦虚寒，火不生土者。症见：久泻不愈，大便清稀，或完谷不化，或伴脱肛，形寒，肢冷，面色苍白，精神萎顿，睡时露睛，舌淡，苔白，脉沉细。

【方解】小儿久泻不止，脾肾阳虚，不能温煦，故大便清稀，完谷不化。脾虚气陷则伴脱肛，睡时露睛。命门火衰，阳不温散，阴寒内生，故形寒肢冷，精神萎顿。舌淡，苔白，脉沉细为脾肾阳虚之表现。理中汤温补脾胃之阳，加附子温补脾肾之阳，故附子理中汤为先后天并补之剂。方中以附子温补脾肾，人参补气益脾，白术健脾燥湿，甘草和中补土，干姜温胃散寒。郑钦安《医理真传》中云："非附子不能挽救欲绝之真阳，非姜术不能培中宫之土气"，人参微寒有刚柔相济之意，甘草调和上下最能缓中，五味药配合得当，治疗中下焦虚寒、火不生土诸证方中附子温补先天真阳，白术健脾燥湿、补中宫之土，干姜温胃散寒，人参补气益阴，炙甘草补后天脾土、调和诸药。

【临床应用】

1. 用方要点 以小儿症见久泻不愈，形寒肢冷，睡时露睛为本方用方要点。

2. 随症加减 附子理中汤合苓桂术甘汤治疗胃气上逆，附子理中汤合麻黄附子细辛汤治疗顽固性便秘，附子理中汤合小半夏加茯苓汤治疗晕车之呕吐。

3. 使用注意 附子用时注意先煎，用量不可过多。

4. 现代应用 还可用于治疗胃、十二指肠溃疡、低血压、窦性心动过缓、过敏性紫癜、复发性口腔溃疡等。

5. 历代名家的应用经验

（1）中国中医科学院首席研究员、973 首席科学家仝小林用该方治疗胃气上逆、顽固性便秘、晕车之呕吐、流涎不止、五更泻等疾病均获良效。

（2）浙江市级名中医、浙江中医药学会老年病分会副主委张卫华教授善用该方治疗流涎不止、重症呃逆、浮肿尿频、顽固便秘、畏寒肢冷、大汗不止等疾病均获良效。

六味止泻散

【来源】张介安方

【组成】白术 200 克　泽泻 150 克　茯苓 200 克　猪苓 150 克　车前子 100 克
木瓜 50 克

【用法】以上诸药，按质分炒，共研细末，瓶装备用，开水泡服。用量：
1 岁以内每次 10 克，每日 2 次；1 ~ 3 岁，每次 15 克，每日 2 次；4 ~ 7 岁以
上，每次 15 ~ 20 克，每日 3 次。

【功用】健脾渗湿，分清止泻。

【主治】小儿大便泻下清谷，或食后则便，或稍进油腻生冷之物则泻次增
多，饮食减少，神疲倦怠，睡眠露睛，小便短少、面色萎黄，舌苔薄白、
质淡。

【方解】方中白术健脾燥湿为主，辅以泽泻、猪苓等利水渗湿，直达下焦
膀胱；茯苓、车前子增强利水之功为佐，使以木瓜酸收而固肠，六药合用脾
健湿除，其泻自止。脾胃受损，纳运失司，湿邪内生为泄泻一病的共同病理
特点，因此古人有：泄泻之本，无不由脾胃。故调理脾胃是治疗泄泻的根本
法则。然邪湿由出，对此利尿祛湿又为临床所常用，正如《景岳全书》指出：
"治湿不利小便，非其治也"。本方组方恰切"脾虚湿盛"这一病理机转，取
四苓散加车前与木瓜，其中四苓散本身具有健脾利湿之功。在此基础上，加
车前、木瓜，一是增强利尿之功，小便利而大便实；二是妙用木瓜一味乃借
其酸收涩肠，既止泻而又防利水太过。

【临床应用】

1. 用方要点　大便泻下清谷，或食后则便，或稍进油腻生冷之物则泻次
增多，饮食减少，神疲倦怠，睡眠露睛，小便短少、面色萎黄，舌苔薄白、
质淡为本方用方要点。

2. 随症加减　若兼表寒者，加苏梗、藿香。由食滞胃肠所致者，去白术
加川厚朴、建曲、二芽，泻久脾虚明显者，加北条参、扁豆、莲肉；久泻滑
脱不固者，加炙黄芪、炙党参、炙升麻、乌梅、炙草。

3. 使用注意　湿热泄泻者禁用。

4. 现代应用　小儿慢性腹泻、小儿秋季腹泻。

5. 历代名家的应用经验　林瑛用六味止泻散治疗小儿慢性腹泻，若乳食不化加山楂10克、神曲5克；久泄不止加诃子10克、石榴皮10克；恶心呕吐加半夏5克、陈皮10克。经临床观察，六味止泻散治疗小儿慢性腹泻未发现任何毒副作用，说明本药安全可靠、有效，是值得临床广泛应用于治疗小儿慢性腹泻的药物。中医认为小儿腹泻属"泄泻"范畴，"泄泻之本无不由于脾胃"，脾主运作，其气宜升，胃主受纳，其气宜降，升降失调，纳运失职，致使清浊不分，则生泄泻，故调理脾胃是治疗泄泻的基本法则，利尿止泻法常为临床应用。方中白术健脾燥湿，辅以泽泻利水渗湿，直达下焦膀胱；猪苓、云苓、车前子增强利水功能为佐；使以木瓜酸收固涩。六药合方，则脾健湿除，其泻自止。[林瑛.六味止泻散治疗小儿慢性腹泻120例，宁夏医学杂志，2001，23（2）：120.]

第六节　小儿腹痛

腹痛，是指胃脘以下、耻骨以上部位发生疼痛的病证，根据腹痛的部位不同，又分大腹痛、脐腹痛、少腹痛和小腹痛。胃脘以下、脐部以上称大腹痛，脐周部位疼痛为脐腹痛：小腹两侧或一侧疼痛为少腹痛；若脐下腹部正中疼痛为小腹痛。

小儿腹痛的文献记载首见于隋·巢元方《诸病源候论·小儿杂病诸候》："小儿腹痛，多由冷热不调，冷热之气与脏腑相击，故痛也，其热而痛者，则面赤，或状热，四肢烦，手足心热是也。冷而痛者，面色或清或白，甚者乃至面黑，唇口爪皆青是也。"小儿腹痛发生的原因不论是感受外邪，乳食积滞，脏腑虚冷或气滞血瘀，其共同的病变机制都是气机不利，气血运行受阻，不通则痛而致。临床上由于小儿体质的差异，致病因素的不同，腹痛一证，病因复杂，变化多端，虚实寒热错综复杂，气滞血瘀二者互为因果。本病始终处在一个动态变化之中，病初以食积、寒积、虫积、热结等实证表现为主，病久则损伤脾胃，虚实夹杂之证显露，如因失治误治，可变生他证。

腹痛可出现在多种内科、外科疾病中，任何年龄均可以发生，无季节性。

婴幼儿出现腹痛时因不能用语言表达，极易造成漏诊、误诊，因此，全面细致的体格检查，必要的辅助检查，尽快明确诊断显得十分重要。

小建中汤

【来源】《伤寒论》

【组成】桂枝三两（9克）　去皮甘草二两（6克）　炙大枣十二枚（6枚）擘芍药六两（18克）　生姜三两（9克）　切胶饴一升（30克）　（小儿用量酌减）

【用法】上六味，以水七升，煮取三升，去渣，内饴，更上微火消解。温服一升，日三服（现代用法：水煎取汁，兑入饴糖，文火加热溶化，分2次温服）。

【功用】温中补虚，和里缓急。

【主治】小儿腹痛辨证属于中焦虚寒，肝脾不和证。症见腹中拘急疼痛，喜温喜按，神疲乏力，虚怯少气；或心中悸动，虚烦不宁，面色无华；或伴四肢酸楚，手足烦热，咽干口燥；舌淡苔白，脉细弦。

【方解】本方为桂枝汤倍芍药加胶饴组成。本方病证因中焦虚寒，肝脾失和，化源不足所致。中焦虚寒，肝木乘土，故腹中拘急疼痛、喜温喜按。脾胃为气血生化之源，中焦虚寒，化源匮乏，气血俱虚，故见心悸、面色无华、发热、口燥咽干等。症虽不同，病本则一，总由中焦虚寒所致。治当温中补虚而兼养阴，和里缓急而能止痛。方中重用甘温质润之饴糖为君，温补中焦，缓急止痛。臣以辛温之桂枝温阳气，祛寒邪；酸甘之白芍养营阴，缓肝急，止腹痛。佐以生姜温胃散寒，大枣补脾益气。炙甘草益气和中，调和诸药，是为佐使之用。其中饴糖配桂枝，辛甘化阳，温中焦而补脾虚；芍药配甘草，酸甘化阴，缓肝急而止腹痛。六药合用，温中补虚缓急之中，蕴有柔肝理脾，益阴和阳之意，用之可使中气强健，阴阳气血生化有源，故以"建中"名之。

【临床应用】

1. 用方要点　临床应用以小儿症见腹中拘急疼痛，腹痛绵绵，喜温喜按，舌淡，脉细弦为用方要点。

2. 随症加减　若中焦寒重者，可加干姜以增强温中散寒之力；若兼有气滞者，可加木香行气止痛；便溏者，可加白术健脾燥湿止泻；面色萎黄、短气神疲者，可加人参、黄芪、当归以补养气血。

3. 使用注意　呕吐或中满者不宜使用；阴虚火旺之胃脘疼痛忌用。

4. 现代应用　本方常用于胃及十二指肠溃疡、慢性肝炎、慢性胃炎、神经衰弱、再生障碍性贫血、功能性发热等属中焦虚寒，肝脾不和者。

5. 历代名家的应用经验

（1）中医学方剂专业博士生导师马骥教授临证五十余年，积累了丰富的经验，尤善用经方而取效者甚多。马老认为，本方以建立中气为主，主治阴阳气血俱虚，以腹中时痛，喜得温按，按之痛减，面色无华，苔白滑，即所谓"诸不足"者，为辨证要点。小建中汤为甘温补养之剂。其应用范围较广。马老在临证曾用于血虚心悸、小肠疝气、中寒腹痛、再生障碍性贫血、寒厥肢冷及妇人产后长期腹痛等证。依证化裁，均获得良效。

（2）全国老中医专家学术经验继承班导师、上海市名中医钱伯文曾用该方治疗胃贲门癌术后胃脘部隐痛、乳癌术后虚损等疾患，均获良效。

（3）上海市名中医、全国首批 500 位名老中医药专家学术经验继承导师之一董廷瑶老师老师用此方治疗腹痛病程长达 4 个月患儿，董老认为病之本由寒邪犯胃，中阳不振，寒凝则气滞血瘀，气机不利，脉络拘急，而致腹痛腹胀，正如《幼科释》中曰："寒积腹痛者，由渐受寒，寒气结于脾经遂致作痛"，故治以小建中汤加味，温中散寒，寒得温则化，气得热则散，阳气敷布，气机疏通，则腹痛自止。小儿腹痛，原因复杂，认识和掌握腹痛的辨证，审因论治，方能药到病除。

理中丸

【来源】《伤寒论》

【组成】人参、干姜、甘草炙、白术各三两（各90克）　　（小儿用量酌减）

【用法】上四味，捣筛，蜜和为丸，如鸡子黄许大（9克）。以沸汤数合，和一丸，研碎，温服之，日三四服，夜二服。腹中未热，益至三四丸，然不及汤。汤法：以四物依两数切，用水八升，煮取三升，去滓，温服一升，日三服。服汤后，如食顷，饮热粥一升许，微自温，勿发揭衣被（现代用法：

上药共研细末，炼蜜为丸，重 9 克，每次 1 丸，温开水送服，每日 2～3 次。或作汤剂，水煎服，用量按原方比例酌减）。

【功用】 温中祛寒，补气健脾。

【主治】 小儿腹痛辨证属于脾胃虚寒证。症见脘腹绵绵作痛，喜温喜按，呕吐，大便稀溏，脘痞食少，畏寒肢冷，口不渴，舌淡苔白润，脉沉细或沉迟无力。

【方解】 本方所治诸证皆由小儿脾胃虚寒所致。中阳不足，寒从中生，阳虚失温，寒性凝滞，故畏寒肢冷、脘腹绵绵作痛、喜温喜按；脾主运化而升清，胃主受纳而降浊，今脾胃虚寒，纳运升降失常，故脘痞食少、呕吐、便溏；舌淡苔白润，口不渴，脉沉细或沉迟无力皆为虚寒之象。治宜温中祛寒，益气健脾。方中干姜为君，大辛大热，温脾阳，祛寒邪，扶阳抑阴。人参为臣，性味甘温，补气健脾。君臣相配，温中健脾。脾为湿土，虚则易生湿浊，故用甘温苦燥之白术为佐，健脾燥湿。甘草与诸药等量，寓意有三：一为合参、术以助益气健脾；二为缓急止痛；三为调和药性，是佐药而兼使药之用。纵观全方，温补并用，以温为主，温中阳，益脾气，助运化，故曰"理中"。

【临床应用】

1. 用方要点 本方是治疗小儿中焦脾胃虚寒证的基础方。临床应用以小儿症见脘腹绵绵作痛，呕吐便溏，畏寒肢冷，舌淡，苔白，脉沉细为用方要点。

2. 随症加减 若虚寒甚者，可加附子、肉桂以增强温阳祛寒之力；呕吐甚者，可加生姜、半夏降逆和胃止呕；下利甚者，可加茯苓、白扁豆健脾渗湿止泻；阳虚失血者，可将干姜易为炮姜，加艾叶、灶心土温涩止血；胸痹，可加薤白、桂枝、枳实振奋胸阳，舒畅气机。

3. 使用注意 本方温补，主要适用于脾胃虚寒之证，方中药性偏于温燥，故外感发热，或阴虚者忌用。临床使用时常用党参代替人参。本方温补，湿热内蕴中焦或脾胃阴虚者禁用。

4. 现代应用 本方常用于急慢性胃肠炎、胃及十二指肠溃疡、胃痉挛、胃下垂、胃扩张、慢性结肠炎等属脾胃虚寒者。

5. 历代名家的应用经验 国医大师、首批全国继承老中医药专家学术经验导师朱良春教授常用塞因塞用之法，即用补法治疗顽固便秘，或选仲景理中丸（汤）加味，或选局方四君子汤加味治疗脾胃虚弱，不任攻伐，气机逆乱，运化失权，脾不升清，胃不降浊之证每收佳效。临床体会此方不但治中焦虚寒，气不化津，运传失常为合拍，且症见中气颓废，腹胀不食便闭（如肝硬变腹水误治重症）用之，亦可挽其中气，救其津液，使腹胀便闭消失，但必须重视舌脉无阳明燥化之象。理中丸（汤）乃仲景平调脾胃之方，盖阴阳错乱失衡，中气败坏，无以理之？当用人参益胃，以干姜之辛温，鼓舞参术之健运，行甘草之迂缓，奠定中土，恢复机能，益胃醒脾，而又鼓舞中气。阳之动，始于温，气得温而谷精运，谷气升而中气充，故名曰理中。［邱志济，朱建平，马璇卿. 朱良春治疗顽固便秘的廉验特色选析，辽宁中医杂志，2003，30（11）：867－868.］

活血利气汤

【来源】 董廷瑶方

【组成】 小茴香 3 克 干姜 3 克 官桂 3 克 延胡索 6 克 没药 3 克 蒲黄 9 克 五灵脂 9 克 川芎 3 克 当归 6 克 赤芍 6 克

【用法】 水煎服，日 1 剂。

【功用】 活血利气，通络止痛。

【主治】 小儿肠套叠。症见患儿腹痛阵阵，痛而拒按，有的伴面色晦暗，舌质色青等。

【方解】 本方治疗小儿复发性肠套叠，此为肠道局部血分瘀结。乃仿王清任少腹逐瘀法，活血利气，通络止痛，灵活运用，疗效显著，且可根除不发。少腹逐瘀汤原方以小茴香、干姜、官桂温经散寒，通达下焦；延胡索、没药利气散瘀，消肿定痛；蒲黄、五灵脂活血祛瘀，散结止痛；川芎为血中之气药，配合当归、赤芍以活血行气。全方主要在于温经散寒，活血利气，化瘀止痛，通达下焦。在实践中可根据临床情况，随证加减化裁。

【临床应用】

1. 用方要点 小儿肠套叠。患儿症见腹痛阵阵，痛而拒按，有的伴面色晦暗，舌质色青等为用方要点。

2. 随症加减　凡症见痛如针刺，固定不移或有包块、按之则痛、得温较舒，遇冷加重、舌有瘀点，口唇紫暗，脉象细涩者宜使用本方。若寒甚必重用姜、桂；气滞血瘀需选用木香、乳香、桃仁，红花、枳壳、川楝子等活血利气；腹部包块者可加三棱、莪术、山甲片化瘀消癥；随宜而施，疗效显著，且可根治。

3. 使用注意　本方活血通络，主要适用于小儿肠套叠。方中药性偏温燥，故外感发热，或阴虚者忌用，温热内蕴中焦或脾胃阴虚者禁用。

4. 现代应用　小儿肠套叠。

5. 历代名家的应用经验　此方为上海市名中医、全国首批 500 位名老中医药专家学术经验继承导师董廷瑶治疗小儿肠套叠临床经验方。董老认为小儿腹痛首当辨清儿内与儿外疾患。大抵而言，起病缓慢，疼痛性质较轻，常自行缓解、腹部柔软，少有伴随症，多属儿内疾病；起病急暴、病情较重、腹痛阵作或持续剧痛，腹肌紧张，板硬拒按，或按即离手有阵击剧痛，或见腹部包块、肿物、肠型，或常伴随发热、呕吐、大便不通，多属外科性疾病。小儿肠套叠从中医辨证分析，认为本病腹部剧痛。是由血络瘀滞，运行失常，局部麻痹而形成。采用活血利气之法之活血利气汤灵活化裁，使血活气行，通则不痛，且能绝根。

第七节　腹　胀

腹胀是一种常见的消化系统症状，即腹部胀大或胀满不适。可以是一种主观上的感觉，感到腹部的一部分或全腹部胀满，通常伴有相关的症状，如呕吐、腹泻、嗳气等；也可以是一种客观上的检查所见，发现腹部一部分或全腹部膨隆。引起腹胀的原因主要见于胃肠道胀气、各种原因所致的腹水、腹腔肿瘤等。

《诸病源候论·腹胀候》："腹胀者，由阳气外虚、阴气内积故也。阳气外虚受风冷邪气，风冷，阴气也。冷积于府脏之间不散，与脾气相壅，虚则胀，故腹满而气微喘。"

小儿腹胀多由于小儿乳食不节、饥饱无度，或营养不良损伤脾胃，使脾失健运，升降失节，气滞不能正常运行而致脘腹胀满或小儿多食冷饮或衣被过薄，感受寒邪，寒邪直中脾胃，使脾阳不振，不能温化水湿，水谷精微物质不能输布，壅积于中焦而成腹胀。此外，肝伤则气血凝滞，脉络阻塞，形成积聚。病久伤肾，肾阳不足，无以温养脾土，蒸化水湿，肾阴亏损，肝失滋养，均可导致腹胀。

西医学认为腹胀是临床常见的一种消化道症状，可见于多种疾病中，如急慢性胃炎、消化性溃疡、结肠炎、肠梗阻、肠套叠等疾病均可引起腹胀，可在辨病的基础上参考本节辨证施治。

逍遥散

【来源】《太平惠民和剂局方》

【组成】甘草微炙赤，半两（15克）　当归去苗，锉，微炒、茯苓去皮，白者、白芍药、白术、柴胡去苗，各一两（各30克）

【用法】上为粗末，每服二钱（6克），水一大盏，烧生姜一块切破，薄荷少许，同煎至七分，去滓热服，不拘时候（小儿用量酌减）（现代用法：共为散，每服6~9克，煨姜、薄荷少许，共煎汤温服，日3次。亦可作汤剂，水煎服，用量按原方比例酌减。亦有丸剂，每服6~9克，日服2次）。

【功用】疏肝解郁，养血健脾。

【主治】气结腹胀。症见腹胀明显，嗳气频作，伴有两胁作痛，头痛目眩，口燥咽干，神疲食少，脉弦而虚者，指纹红或青。

【方解】君药柴胡疏肝解郁，使肝气条达；当归甘苦温养血和血、白芍养血柔肝，共为臣药；木郁不达致脾虚不运，故以白术、甘草、茯苓健脾益气，既能实土以御木侮，又能使营血生化有源；薄荷疏散郁遏之气，透达肝经郁热；煨生姜温胃和中，且能辛香达郁，共为佐药。诸药合用，可收肝脾并治，气血兼顾的效果。凡属肝郁血虚，脾胃不和者，皆可化裁应用。

【临床应用】

1. 用方要点　本方为疏肝健脾的代表方。临床应用以腹胀明显，两胁作痛，神疲食少，月经不调，脉弦而虚为用方要点。

2. 随症加减　肝郁气滞较甚，加香附、郁金、陈皮以疏肝解郁；血虚甚者，加熟地以养血；肝郁化火者，加丹皮、栀子以清热凉血。

3. 使用注意 柴胡、薄荷均为发散之品，不可过量。

4. 现代应用 本方常用于慢性肝炎、肝硬化、胆石症、胃及十二指肠溃疡、慢性胃炎、胃肠神经官能症、经前期紧张症、乳腺小叶增生、更年期综合征、经前期紧张症、盆腔炎、不孕症、子宫肌瘤等属肝郁血虚脾弱者。

5. 历代名家的应用经验 历代名家认为郁证大多与肝有关，因其体阴不足，用阳不及，故方中归、芍补肝之体阴以治其本，柴胡疏肝以遂肝木条达之性，凡肝郁者，易致脾胃失和，所谓"见肝之病，当先实脾"，白术、茯苓实乃为此而设。历代医家的医疗实践更使本方适应证不断扩大，从而在本方基础上又衍化出许多类方，如加味逍遥散、黑逍遥散、逍遥饮、清肝达郁汤、滋水清肝饮、滋肾生肝饮等名方。

（1）第四批全国名老中医药专家高荣林教授用逍遥散治疗肝郁血虚的失眠。

（2）国家中医药管理局名老中医段富津教授用逍遥散以疏肝解郁治疗瘿病。

厚朴温中汤

【来源】《内外伤辨惑论》

【组成】厚朴姜制、陈皮去白，各一两（各50克） 甘草炙、茯苓去皮、草豆蔻仁、木香各五钱（各15克） 干姜七分（3.5克）

【用法】合为粗散，每服五钱（15克），水二盏，生姜三片，煎至一盏，去滓温服，食前。（小儿用量酌减）忌一切冷物（现代用法：按原方比例酌定用量，加姜3片，水煎服）。

【功用】行气除满，温中燥湿。

【主治】小儿腹胀之脾胃寒湿气滞证。症见脘腹胀满或疼痛，不思饮食，舌苔白腻，脉沉弦。

【方解】本方证因脾胃伤于寒湿所致。寒性凝滞，湿性黏腻，易阻气机，若寒湿着而不行，困于脾胃，则致脾胃气机阻滞，升降失常，遂成脘腹胀满或疼痛、不思饮食、四肢倦怠等症。寒不温不去，湿不燥不除，气不行不畅，故当行其气、温其中、祛其寒、燥其湿。方中厚朴辛苦温燥；行气消胀，燥湿除满为君药。草豆蔻辛温芳香，温中散寒，燥湿运脾为臣药。陈皮、木香行气宽中，助厚朴消胀除满；干姜、生姜温脾暖胃，助草豆蔻散寒止痛；茯苓渗湿健脾，均为佐药。甘草益气和中，调和诸药，功兼佐使。诸药合用，共成行气除满，温中燥湿之功，使寒湿得除，气机调畅，脾胃复健，则痛胀自解。

【临床应用】

1. 用方要点　本方为治疗脾胃寒湿气滞的常用方。临床应用以脘腹胀痛，舌苔白腻为用方要点。本方重点在于温中，对于客寒犯胃致脘痛呕吐者，亦可用之。

2. 随症加减　若痛甚者，可加肉桂、良姜以温中散寒止痛；兼身重肢肿者，可加大腹皮以下气利水消肿。

3. 使用注意　肝郁血虚症见腹胀者不宜用本方。

4. 现代应用　本方常用于小儿慢性肠炎、慢性胃炎、胃溃疡、妇女白带等属寒湿气滞者。

5. 历代名家的应用经验　全国第三批名老中医药专家学术经验继承工作指导老师之一康广盛教授认为厚朴温中汤，虽有温中之功，但其主要功效重在理气，其主治当以脘腹胀满或满痛为要点，若无此症，当不为厚朴温中汤证，所以该方之分类，亦应考虑放在理气章中更为合适。至若临床应用时，有遇中焦寒盛兼见气滞者，以本方重用干姜为主，辅以厚朴、木香等行气之品，亦为正治，但此属厚朴温中汤之变法，本文所言，乃指原方配伍意义而论。[康广盛．关于厚朴温中汤的研讨，中医药学报，1982，(3)：15－16.]

香砂六君子汤

【来源】《古今名医方论》

【组成】人参一钱（3克）　茯苓二钱（6克）　白术二钱（6克）　茯苓二钱（6克）　甘草七分（2克）　陈皮八分（2.5克）　半夏一钱（3克）　砂仁八分（2.5克）　木香一分（2克）　（小儿用量酌减）

【用法】加生姜二钱（6克），水煎服。

【功用】益气健脾，行气化痰。

【主治】小儿腹胀之脾胃气虚，痰阻气滞证。症见脘腹胀痛，呕吐痞闷，不思饮食，消瘦倦怠，指纹淡。

【方解】脾胃气虚，胃失所养而成小儿腹胀之证，治宜健脾益气。方中以党参、白术、茯苓、甘草组成的四君子汤甘温益气、扶脾养胃。脾胃虚弱每易生湿酿痰，痰滞中焦，故以陈皮、半夏理气和胃，降逆化痰；木香、砂仁辛香醒脾，行气止痛。加淮山药以增强健脾之功。诸药合用，补而不滞，既可补脾胃而复运化之机，又可醒脾开胃而除痰湿之弊。

【临床应用】

1. 用方要点 脘腹胀痛，呕吐痞闷，不思饮食，消瘦倦怠。

2. 随症加减 夹食滞者，加鸡内金、炒莱菔子、麦芽；胃脘痞塞甚者，加枳实；脘腹隐痛有坠胀感者，加黄芪、柴胡、升麻；脾虚生湿、舌苔白厚腻者，加苍术、厚朴；湿浊化热、舌苔黄腻者，加黄连、蒲公英；气虚甚、阳不足而有四肢欠温者，加桂枝、肉豆蔻；气血两虚者，加当归、枸杞子。

3. 使用注意 ①脾胃运化功能减弱，用药不宜滋腻，以免碍胃。②脾胃虚弱，容易出现多种并发症，辨证时须加以注意。

4. 现代应用 本方现在也常用于治疗小儿厌食症、消化不良、慢性胃炎、消化道溃疡等疾病。

5. 历代名家的应用经验 张芳馥老师系遵义市名老中医，善用香砂六君子汤加减治疗小儿慢性特发性血小板减少性紫癜（ITP），张芳馥老师认为小儿慢性ITP的病机多以脾虚不运，统摄失司为主，临证之时必须遵循这一原则选方用药，采取健脾益气、活血养血的治法。常用香砂六君子汤加减。药用党参、白术、茯苓、木香、砂仁、山药、陈皮、建曲、山楂、炒扁豆、黄芪、小蓟、茜草、血余炭、甘草等。诸药合用，共奏健脾益气，活血养血之效。[张彪，冉文绪．张芳馥治疗小儿慢性特发性血小板减少性紫癜经验，实用中医药杂志，2007，23（4）：245]

温脐散

【来源】董廷瑶方

【组成】肉桂1.5克　公丁香1.5克　广木香1.5克　麝香0.15克

【用法】本方共研细末，熟鸡蛋去壳，对剖去黄。纳药末于半个蛋白凹处，复敷脐上，外扎纱布。2小时后如能肠鸣蠕动，矢气频转，则为生机已得，便畅腹软，转危为安。如未见转气，可再敷1次，必可见功，屡用屡验。

【功用】温阳导滞。

【主治】小儿肠麻痹。该症是起于患儿泄泻后脾气虚惫，导致腹胀如鼓，叩之嘭嘭，呼吸短促，食入即吐，而便稀不畅，次多量少，常有黏液，其小溲尚通，形神困疲，病情严重。

【方解】本病西医学认为此系因腹泻所致低血钾或"停滞性"缺氧而导致肠麻痹。若不及时治疗，可危及生命，由于药入即吐，因此另辟奚经，制"温脐散"外敷法以弥补之，使即转矢气，拯危为安。本方为肉桂、丁香、木香均为温香之品，借麝香的渗透之力，深入肠腔，旋运气机，若得频转矢气，为脾阳复苏之机，即是向愈之兆。婴幼儿泄泻，常遇肠麻痹，其势危急，病情严重者，多系脾惫气窒，中焦阻滞，升降失职，逐致气阻于下而大便不畅，胃气上逆而呕恶吸促，药入即吐，汤剂不纳，内治不易，施此外治、治效颇彰。

【临床应用】

1. 用方要点　小儿症见腹胀如鼓，叩之嘭嘭，呼吸短促，食入即吐为本方用方要点。

2. 使用注意　此类病患，每多脾阳不振，故应以附子理中善后为妥。

3. 现代应用　小儿肠麻痹。

4. 历代名家的应用经验　全国首批名老中医药专家、上海市名中医董廷瑶主任认为小儿肠麻痹在《幼幼集成》中已有记载："虚胀者，或因吐泻之后……致成腹账者，宜温中调气，厚朴温中汤，若虚而兼寒者，加附桂。"症治似略接近。《内经》已知本症为逆症，《灵枢·玉枢证》云："其腹大胀，四末清、脱形、泄甚，是一逆也。……咳逆，腹胀且飱泄，其脉绝，是五逆也。

如是者，不及一时（一天之意）而死矣。"由此可见，泄泻而现腹大胀鼓，类似肠麻痹者，以小儿为多见，须及早注意。其病饥久泻脾惫，中焦壅滞，升降紊乱，胃气上逆，治当振奋脾阳，复其升降，可用附子理中汤加木香、砂仁。及至重而吐，胃不受药时，则须另觅途径，急于"温脐散"外敷之法，历试不爽。可旋运气机，使升降复常而获生机。

第八节　小儿便秘

小儿便秘是指大便干燥坚硬，或秘结不通，次数减少，间隔时间延长或虽然有便意但排出困难的一种病证。可单独存在，亦可发生在其他疾病的过程之中。目前儿科临床上发病率较高，一年四季均可发病。由于排便困难，部分小儿可发生食欲不振，睡眠不安，或可由于便时努力，引起肛裂或痔疮。

小儿便秘最常见的原因是饮食因素，多因饮食不当，过食辛辣、香燥、炙博之晶，或食物过于精细，致燥热内结，肠腑传导失常引起便秘；亦有因先天不足，或后天失养，或他病影响，或用药不当，或汗出太过等因，致气血不足，肠腑失于濡养，传导无力而便秘。

本病以润肠通便为基本治疗原则。由于病因不同，可分别给予消积通腑、滋阴润燥，补益气血等方法，但切不可动则以硝、黄之类攻下。可酌情选用枳实导滞丸、润肠丸、麻子仁丸等方剂，还可配以泻大肠、揉腹等推拿按摩方法治疗。如便秘粪块嵌塞，可将开塞露注入肛门内，引起排便。

便秘患儿，当注意每天定时排便的训练，合理膳食结构，增加活动。

麻子仁丸

【来源】《伤寒论》

【组成】麻子仁二升（500克）　芍药半斤（250克）　枳实炙，半斤（250克）大黄去皮，一斤（500克）　厚朴炙，去皮一尺（250克）　杏仁去皮尖，熬，别作脂一升（250克）

【用法】上六味，蜜和丸，如梧桐子大，饮服十丸，日三服，渐加，以知为度（现代用法：上药为末，炼蜜为丸，每次9克，每日1~2次，温开水送服。亦可按原方用量比例酌减，改汤剂煎服）。

【功用】润肠泄热，行气通便。

【主治】小儿便秘辨证属于胃肠燥热，脾约便秘证。症见大便干结，口干口渴，腹胀而痛，小便频数，指纹紫滞。

【方解】本方证乃因小儿胃肠燥热，脾津不足所致，《伤寒论》称之为"脾约"。成无己说："约者，约结之约，又约束也。经曰：脾主为胃行其津液者也，今胃强脾弱，约束津液不得四布，但输膀胱，致小便数而大便硬，故曰其脾为约。"（《伤寒明理论》）根据"燥者润之"、"留者攻之"的原则，故当润肠泻实，宜润肠药与泻下药同用。方中麻子仁性味甘平，质润多脂，功能润肠通便，是为君药。杏仁上肃肺气，下润大肠；白芍养血敛阴，缓急止痛为臣。大黄、枳实、厚朴即小承气汤，以轻下热结，除胃肠燥热为佐。蜂蜜甘缓，既助麻子仁润肠通便，又可缓和小承气汤攻下之力，以为佐使。综观本方，虽用小承气以泄热通便，而大黄、厚朴用量俱从轻减，更取质润多脂之麻仁、杏仁、芍药、白蜜等，一则益阴增液以润肠通便，使腑气通，津液行，二则甘润减缓小承气攻下之力。本方具有下不伤正、润而不腻、攻润相合的特点，以达润肠、通便、缓下之功，使燥热去，阴液复，而大便自调。

本方为丸剂，而且只服十小丸，依次渐加，均意在缓下，润肠通便。

【临床应用】

1. 用方要点　本方为治疗胃肠燥热，脾津不足之"脾约"证的常用方，又是润下法的代表方。临床应用以大便秘结，小便频数，舌苔微黄少津为用方要点。

2. 随症加减　痔疮便秘者，可加桃仁、当归以养血和血，润肠通便；痔疮出血属胃肠燥热者，可酌加槐花、地榆以凉血止血；燥热伤津较甚者，可加生地、玄参、石斛以增液通便。

3. 使用注意　本方虽为润肠缓下之剂，但含有攻下破滞之品，故年老体虚，津亏血少者不宜常服，孕妇慎用。

4. 现代应用　本方常用于虚人及老人肠燥便秘、习惯性便秘、产后便秘、痔疮术后便秘等属胃肠燥热者。

5. 历代名家的应用经验　张士卿教授系甘肃省名中医、儿科博士生导师，从医执教四十余年，学验俱丰，张师根据小儿生理病理特点提出小儿便秘多属阴亏燥结，兼以气虚、气滞，故治疗用方多以麻仁润肠丸为基础随证加减，以滋阴益津、润燥通便为主，兼以补气行气，助运脾胃；或佐清肺胃之品，增加泄热导下之功。[任耀全，吴丽萍. 张士卿教授治疗小儿便秘经验，四川中医，2011，29（8）：10－11.]

枳实导滞丸

【来源】《内外伤辨惑论》

【组成】大黄一两（30克）　枳实麸炒、神曲炒，各五钱（各15克）　茯苓去皮、黄芩去腐、黄连拣净、白术各三钱（各9克）　泽泻二钱（6克）

【用法】上为细末，汤浸蒸饼为丸，如梧桐子大，每服五十至七十丸，温开水送下，食远，量虚实加减服之（小儿用量酌减）（现代用法：共为细末，水泛小丸，每服6~9克，温开水送下，每日2次）。

【功用】消导化积，清热利湿。

【主治】小儿便秘辨证属于湿热食积证。症见大便秘结，脘腹胀痛，小便短赤，舌苔黄腻，脉沉有力，指纹紫滞。

【方解】本方证因湿热食滞，内阻胃肠所致。若热壅气阻，又可见大便秘结。湿热饮食积滞内停，气机壅塞，故见脘腹胀满疼痛；治宜消积导滞，清热利湿。方中以苦寒之大黄为君，攻积泻热，使积热从大便而下。以苦辛微寒之枳实为臣，行气消积，除脘腹之胀满。佐以苦寒之黄连、黄芩清热燥湿，又可厚肠止痢；茯苓、泽泻甘淡，渗利水湿而止泻；白术甘苦性温，健脾燥湿，使攻积而不伤正；神曲甘辛性温，消食化滞，使食消则脾胃和。诸药相伍，积去食消，湿去热清，诸症自解。此方用于湿热食滞之泄泻、下痢，亦属"通因通用"之法。

【临床应用】

1. 用方要点　本方为治疗湿热食积，内阻胃肠证的常用方。临床应用以脘腹胀满，大便秘结，苔黄腻，脉沉有力为用方要点。

2. 随症加减　腹胀满较甚，里急后重者，可加木香、槟榔等以助理气导滞之功。

3. 使用注意　泄泻无积滞及孕妇均不宜使用。

4. 现代应用 本方常用于胃肠功能紊乱、慢性痢疾等属湿热积滞者。

5. 历代名家的应用经验 北京中医药大学王绵之教授在临床诊治便秘时紧紧围绕大肠气机不利这一基本病机，本着六腑以通为用的原则，立法则围绕通畅大肠气机恢复其传导，或温而通之，或补而通之，或清而通之，并不拘于一法。王教授在多年临证的基础上，不断探索总结，创制了王氏通便汤，每获良效。王氏通便汤是枳实导滞丸、健脾丸等基础上变化而来疗效卓著。

六磨汤

【来源】《世医得效方》

【组成】木香三钱（9克）　枳壳三钱（9克）　乌药二钱（6克）　槟榔四钱（12克）　大黄二钱（6克）　乌梅一两（30克）　沉香半钱（1克）　（小儿用量酌减）

【用法】将乌药、木香、枳实、槟榔加水煎煮二十分钟，再加入大黄，稍加煎煮后取汁，将沉香放入煎汁中即可，每日分二次服下。

【功用】顺气导滞，润肠通便。

【主治】气滞便秘。症见胸胁痞满，噫气频作，胃纳减少，欲便不便，甚则腹胀疼痛，舌质正红，苔白或腻，脉弦，指纹紫滞。

【方解】方中木香调气，乌药顺气，沉香降气，槟榔、枳实破气行滞，莱菔子降气除胀，厚朴、香附以助理气，大黄平胃降气、除脘腹之胀满。

【临床应用】

1. 用方要点 临床应用以症见胸胁痞满，噫气频作，欲便不便，甚则腹胀疼痛，舌质正红，苔白或腻，脉弦为用方要点。

2. 随症加减 若气郁日久，郁而化火，可加黄芩、栀子、龙胆草清肝泻火；若气逆呕吐者，可加半夏、旋覆花、代赭石；若七情郁结，忧郁寡言者，加白芍、柴胡、合欢皮疏肝解郁；若跌仆损伤，腹部术后，便秘不通，属气滞血瘀者，可加桃仁、红花、赤芍之类活血化瘀。

3. 使用注意 对于习惯性便秘，保持精神舒畅，进行轻便的运动，调节饮食，定时登厕等，均有利于便秘的治疗。

4. 现代应用 现代也常用于治疗腹胀、反流性食管炎等疾病。

5. 历代名家的应用经验 六磨汤首见于明代王肯堂所著的《证治准绳》，但现多延用元代医学家危亦林所撰《世医得效方》中的内容。而《和剂局方》中也有六磨汤具有行气导滞、消肿止痛、通腑导下的功效记载。但《医略六书》中认为六磨汤中应用人参而不是大黄，以助另外五药的峻下之力：气亏挟滞，气化不绝，故胸腹痞满，小便癃闭焉。六磨汤虽用人参一味，实为散气之峻剂。盖槟、沉、香、枳、乌药得人参助之，其力愈峻，服后大便必有积沫，下后气即舒化而宽。近世医人见其气滞，不敢用参，但纯用诸般破气药磨服，殊失本方养正行滞之旨。

黄芪汤

【来源】《金匮翼方》

【组成】黄芪一两半（45克）　麻仁一两（30克）　白蜜一两（30克）　陈皮一两（30克）　（小儿用量酌减）

【用法】水煎服。

【功用】益气润肠。

【主治】小儿气虚性便秘。症见大便并不硬，虽有便意，但排便困难，便后乏力，面白神疲，脉弱，指纹淡。

【方解】黄芪补脾肺之气，麻仁，白蜜润肠通便，陈皮理气行滞。

【临床应用】

1. 用方要点　气虚性便秘，大便并不硬，虽有便意，但排便困难，便后乏力，面白神疲，脉弱。

2. 随症加减　若气虚较甚，可加人参，白术；若气虚下陷脱肛者，用补中益气汤；若肺气不足者，可加用生脉散；若日久肾气不足者，可用大补元煎。

3. 使用注意　热性便秘禁用。

4. 现代应用　小儿及老人气虚性便秘。

润肠丸

【来源】《脾胃论》

【组成】桃仁四两（200克）　羌活二两（100克）　大黄二两（100克）　当归二两（100克）　火麻仁四两（200克）

【用法】口服，一次四丸，一日三次。宜空腹服。（小儿用量酌减）

【功用】润肠通便。

【主治】小儿血虚便秘。症见大便秘结，腹胀隐痛，头晕心慌，精神倦怠，口唇及爪甲发白等，舌淡白，脉细涩，指纹淡。

【方解】《脾胃论》中的润肠丸方主治"饮食劳倦"所致的大便干燥秘涩。方中桃仁、羌活行气补血；大黄泄热通便；当归、火麻仁补血润肠通便。

【临床应用】

1. 用方要点　血虚津少，不能润滑肠道引起的大便秘结，腹胀隐痛，精神倦怠，口唇及爪甲发白等，舌淡白，脉细涩。

2. 随症加减　若血虚内热，可加知母、胡黄连等以清虚热；若阴血已复，大便仍干燥者，可用五仁丸润滑肠道。

3. 使用注意　孕妇、体弱及虚寒性便秘患者不宜服用。

4. 现代应用　现代也常用于老年习惯性便秘、功能性便秘、便秘型肠易激综合征等疾病。

5. 历代名家的应用经验　《脾胃论》曰："治饮食劳倦，大便秘涩，或干燥闭塞不通，全不思食，乃风结、血结，皆能闭塞也，润燥、和血、疏风，自然通利也。"《兰室秘藏·大便结燥门》曰："仲景云：小便利而大便硬，不可攻下，以脾约丸润之。"后世所谓脾约丸即仲景之麻仁丸。《脾胃论·脾胃损在调饮食适寒温》："前项所定方药，乃常道也，如变则更之。"也就是说，在李东垣笔下，润肠丸为"知常达变"之方。麻仁丸属常，润肠丸属变。那么，从麻仁丸到润肠丸，也属于李东垣"知常达变"之法。

第九节　小儿便血

血液从小儿肛门排出，大便带血，或全为血便，颜色呈鲜红、暗红或柏油样，均称为小儿便血。中医的"肠风"、"脏毒"、"结阴"三者均指便血。或先血后便，或先便后血，或单纯下血。《金匮要略》有远血、近血之分。《景岳全书》进一步阐明远血者，或在小肠，或在胃；近血者，或在大肠，或在肛门。《证治要诀》以血色清而鲜者为肠风，浊而黯者为脏毒。《圣济总录》谓阴气内结者为结阴，痔疾亦包括在内。大凡便血，致病原因有二，一是脾虚不能统血，二是湿热下注伤损大肠阴络。小儿便血一般见于下消化道出血，特别是结肠与直肠的出血，但偶尔可见上消化道出血。便血的颜色取决于消化道出血的部位、出血量与血液在肠道停留的时间。遇到小儿便血，首先要区分是什么部位出血。上消化道出血常有呕血，如有便血则血液与粪便充分相混，像柏油样。下消化道出血时血液不与粪便相混，或仅在便后滴血。其次要根据小儿的年龄。新生儿便血大多由于咽下母亲产道或乳头破裂的血或患有新生儿自然出血症、出血性坏死性小肠炎、消化道畸形等。婴儿和幼儿便血多见于肠套叠、肠息肉、脱肛、肛裂等。学龄前期和学龄期儿童便血要考虑食管静脉曲张、溃疡病、肠息肉、肛裂、过敏性紫癜等。

泻心汤

【来源】《金匮要略》

【组成】大黄二两（6克）　黄连一两（3克）　黄芩一两（3克）　（小儿用量酌减）

【用法】上三味，以水三升，煮取一升，顿服之。

【功用】泻火消痞、解毒，燥湿泄热。

【主治】小儿便血辨证属于邪火内炽，迫血妄行者，症见小儿便血，血色鲜红，伴有心下痞满按之柔软，心烦口渴，小便黄赤，大便不爽或秘结，舌红苔薄黄，脉数，指纹紫。

【方解】泻心汤以大黄、黄连、黄芩苦寒泻火，为本证的正治方。其中大黄有泻火止血化瘀之功，为治胃肠实热出血之要药。方中黄芩泻上焦火，黄连泻中焦火，大黄泻下焦火。三焦实火大便实者，诚为允当。由于三黄之性苦寒，苦能燥湿，寒能清热，故对湿热内蕴而发的黄疸，也能主治。

【临床应用】

1. 用方要点　小儿症见便血，血色鲜红，心烦口渴，小便黄赤，大便不爽或秘结，舌红苔薄黄，脉数为本方用方要点。

2. 随症加减　另可酌加地榆、槐实凉血止血，参三七化瘀止血。胃热伤津，口干喜饮者，加石斛、花粉等以养阴生津；大便秘结加玄参、麦冬、生地以增液润燥。出血过多，气阴两亏者，加用生脉散以益气养阴。

3. 使用注意　体虚者禁用。

4. 现代应用　吐血，衄血，便秘溲赤；或湿热内蕴而成黄疸，胸痞烦热；三焦积热，眼目赤肿，口舌生疮，外证疮疡，心胸烦闷，大便秘结；湿热黄疸，胸中烦热痞满，舌苔黄腻，脉数实者。

5. 历代名家的应用经验　泻心汤功能泻三焦之热毒，以解新生儿胎毒及小儿吐衄，有预防小儿乳蛾、皮肤疮疖等实热邪毒诸证。钱乙将此方演化为三黄丸以解胎毒及各种实热证。由于三黄清泻之力较峻，故丸以缓之，且丸中又有面粉，送服用末饮，可顾护胃气，制约三黄苦寒之性，从而达到泻热而不伤正的目的。[俞景茂. 论《伤寒论》方在儿科中的运用，第二十七届全国中医儿科学术研讨会暨世界中医药学会联合会第二届中医儿科学术交流论文汇编，423－431.]

赤小豆当归散

【来源】《金匮要略》

【组成】赤小豆五两（150克）（浸令芽出，爆干）　当归一两（30克）

【用法】上二味，杵为散。浆水调服七分，日三服。（小儿用量酌减）

【功用】清热祛湿，活血止血。

【主治】湿热下注，大便下血，先血后便者。临床见先血后便，血色鲜红，兼有脓液，大便不畅，苔黄腻，脉数等。

【方解】《金匮要略·惊悸吐衄下血病篇》16条："下血，先血后便，此近血也，赤小豆当归散主之。"湿热内蕴大肠近于魄门迫血下行，治以赤小豆当归散，其中赤小豆能行水湿解热毒，当归引血归经，浆水清凉解毒，清热除湿，诸药共奏清热化湿，凉血解毒之效，可去除蕴结于大肠之湿热毒邪，使血行归经则近血可止。

【临床应用】

1. 用方要点 本方多用于肠风，脏毒或疮疡等，证属湿热蕴结（大肠）者。临床症见先血后便，血色鲜红，兼有脓液，大便不畅，苔黄腻，脉数等为本方用方要点。

2. 随症加减 便血量多者，加槐花；脘腹胀满、苔腻者，加苍术。

3. 使用注意 虚寒型便血禁用。

4. 现代应用 现代常用于崩漏带下，白塞病等疾病。

黄土汤

【来源】《金匮要略》

【组成】 甘草、干地黄、白术、附子炮、阿胶、黄芩各三两（各9克）　灶心黄土半斤（30克）　（小儿用量酌减）

【用法】 上七味，以水八升，煮取三升，分温二服（现代用法：先将灶心土水煎过滤取汤，再煎余药，阿胶烊化冲服）。

【功用】 温阳健脾，养血止血。

【主治】 小儿便血辨证属于脾阳不足，脾不统血证。大便下血，先便后血，血色暗淡，四肢不温，面色萎黄，舌淡苔白，脉沉细无力，指纹淡。

【方解】 本方证因脾阳不足，统摄无权所致。脾主统血，脾阳不足失去统摄之权，血从下走则为便血。血色暗淡、四肢不温、面色萎黄、舌淡苔白、脉沉细无力等皆为中焦虚寒，阴血不足之象。治宜温阳止血为主，兼以健脾养血。方中灶心黄土（即伏龙肝），辛温而涩，温中止血，用以为君。白术、附子温阳健脾，助君药以复脾土统血之权，共为臣药。然辛温之术、附易耗血动血，且出血者，阴血每亦亏耗，故以生地、阿胶滋阴养血止血；与苦寒之黄芩合用，又能制约术、附过于温燥之性；而生地、阿胶得术、附则滋而不腻，避免了呆滞碍脾之弊，均为佐药。甘草调药和中为使。诸药合用，共呈寒热并用，标本兼顾，刚柔相济的配伍特点。此方为温中健脾，养血止血之良剂，故吴瑭称本方为"甘苦合用，刚柔互济法"(《温病条辨》)。

【临床应用】

1. 用方要点 本方为治疗脾阳不足所致的便血的常用方。临床应用以血色暗淡，舌淡苔白，脉沉细无力为用方要点。

2. 随症加减 出血多者，酌加三七、白及等以止血；若气虚甚者，可加人参以益气摄血；胃纳较差者，阿胶可改为阿胶珠，以减其滋腻之性。脾胃虚寒较甚者，可加炮姜炭以温中止血。方中灶心黄土缺时，可以赤石脂代之。

3. 使用注意 凡热迫血妄行所致出血者忌用。因实热出血者，不可服用；有外邪者，不宜使用。

4. 现代应用 本方常用于消化道出血及功能性子宫出血等属脾阳不足者。

5. 历代名家的应用经验 黄土汤与归脾汤两方均可用治脾不统血之便血、崩漏。黄土汤中以灶心黄土合炮附子、白术为主，配伍生地、阿胶、黄芩以温阳健脾而摄血，滋阴养血而止血，适用于脾阳不足，统摄无权之出血证；归脾汤重用黄芪、龙眼肉，配伍人参、白术、当归、茯神、酸枣仁、远志补气健脾，养心安神，适用于脾气不足，气不摄血之出血证。

椿根白皮煎

【来源】 刘韵远方

【组成】 鲜椿根、白皮 250 克　蜂蜜 250 克

【用法】 将鲜椿根、白皮（如无鲜者干的亦可）洗净，晾干，剪碎约 1.5 厘米长，放入砂锅内，用文火炒至微黄色，再将蜂蜜徐徐倒在椿根、白皮上，边炒边倒，使蜂蜜与椿根、白皮炒成一团为度，取出放入盘内待用。按量放入砂锅内加水适量，煎煮 10 分钟，共煎 2 次，每日分 2～3 次服。2～5 岁，每次 15～30 克；6～15 岁，每次 30～60 克。

【功用】 清热燥湿，涩肠止血。

【主治】 小儿便血。

【方解】 本方为自拟经验方。方中椿根、白皮具有清热燥湿，涩肠止血之功。根据历年临床应用以鲜者为佳。椿根、白皮经蜜炙后，不仅矫味润肠通

便，而且解毒缓痉止痛。本方药性和平，无副作用，根据年龄大小可酌情增减用量。

【临床应用】

1. 用方要点　小儿便血。

2. 使用注意　服药期间忌食油腻之物。

3. 现代应用　小儿便血。

5. 历代名家的应用经验　刘韵远主任是北京著名中医儿科专家，学识渊博，精通古籍，四大名医之一施今墨先生弟子，撷取各家之长，积 50 余年临床实践经验，创立了自己别具一格的学术观点，此方为临床治疗小儿便血常用方。

第十节　小儿厌食

厌食是指小儿较长时期见食不贪，食欲不振，甚至拒食的一种病证，各个年龄都可发病，尤以 1～6 岁小儿多见，城市儿童发病率较高。发病无明显季节性。患儿一般除食欲不振外，其他情况较好。但若长期不愈者，可日渐消瘦而成为疳证。

古代文献对厌食的专门记载不多。有关本病的论述，曾有"恶食"、"不思饮食"、"不嗜食"等记载。本病多由于饮食不节喂养不当而致病。小儿时期脾常不足，加之饮食不知自调，挑食、偏食，好吃零食，食不按时，饥饱不一，或家长缺少正确的喂养知识，婴儿期喂养不当，乳食品种调配、变更失宜，或纵儿所好，杂食乱投，甚至滥进补品，均易于损伤脾胃。也有原本患其他疾病脾胃受损，或先天禀赋脾胃薄弱，加之饮食调养护理不当而成病。其他病因还有他病失调脾胃受损、先天不足后天失养、暑湿熏蒸脾阳失展、情志不畅思念伤脾等，均可以形成本病。厌食的病变脏腑在脾胃，发病机制总在脾运胃纳功能的失常。胃司受纳，脾主运化，脾胃调和，则口能知五谷饮食之味。小儿由于以上各类病因，易造成脾胃受损运纳功能的失常。

本病治疗，以脾健不在补贵在运为原则。宜以轻清之剂解脾气之困，拨清灵脏气以恢复转运之机，俾使脾胃调和，脾运复健，则胃纳自开。脾运失健证固当以运脾开胃为主治。若是脾胃气虚证，亦当注意健脾益气而不壅补碍胃，同时佐以助运开胃之品；若是脾胃阴虚证，亦当注意益阴养胃而不滋腻碍脾，同时适加助运开胃之品。在药物治疗同时应注重饮食调养，纠正不良的饮食习惯，才能取效。

不换金正气散

【来源】《太平惠民和剂局方》

【组成】苍术、橘皮、半夏曲、厚朴姜制、藿香各二钱（各6克）　炙甘草一钱（3克）　（小儿用量酌减）

【用法】上作一服，水二盏，生姜五片，红枣二个，煎至一盏，食前服。

【功用】运脾和胃，行气化湿。

【主治】小儿厌食辨证属于湿滞脾胃者。症见腹胀明显，面色少华，不思纳食，或食物无味，拒进饮食，形体偏瘦，大小便基本正常，舌苔白或薄腻，指纹淡。

【方解】方中苍术燥湿运脾；藿香、厚朴芳化湿浊，和胃调脾；半夏燥湿降气；陈皮行气化滞，醒脾和中；甘草甘缓和中，调和诸药。诸药共奏运脾和胃，行气化湿之功。

【临床应用】

1. **用方要点**　小儿厌食脾运失健证。腹胀明显，面色少华，不思纳食，或拒进饮食，形体偏瘦，舌苔白或薄腻为用方要点。

2. **随症加减**　暑湿困阻，加荷叶、青蒿、扁豆花；食积较显，加鸡内金、神曲、生麦芽；热象明显，加黄芩、生薏仁。

3. **使用注意**　本方适用于脾运失健证，但本方性偏苦燥，故阴虚内热、脾虚胃弱者不宜用。服药期间，忌生冷、油腻、毒物。孕妇慎服。

4. **现代应用**　本方也常用于治疗小儿泄泻，肠易激综合征，胃炎等疾病。

5. **历代名家的应用经验**　浙江省名中医、全国第四批老中医药专家学术经验继承指导老师陈意主任中医师，运用加减不换金正气汤治疗湿阻病。以平胃之苦温，藿香之芳化，生姜之辛散，去枣草之壅滞，加黄连之苦寒，将散剂改为汤剂，谓"加减不换金正气汤"，治疗湿热中阻，颇有应验。

异功散

【来源】《小儿药证直诀》

【组成】人参切，去顶、茯苓去皮、白术、陈皮锉、甘草各等份（各6克）

【用法】上为细末，每服二钱（6克），水一盏，加生姜五片，大枣二个，同煎至七分，食前温服，量多少与之。

【功用】益气健脾，行气化滞。

【主治】小儿厌食辨证属于脾胃气虚兼气滞证。症见饮食减少，大便溏薄，胸脘痞闷不舒，或呕吐泄泻，指纹淡。

【方解】方中人参甘温，扶脾养胃，补中益气，使脾胃健旺，运化力强，化生气血；白术苦温健脾、燥湿扶助运化，茯苓甘淡，合白术以健脾渗湿，陈皮芳香，行气健胃，并有"补气防壅"的作用，炙甘草甘温，补中和胃，合而用之有健脾、益气、养胃之功。本方在四君子汤的基础上加陈皮，意在行气化滞，醒脾助运，有补而不滞的优点。

【临床应用】

1. 用方要点 脾胃气虚兼气滞证。脾胃虚弱，中焦气滞，饮食减少，大便溏薄，胸脘痞闷不舒，或呕吐泄泻。

2. 随症加减 厌食明显者加焦三仙各6克，鸡内金10克。

3. 使用注意 本方适用于脾虚夹湿者，阴虚者不宜使用，运用时可加助运之品。

4. 现代应用 小儿消化不良属脾虚气滞者。此外，本方对小儿低热、小儿疳积、小儿腹泻、遗尿、咳喘、嗜睡、胃痛等证均有效。

5. 历代名家的应用经验

（1）名老中医李志安，行医60余年，临床注重李杲学说，对脾胃为中土，"土为万物之母"之义有独特见解，强调脾胃功能贵在健运不衰，升降不息，调补脾胃切忌"呆补"、"纯补"，法当补中兼运，寓补于运之中。尤擅活用异功散，有"李异功"之雅号。对男妇老少脾气虚者及小儿虚弱之证常以异功散加减施治，方虽浅近，而收效甚佳，故不可因其浅近而忽视。李老曾用该方治疗肠易激综合征、糖尿病等疾患，收效甚佳。

（2）国家中医药管理局定为第一批国家级名老中医、全国第一批"继承老中医药专家学术经验"导师汤承祖治疗慢性萎缩性胃炎、慢性结肠炎、慢性胆囊炎等消化系疾病喜用本方加味治疗，于平淡之中见殊功。

养胃增液汤

【来源】《中医儿科学》

【组成】石斛三钱（9克）　乌梅三钱（9克）　北沙参三钱（9克）　玉竹三钱（9克）　甘草一钱（3克）　白芍三钱（9克）

【用法】每日一剂，水煎服。

【功用】养胃育阴。

【主治】小儿厌食。口干多饮而不喜进食，皮肤干燥，大便干结，舌苔光剥，或舌红少津，脉细，指纹紫。

【方解】本病由于饮食失节，损伤脾胃，日久化热，灼津伤阴，脾脏失其濡润，运化失常，饮食停滞而发生厌食。本着审证求因，审因论治的治疗原则，采用滋阴清热，消积导滞法，方中沙参滋阴生津，使胃阴足脾气健，石斛、乌梅"酸甘化阴"，生津而不寒凉，以上为主药，宗补贵在运的原则。方中沙参、石斛清肺养胃，玉竹、白芍清热生津，养阴补血。

【临床应用】

1. 用方要点　本证以食少，纳呆，口舌干燥，喜冷饮，舌红少津，苔少或花剥为用方要点。

2. 随症加减　口干唇赤，加芦根、花粉；手足发热、盗汗加牡丹皮、地骨皮；大便秘结或干燥加入大黄、火麻仁、郁李仁。

3. 使用注意　本方适用于阴液不足者，但方中药物滋腻，有碍脾运，故可加用开胃助运之品。

4. 现代应用　本方常用于温热病津亏肠燥便秘，以及习惯性便秘、慢性咽喉炎、复发性口腔溃疡、糖尿病、皮肤干燥综合征、肛裂、慢性牙周炎等证属阴津不足者。

5. 历代名家的应用经验　李晓云运用本方加减治疗小儿厌食症。认为本病多由于饮食失节，损伤脾胃，日久化热，灼津伤阴，脾脏失其濡润，运化失常，饮食停滞而发生厌食。采用滋阴清热，消积导滞法，方中太子参、生地、沙参滋阴生津，使胃阴足脾气健，知母、胡连清热而不伤阴，石斛、乌梅"酸甘化阴"，生津而不寒凉，以上为主药，宗脾健不在灼、补贵在运的原则，取佛手清香而不烈，性温而不峻的行气之功，枳实、白术、陈皮和中化滞，佐鸡内金，山楂、炒麦芽消食启脾，使排泄加速，有食欲。[李晓云. 养胃增液汤治疗小儿厌食症临床和观察，国际医药卫生导报，2006，12（8）：100－101.]

温中运脾汤

【来源】 蒋仰三方

【组成】 制附子3克　肉桂1克　干姜2克　炒白术6克　炒苍术5克　茯苓6克　鸡内金5克　焦山楂10克　神曲10克　炒枳实6克　青陈皮各5克　甘草3克

【用法】 水煎服，每日1剂，日2次服，其中鸡内金应研末冲服，不破坏其有效消化酶素。

【功用】 温中运脾。

【主治】 寒湿困中、脾失健运之厌食证。症见：小儿面色萎黄，四肢欠温。苔白根腻、舌质淡，脉细而缓。

【方解】 小儿厌食证，一般病程较长，多以不思饮食为主要症状，究其原因，不外乎先天脾胃虚弱，加之后天调理失当，如恣啖生冷之物等等，而致寒湿困阻，脾虚食滞，导致运化失司。方中附子、肉桂去脏腑之寒湿，补火暖土；配干姜以增强暖中除寒之功；苍术、白术皆可升可降，一为阳，一为阴中之阳；一为补中除湿，一为益气和中，且能强脾土，伍茯苓共奏燥湿健脾之功而温运脾胃；枳实能消胃中之虚痞，逐心下之停水；青皮、陈皮破滞气，削坚积，且消食宽胃，相伍而行气导滞；鸡内金，焦山楂、神曲皆为消食开胃之品。诸药相伍，中宫得温，脾土始运，磨谷消滞，升降调和，恙疾皆除矣。

【临床应用】

1. 用方要点　寒湿困中、脾失健运之厌食症。小儿面色萎黄，四肢欠温。

苔白根腻、舌质淡，脉细而缓。

2. 随症加减　本方加减后还可疗寒湿中阻之滞泻、呕吐、积滞等脾胃运化失司之证。兼泄泻者加砂仁3克、薏仁米30克；兼呕吐者加姜半夏6克、苏叶梗各6克、旋覆花（包）6克、蔻仁3克；兼积滞者加槟榔5克、莱菔子6克、谷麦芽各10克。

3. 使用注意　湿热者忌用。

4. 现代应用　小儿厌食症。

5. 历代名家的应用经验　蒋仰三系儿科主任医师，业医50余载，临证辨病选方，理法圆活，别开生面，治疗小儿脾胃疾病尤为见长。辨证用药以维护脾气为本，注重小儿禀赋强弱，处方用药补中有消，消中寓补，蒋老认为厌食其病因主要由于先天脾胃虚弱，脾主运化，胃主受纳，小儿脾常不足，若恣啖生食冷饮，常导致寒湿困中，脾上失运而厌食。加之后天调理失当，以致脾虚食滞和寒湿困阻，阳气不振，治疗应重在脾。故蒋氏拟"温中健脾汤"可谓独具匠心。

调中进食汤

【来源】 刘弼臣方

【组成】 丁香3克　代赭石10克（先煎）　白芷5克　青皮3克　炒山楂10克　香稻芽10克　陈皮3克

【用法】 每日1剂，将2次煎取混合药液分5次温服，2小时1次。

【功用】 升降兼施，平肝调气。

【主治】 小儿厌食属脾虚肝亢者。症见厌食拒食，性急心烦，发锌测定较低。

【方解】 方中用代赭石平肝降逆；丁香温中理气；青皮、陈皮疏肝降逆，理气和中；白芷升发阳明清气；山楂、稻芽消饮和胃。共奏升降兼施，平肝调气之功。

【临床应用】

1. 用方要点　小儿厌食症见厌食拒食，性急心烦，发锌测定较低。

2. 随症加减　如性急心烦甚加柴胡10克，山栀1.5克；睡眠不实者，加酸枣仁、钩藤各 10 克，半夏 3 克；腹胀拒食者，加枳壳 5 克，炒川朴 3 克，大腹皮 10 克；口干作渴者、加葛根，天花粉各 10 克；大便秘结者，加火麻仁、郁李仁各 10 克，面黄形瘦者，加太子参、黄精各 10 克。

3. 使用注意 若胃阴不足，舌呈地图，苔剥者慎用。服药期间，忌生冷、油腻、毒物。

4. 现代应用 小儿厌食症。

5. 历代名家的应用经验 北京中医药大学终身教授、全国名老中医刘弼臣教授根据小儿"稚阴稚阳"的生理特点，认为小儿脏腑娇嫩，"脾常虚"，一旦脾胃有病，每虚多实少或虚实夹杂。所以治理小儿脾胃病应以健脾养胃为主，着重"运脾"，不轻用攻伐。同时，在辨证施治的基础上，时时不忘"运脾"，焦三仙、鸡内金、香稻芽运脾消食和胃，青陈皮、枳壳、郁金行气开郁运脾，深刻体现了"脾得运则健"的道理，故而取得了显著的临床效果。[郝宏文．刘弼臣教授治疗小儿厌食症的经验，北京中医药大学学报（中医临床版），2003，10（1）：21－22]

第十一节 小儿积滞

积滞是由于乳食喂养不当，乳食停聚中脘，积而不化，气滞不行所形成的一种脾胃病证。临床以不思乳食，脘腹胀满，嗳腐吞酸，甚至吐泻酸臭乳食或便秘为主要特征。积滞病名首见于明·鲁伯嗣《婴童百问》："小儿有积滞，面目黄肿。肚热胀痛，复睡多困，哭啼不食，或大便闭涩，小便如油，或便利无禁，粪白酸臭。此皆积滞也。"小儿各年龄组皆可发病，但以婴幼儿多见。常在感冒、泄泻、疳证中合并出现。本病一年四季皆可发生，夏秋季节，暑湿当令，易于困遏脾气，小儿易被食伤，发病率略高。

积滞与伤乳、伤食、疳证等有密切关系。《幼幼集成》对"伤食"、"食积"的转化、预后作了简要的阐述："伤食一证，最为利害。如迁延不治则成积成癖，治之不当则成疳成痨。"若伤于乳食，经久不愈。可变成积，积久不消，迁延失治，营养缺乏，则影响小儿的生长发育，便可转化成疳证。所以有"积为疳之母，无积不成疳"之说。三者名虽异而源则一，唯病情有轻重浅深之不同。

本病的病因主要是乳食内积，损伤脾胃。病机为乳食不化，停积胃肠，脾运失常，气滞不行。积滞可分为伤乳和伤食。伤于乳者，多因乳哺不节，食乳过量或乳液变质，冷热不调，皆能停积脾胃，壅而不化，成为乳积。伤于食者，多因饮食喂养不当，偏食嗜食，饱食无度，杂食乱投，生冷不节，食物不化，或过食肥甘厚腻、柿子、大枣等不易消化之物，停聚中焦而发病。正所谓"饮食自倍，肠胃乃伤"。

积滞又称食积，属于西医学消化功能紊乱症。

消乳丸

【来源】《婴童百问》

【组成】香附炒，一两（30克）　甘草炙，半两（15克）　陈皮去白，半两（15克）　缩砂仁一两（30克）　神曲炒，一两（30克）　麦芽炒，一两（30克）

【用法】上为末，泡雪糕丸，如黍米大，七岁以上绿豆大。每次服三十丸，食后姜汤下。

【功用】温中快膈，止呕吐，消乳食。

【主治】小儿伤食不化，呕吐。伤乳者呕吐乳片，口中有乳酸味，不欲吮乳，腹满胀痛，大便酸臭，或便秘，指纹紫滞。

【方解】方中神曲、麦芽消积去滞，陈皮、香附、砂仁理气消滞，甘草和中。以上药物性偏温，以温通之治，正如李时珍所言："脾爱暖，喜芳香"。且本方较之保和丸去掉了莱菔子克伐之品，使药性更趋和平，故本方健脾而不碍脾，消乳而不伤中。

【临床应用】

1. 用方要点　本证以腹满胀痛，食欲不振或呕吐、大便酸臭并食物残渣为用方要点。

2. 随症加减　脘腹胀满甚者加厚朴、枳实；腹痛甚者加槟榔、木香，大便秘结加大黄，呕吐甚者加入姜竹茹。

3. 使用注意　小儿积滞生热者，不宜用本方。

4. 现代应用　现也常用于小儿呕吐，腹泻，夜啼，发热以及盘肠气痛等多种疾病。

健脾丸

【来源】《证治准绳》

【组成】 白术炒, 二两半（75克）　木香另研、黄连酒炒、甘草各七钱半（各22克）　白茯苓去皮, 二两（60克）　人参一两五钱（45克）　神曲炒、陈皮、砂仁、麦芽炒取面、山楂取肉、山药、肉豆蔻面裹煨热, 纸包槌去油, 各一两（各30克）

【用法】 上为细末, 蒸饼为丸, 如绿豆大, 每服五十丸, 空心服, 一日二次, 陈米汤下（现代用法：共为细末, 糊丸或水泛小丸, 每服6～9克, 温开水送下, 每日2次）。

【功用】 健脾助运, 消食化滞。

【主治】 脾虚食积证。食少难消, 脘腹痞闷, 大便溏薄, 倦怠乏力, 苔腻微黄, 脉虚弱, 指纹淡滞。

【方解】 本方证因脾虚胃弱, 运化失常, 食积停滞, 郁而生热所致。脾胃纳运无力, 故见食少难消、大便溏薄；气血生化不足, 则倦怠乏力、脉象虚弱；食积阻滞气机, 生湿化热, 故脘腹痞闷、苔腻微黄。治当健脾与消食并举。本方重用白术、茯苓为君, 健脾祛湿以止泻。山楂、神曲、麦芽消食和胃, 除已停之积；人参、山药益气补脾, 以助苓、术健脾之力, 是为臣药。木香、砂仁、陈皮皆芳香之品, 功能理气开胃, 醒脾化湿, 既可解除脘腹痞闷, 又使全方补而不滞；肉豆蔻温涩, 合山药以涩肠止泻；黄连清热燥湿, 且可清解食积所化之热, 皆为佐药。甘草补中和药, 是为佐使之用。诸药合用, 脾健则泻止, 食消则胃和, 诸症自愈。

本方的配伍特点：补气健脾药与消食行气药同用, 为消补兼施之剂, 补而不滞, 消不伤正。因方中含四君子汤及山药等益气健脾之品居多, 故补重于消, 且食消脾自健, 故方名"健脾"。

【临床应用】

1. 用方要点 本方为治疗脾虚食滞之常用方。临床应用以脘腹痞闷, 食少难消, 大便溏薄, 苔腻微黄, 脉虚弱为用方要点。

2. 随症加减 湿甚者加车前子、泽泻以利水渗湿；兼寒者去黄连, 加干姜以温中祛寒。

3. 使用注意 本方为消补兼施之剂，但补益之药多壅滞，滋腻之品易伤脾，临床应用时应权衡轻重，配伍适宜。

4. 现代应用 本方常用于慢性胃炎、消化不良属脾虚食滞者。此外，还用于慢性胃炎、胃神经官能症、胃、十二指肠溃疡、慢性肠炎等。现在临床发现，健脾丸对肿瘤患者化疗后遗留消化系症状有良好的治疗作用，对患者化疗后体力的恢复也有明显的帮助。

5. 历代名家的应用经验 本方是根据明代·王肯堂《证治准绳·类方》卷五中的"健脾丸"方加减而成的，为保和丸的姊妹方，小儿消化不良最为常用。

消食散

【来源】张介安方

【组成】厚朴200克　建曲、槟榔、二芽、茯苓各100克　内金、陈皮各60克

【用法】以上诸药按质分炒共研细末，瓶装备用，开水泡服。1岁以内，每次5克；1~3岁，每次10克；4~7岁，每次15克；7岁以上每次20克；每日2~3次，或以上诸药，取常用量煎服，每日1剂。

【功用】行气消积，导滞积胃。

【主治】小儿消化不良，纳呆。

【方解】消食散是以六腑生理功能出发而制定。盖胃属六腑之一，《内经》云："六腑者，传化物而不藏，故实而不能满也。"正常时，六腑纳运饮食、传导水谷，虚实更替，通而不滞。后世更提出："六腑以通为用，腑病以通为补。"以此为理论根据，张氏认为：胃气既有通降下行为顺，以滞塞上逆为病，今饮食内伤，阻滞于胃腑，胃气不畅，气血违和，故而百病丛生，消除积滞，是疏通胃腑的根本，腑通则诸症悉除。厚朴辛苦温，行气宽中，消除膨胀为主药；辅以内金、槟榔去菀陈莝而消宿积；建曲、二芽消食化滞为佐；茯苓、陈皮健脾和中为使。全方功能消宿食而化滞、行气破积而和中。

【临床应用】

1. 用方要点 小儿消化不良，纳呆。凡因内有积滞而致纳呆、嗳腐吞酸、口渴喜饮，手足心热、头顶汗多、夜寝不宁，大便干结或便溏不爽，舌苔白厚腻者皆宜本方。

2. 随症加减 兼有风寒咳嗽者，加苏叶、姜半夏；兼风热者，加银花、连翘；兼暑湿者，加藿香，佩兰；兼发热者，加地骨皮；口干甚者，加石斛；口臭者，加生石膏。

3. 使用注意 使用本方宽中通利气机，导其积滞从大便而解，则诸症可除，但小儿脾胃薄弱，运化未健，故运用本方中病即止。用时还须确审内有积滞，若用之不当，反致真元耗损。

4. 现代应用 凡因内有积滞而致纳呆，嗳腐吞酸、腹胀肠鸣，口渴喜饮，手足心热、头顶汗多、夜寝不宁，大便干结或便溏不爽，舌苔白厚腻者皆宜本方。

5. 历代名家的应用经验 张介安为武汉市中医医院儿科老专家，祖传六代行医，从医60余年，消食散是张介安根据家传秘方和多年的临床经验总结而来的方剂，其应用非常广泛，为武汉市中医医院治疗小儿积滞和很多疑难杂症的基本方，武汉市中医医院畅销的自制药消食口服液就是在它的基础上改编而来。组成：厚朴10克，云苓10克，陈皮6克，槟榔10克，建曲6克，鸡内金10克，谷麦芽各15克，广香6克。主治病证：本方主要用于治疗单纯性食滞和因食积所致疳积、口糜、口疮，咳嗽、哮喘、发热、呕吐、腹泻等，或者食痫、抽动、多动、尿浊、便秘等，也治疗因脾胃功能虚衰，饮食停滞，积久生热，里热积滞阻遏中焦，而变生诸疾，如头痛、惊、痫、咳、喘、黄疸、暴盲、痿等证。其常见或伴随症状为：纳少，不思饮食，腹胀肠鸣，口渴喜饮，头项汗多，夜寐不安，大便干结或便溏不爽等食积内蕴之象。[蔡建新，叶冬兰．张介安消食散运用思辨特点，光明中医，2009，24（8）：1444-1445．]

第十二节 小儿疳证

疳证是由于喂养不当，或其他疾病的影响，致使脾胃功能受损，气液耗伤而逐渐形成的慢性病证。临床表现以形体消瘦，饮食异常，面黄发枯，精神萎靡或烦躁不安为特征。疳证无明显发病季节，5岁以下小儿多见。古代疳证被列为儿科四大要证之一。

疳证的命名，首见于隋·巢元方《诸病源候论·虚劳骨蒸候》："蒸盛过伤，内则变成疳，食人五脏"，"久蒸不除，多变成疳"。古代对疳证的分类，有以五脏分，如脾疳、肝疳、心疳、肺疳、肾疳；有以病因分，如蛔疳、食疳、哺乳疳；有以患病部位分，如眼疳、鼻疳、口疳等。近些年来其发病率明显下降，临床症状也有所减轻。疳的含义有两种："疳者甘也"，言其病因。《医学正传·疳病论》曰："盖其病因肥甘所致，故命名曰疳。"指出疳证多由饮食不节，恣食肥甘所致。"疳者干也"，言其病机、临床表现。《保婴撮要·疳》曰："盖疳者干也，因脾胃津液干涸而患。"指出疳证其病机为津液干涸，气血亏耗。《幼科铁镜·辨疳疾》曰："干而瘦也。"指出其临床表现为形体干瘪羸瘦。

疳证的病因主要是喂养不当，或其他疾病的影响，以先天禀赋不足及病后调理不当，致使脾胃损伤，受纳腐熟运化功能失调，气血津液化生不足所致。由于脾胃纳运功能失常，气血津液化生不足，可影响其他脏腑而产生诸多兼症，如脾虚肝旺，肝阴不足，肝火上炎，可兼眼疳；脾病及心，心火循经上炎，出现口疳；脾虚内湿自生，脾为湿困，泛溢肌肤，产生疳肿胀；脾虚气不摄血，皮肤可见紫斑瘀点；甚则脾病及肾，元气告竭，可致阴阳离决之危候。总之，疳证病位在脾胃，脾胃虚损，气血津液消亡是其主要病变机制。根据病因不同，病程长短不一，临床表现有轻重之分。疳证之初期，症见面黄发稀，易发脾气，多见厌食，形体消瘦，症情尚浅，虚象较轻；疳证发展，出现形体明显消瘦，并有肚腹膨胀，烦躁激动，嗜食异物等，症情较重，为本虚标实；若极度消瘦，皮肤干瘪，大肉已脱，甚至突然虚脱，为疳证后期，症情严，虚极之证。疳证的兼症主要发生在干疳阶段，临床出现眼疳、口疳、疳肿胀等。皮肤出现紫癜为疳证恶候，提示气血皆干，络脉不固。疳证后期干疳阶段，若出现神萎面黄，杳不思纳，是阴竭阳脱的危候，将有阴阳离绝之变，须特别引起重视。

西医学中由多种病因所致的营养障碍和多种维生素缺乏症，以及由此引起的并发症可属疳证范畴。

八珍汤

【来源】《瑞竹堂经验方》

【组成】人参、白术、白茯苓、当归、川芎、白芍药、熟地黄、甘草炙，各一两（30克）

【用法】上咬咀，每服三钱（9克），水一盏半，加生姜五片，大枣一枚，煎至七分，去滓，不拘时候，口服（现代用法：或作汤剂，加生姜3片，大枣5枚，水煎服，用量根据病情酌定）。

【功用】益气补血。

【主治】气血两虚之干疳。极度消瘦，皮肤干瘪起皱，面呈老人貌，大肉脱，皮包骨，精神萎靡，目光无彩，啼哭无力，毛发干枯，腹凹如舟，杳不思食，大便溏或清稀，时有低热，口唇干燥，舌红嫩；苔少，脉沉细。指纹隐伏不显。

【方解】本方在原书用治于失血过多，以致气血皆虚诸证。此方治疗干疳，干疳为疳之重证，多进入疳病后期，气血俱虚，脾胃衰败，气阴衰竭，气血精微化源欲绝，无以滋养肌肉，故形体极度消瘦，毛发枯焦，腹凹如舟。脾虚气衰，故精神萎靡，目光五彩，啼哭无力，脾阳极虚，故饮食怠进，大便溏或清稀。此方即四君子汤与四物汤的合方加味。方中党参、白术、茯苓、甘草补脾益气，熟地、当归、川芎、白芍养血滋阴，陈皮、砂仁醒脾。本方所治气血两虚证多由久病失治、或病后失调、或失血过多而致，病在心、脾、肝三脏。心主血，肝藏血，心肝血虚，故见面色苍白、头晕目眩、心悸怔忡、舌淡脉细；脾主运化而化生气血，脾气虚，故面黄肢倦、气短懒言、饮食减少、脉虚无力。治宜益气与养血并重。方中人参与熟地相配，益气养血，共为君药。白术、茯苓健脾渗湿，助人参益气补脾；当归、白芍养血和营，助熟地滋养心肝，均为臣药。川芎为佐，活血行气，使地、归、芍补而不滞。炙甘草为使，益气和中，调和诸药。全方八药，实为四君子汤和四物汤的复方。用法中加入姜、枣为引，调和脾胃，以资生化气血，亦为佐使之药。

【临床应用】

1. 用方要点　本证以极度消瘦，毛发枯焦，腹凹如舟，目光无彩为用方要点。

2. 随症加减　若以血虚为主，眩晕心悸明显者，可加大地、芍用量；以气虚为主，气短乏力明显者，可加大参、术用量；兼见不寐者，可加酸枣仁、五味子；胃阴不足加乌梅、石斛；脾肾阳衰加附子、干姜；全身衰竭，宜用生脉饮。

3. 使用注意　出现脱证，宜急服参附龙牡救逆汤。

4. 现代应用　本方常用于病后虚弱、各种慢性病，以及妇女月经不调等属气血两虚者。

5. 历代名家的应用经验　国医大师、全国老中医药专家学术经验继承工作指导老师班秀文教授临床经验丰富，尤长妇科。班老认为：补气之药多辛温刚燥，易伤阴耗液；补血之品多甘润滋腻，单用易滞腻碍脾生湿，常达不到补血之目的。两者应适当配合运用，取其利而弃其弊，如八珍汤、泰山磐石散等，方中配伍均为一燥一润，阴阳配合，气血双补，相得益彰。

肥儿丸

【来源】《太平惠民和剂局方》

【组成】　肉豆蔻（煨）一两（50克）　　木香四钱（20克）　　六神曲（炒）二两（100克）　　麦芽（炒）一两（50克）　　胡黄连二两（100克）　　槟榔一两（50克）　使君子仁二两（100克）

【用法】　以上七味，粉碎成细粉，过筛，混匀。每100克粉末加炼蜜100~130克 制成大蜜丸，即得。

【功用】　健胃消积。

【主治】　主治小儿疳病，形体消瘦明显，肚腹膨胀，甚则青筋暴露，面色萎黄无华，毛发稀疏如穗，精神不振或易烦躁激动，睡眠不宁，或伴动作异常，食欲不振或多食多便，舌淡，苔薄腻，脉细数。

【方解】　本方用于脾胃虚弱、运化失职所致小儿消化不良、虫积腹痛、面黄肌瘦、食少、腹胀、泄泻等证。多由疳气发展而形成，为疳证较重者。积滞内停，壅滞气机，阻滞肠胃，或夹有虫积，导致脾胃虚损，虚实夹杂。病久脾胃运化功能丧失，气血化生乏源，故发稀结穗，形瘦面色无华；气血不足，阴液失养，心肝之火内扰，故心烦性躁，夜寐不宁，气机壅塞，络脉瘀阻，故腹部膨隆，青筋显露。方中神曲、麦芽消食导滞、健脾益胃为主药；木香辛苦而温，为三焦气分之药，肉豆蔻暖胃理脾、下气调中，二药温补脾胃、行气消胀并为辅药；佐以槟榔、使君子仁杀虫消积，伍以胡黄连清热消疳，取其反佐之义。诸药合用，共奏健脾和胃、消积杀虫之功。

【临床应用】

1. 用方要点　本证以形体消瘦、肚腹膨胀、精神不振、夜寐不安为用方要点。

2. 随症加减　腹胀疼痛者加木香、陈皮；口渴喜饮者加石斛、芦根、天花粉；舌红、苔剥，手足心热者加入生地黄、牡丹皮。

3. 使用注意　本方不可长期服用，非因虫积所致消化不良不宜用。

4. 现代应用　本方也可用于治疗消化不良、多瞬症、口疮、荨麻疹、蛔虫病等疾患。

5. 历代名家的应用经验　肥儿丸为儿科常用中成药之一，其方源悠久，据考证，最早载于宋代《太平惠民和剂局方》，自此以后，历代文献沿用本名者不少，但组成方药多有变易。现在制成中成药面市者主要有京津等地及豫陕生产者4种处方，一为蜜丸，一为蜡丸，主要组成亦大相径庭。前者有类《局方》，专为脾虚羸瘦，疳热积滞而设；后者则有雄黄、巴豆霜、芦荟等祛热伐肝之品，其性能功效相距甚远。因此，临床应用，当细考所含药物，认真辨证施治，否则恐其非但无肥儿之功，抑或有损伤正气之流弊。笔者儿科临床十载，所闻泛用乱用肥儿丸。更有甚者，仅从"肥儿"之名望文生义而不顾病症之寒热虚实，此为大错矣。[高雅，韩景兰，李更生. 肥儿丸评议，中成药，1996，18（9）：39]

资生丸

【来源】《先醒斋医学广笔记》

【组成】白术米泔水浸，用山黄土拌蒸九次，晒九次，去土，切片焙干，三两（150克）

人参去芦，人乳浸透，饭锅上蒸熟，三两（150 克）　　白茯苓去粗皮，水飞去筋膜，人乳拌，饭锅上蒸，晒干，一两五钱（65 克）　　橘红、山楂肉蒸、神曲炒，各二两（100 克）　　川黄连姜汁炒、白豆蔻仁微炒、泽泻去毛，炒，各三钱半（10 克）　　桔梗米泔浸，炒、真藿香洗、甘草蜜炙，去皮，各五钱（15 克）　　白扁豆炒，去壳、莲肉去心，各一两（50 克）　　薏苡仁淘净，炒，三两（150 克）　　干山药炒、麦芽面炒、芡实净肉炒，各一两五钱（65 克）

【用法】 上十八味，末之，炼蜜丸，每丸二钱重。每服一丸，醉饱后二丸，细嚼，淡姜汤下。

【功用】 健脾和胃，补中益气。

【主治】 小儿疳证。症见：形体消瘦，面色萎黄少华，毛发稀疏，食欲不振或消谷善饥，精神欠佳，易发脾气，大便或溏或秘，舌淡，苔薄白或微黄，脉细，指纹淡。

【方解】 方中人参、白扁豆、山药、甘草、莲肉、薏苡仁、芡实、麦芽等药，性甘淡滋润，皆为食疗佳品，尤益脾胃。如方中人参，性味甘，微温；《神农本草经》谓其"主补五脏"，《日华子本草》谓其"调中治气，消食开胃"。白扁豆，性味甘，微温；《名医别录》谓其"主和中下气"，《日华子本草》谓"补五脏"。山药，性味甘，平；《神农本草经》谓"主伤中，补虚，除寒热邪气，补中益气力，长肌肉"，《景岳全书》言"山药，能健脾补虚，滋精固涩"。甘草，性味甘，平；《本草汇言》言"甘草，和中益气，补虚解毒之药也。健脾胃，固中气之虚羸"，《景岳全书》言"甘草，……健脾胃，长肌肉"。莲肉，甘，平；《神农本草经》言其"补中养神，益气力"，《本草纲目》谓其"厚肠胃，……补虚损"。薏苡仁，甘，淡；《名医别录》言其："利肠胃，……令人能食"，《本草纲目》谓"薏苡仁阳明药也，能健脾、益胃"。芡实，性味甘，平；《神农本草经》谓其"补中"，《本草求真》谓"味甘补脾"。麦芽，性味，甘平；《日华子本草》谓"温中，下气，开胃"，《药性本草》言"消化宿食"。由上看出，方中使用大队甘平，甘微温之品，药性平和而润，能善于补脾胃之气，调和脏腑。综观本方，药性平和甘润，能益胃补脾；配伍上消补兼施，清利结合，补而不滞，故能复脾胃升降，安中扶正。

【临床应用】

1. 用方要点 本证以形体消瘦，毛发稀疏，大便或溏或秘为用方要点。

2. 随症加减 腹胀、苔腻，去人参、甘草，加苍术、厚朴化湿除胀；大便稀溏，加炮姜、赤石脂温中涩肠止泻。腹胀嗳气加鸡内金；大便溏稀者加诃子、炮姜；大便干结者加莱菔子、火麻仁、郁李仁。

3. 使用注意 使用该方时，应同时注意饮食调节。

4. 现代应用 本方也可用于治疗小儿功能性再发性腹痛、婴幼儿泄泻、疳积等疾患。

5. 历代名家的应用经验 资生丸又名保胎资生丸、资生健脾丸、人参资生丸，本方原书用治"妇人妊娠三月，阳明脉衰，胎元不养的妊娠恶阻"。名资生，取义《周易》文字"至哉坤元，万物资生，乃顺承天"，是说万物的生命是由于顺从大地"坤元"之气而资生的。而人之脾胃属土，为一身之"坤元"，欲资生后天气血，必助脾胃元气方有所得。据与缪氏交好的王肯堂的记述，本方得之秘传。王氏在《证治准绳》资生丸条下说："余初识缪仲淳时，见袖中出弹丸咀嚼，问之，曰：此得之秘传，饥者服之即饱，饱者食之即饥，因疏其方。"也有人认为本方是缪氏在《和剂局方》参苓白术散上加味而成。［周小平，陈学智.资生丸的源流、特点及比较研究，陕西中医，2008，29（3）：356－357］

磨积散

【来源】陆石如方

【组成】鸡内金30克　生谷芽30克　焦麦芽30克　生黄芪25克　胡连12克　五谷虫30克　蜣螂30克

【用法】上药共研成细面，每晚服3～6克，用红糖水调服之。

【功用】扶脾健胃，磨积消食清热。

【主治】小儿疳积。症见：尿如米泔，经常发热，继之面黄肌瘦，腹大青筋，嗜凉多饮，小便清长，皮肤干燥，毛发稀疏竖立，结膜干燥，角膜软化，困倦多眠，肢体浮肿，大便稀溏或如羊粪。

【方解】方中鸡内金磨积，消食；黄芪助气；胡连反佐黄芪之甘温，同时有消积、清虚热之功；生谷芽能生发胃气；焦麦芽能清导化滞；五谷虫、蜣螂有消疳积之功。全方药味不杂、配伍精炼，一补一消，一升一降，从而使脾胃运化功能逐渐恢复正常，疳积亦日趋消失。

【临床应用】

1. 用方要点 小儿疳积症见面黄肌瘦，腹大青筋，毛发稀疏竖立，困倦多眠，肢体浮肿，大便稀溏或如羊粪。

2. 随症加减 疳积是一个虚实互见的病，治疗原则总以调理脾胃为主：胃滞宜消，脾虚宜补；脾胃损伤还不甚而积滞重者，祛邪消积为主；脾胃虚弱禀赋不足，当补其不足为主；体壮者先去其积，后补其虚；体弱者，先补其虚，而后消积，或攻补兼施；其他兼证，亦随证辨治。本方立意亦即此也。如有结膜干燥，角膜软化时可加谷精草、菟丝子；重者可加枸杞子；如系脾虚泄泻可酌加茯苓、白术等，此外还可加用当归补血。

3. 使用注意 使用该方时，应同时注意饮食调节。

4. 现代应用 小儿疳积。

5. 历代名家的应用经验 陆石如，北京市名老中医，陆老认为疳积即西医学的"营养不良"。疳者，干也，即津液干涸之意。"乳贵有时，食贵有节"。小儿乳食不节，恣食肥甘生冷，或父母过于溺爱，妄投高级营养滋补食品，损伤脾胃，食而不化，壅滞中焦，脾气不运，形成积滞，积滞日久，郁而化热，灼伤津液，脏腑肌肉无以濡养，身体消瘦，形成此证。疾病初起，病情较轻，多为积滞伤脾之初。病情发展脾失健运，积滞内停，虚多实少而为疳积。总之，脾胃虚损，亡津耗液是本证的主要病理，调理脾胃则是其总的治疗原则。磨积散的药物组成与此意甚为贴切，故疗效颇佳。

第三章　心系病证名方

第一节　小儿心悸

小儿心悸是指气血阴阳亏虚，或痰饮瘀血阻滞，致心失所养，心脉不畅，心神不宁，引起心中急剧跳动，惊慌不安，不能自主为主要表现的一种病证。心悸发生时常伴气短，胸闷，甚至眩晕、喘促、晕厥；脉象或数，或迟，或心律不齐。

本证的发生常与平素体质虚弱、情志所伤、劳倦、汗出受邪等有关。平素体质不强，心气怯弱，或久病心血不足，或忧思过度，劳伤心脾，使心神不能自主，发为心悸；或肾阴亏虚，水火不济，虚火妄动，上扰心神而致病；或脾肾阳虚，不能蒸化水液，停聚为饮，上犯于心，心阳被遏，心脉痹阻，而发该病。

小儿阳虚气弱而心悸者，症见心下空虚，状若惊悸，或先烦而后悸，脉大无力，治宜温阳益气；小儿阴血不足，血不养心而心悸者，兼见面色无华，舌淡脉细，若兼虚火，则五心烦热；小儿水饮内停，水气凌心而心悸者，兼见胸脘痞满，头晕恶心，小便短少，苔白，脉弦，治宜通阳化饮；小儿痰郁心悸者，兼见惊惕不宁，突然而作，时作时止，甚则心跳欲厥，脉滑，治宜涤痰定悸；小儿气滞血瘀心悸者，兼见短气喘息，胸闷，胸膺疼痛，舌色紫暗，脉结代，治宜活血理气。

此病相当于西医的心律失常、心功能不全、神经官能症等疾病。

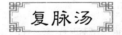

【来源】《伤寒论》

【组成】甘草炙，四两（12克）　　生姜切，三两（9克）　　桂枝去皮，三两（9克）

117

人参二两（6 克）　　生地黄一斤（50 克）　　阿胶二两（6 克）　　麦门冬去心，半升（10 克）　　麻仁半升（10 克）　　大枣三十枚（10 枚）

【用法】上以清酒七升，水八升，先煮八味，取三升，去滓，内胶烊消尽，温服一升，日三服（现代用法：水煎服，阿胶烊化，冲服）。

【功用】滋阴补血，养血复脉。

【主治】小儿阴阳两虚心悸证，症见脉结代，心动悸，虚羸少气，舌光少苔，或质干而瘦小者，虚里搏动较弱，或起落无序。

【方解】本方是《伤寒论》治疗心动悸、脉结代的名方。其证是由伤寒汗、吐、下或失血后，或杂病阴血不足，阳气不振所致。阴血不足，血脉无以充盈，加之阳气不振，无力鼓动血脉，脉气不相接续，故脉结代；阴血不足，心体失养，或心阳虚弱，不能温养心脉，故心动悸。治宜滋心阴，养心血，益心气，温心阳，以复脉定悸。方中重用生地黄滋阴养血为君，《名医别录》谓地黄"补五脏内伤不足，通血脉，益气力"。配伍炙甘草、人参、大枣益心气，补脾气，以资气血生化之源；阿胶、麦冬、麻仁滋心阴，养心血，充血脉，共为臣药。佐以桂枝、生姜辛行温通，温心阳，通血脉，诸厚味滋腻之品得姜、桂则滋而不腻。用法中加清酒煎服，以清酒辛热，可温通血脉，以行药力，是为使药。诸药合用，滋而不腻，温而不燥，使气血充足，阴阳调和，则心动悸、脉结代，皆得其平。

【临床应用】

1. 用方要点　本方为气血并补之剂。以小儿脉结代，心动心悸，虚羸少气，舌光色淡少苔为用方要点。

2. 随症加减　方中可加酸枣仁、柏子仁以增强养心安神定悸之力，或加龙齿、滋石重镇安神；偏于心气不足者，重用炙甘草、人参；偏于阴血虚者重用生地、麦门冬；心阳偏虚者，易桂枝为肉桂，加附子以增强温心阳之力；阴虚而内热较盛者，易人参为南沙参，并减去桂、姜、枣、酒，酌加知母、黄柏，则滋阴液降虚火之力更强。

3. 使用注意　虚劳肺痿属气阴两伤者，使用本方，是用其益气滋阴而补肺，但对阴伤肺燥较甚者，方中姜、桂、酒减少用量或不用，因为温药毕竟有耗伤阴液之弊，故应慎用。

4. 现代运用 功能性心律不齐、期外收缩、冠心病、风湿性心脏病、病毒性心肌炎、甲状腺功能亢进等。

5. 历代名家的应用经验

（1）叶天士在《临症指南医案》中大大扩展了复脉汤的使用范围，用于治疗中风、肝风、头风、虚劳、咳嗽、吐血等共 25 个病种。用于肝肾亏虚，肝风内动证、心营亏损，肝风内动证、肝胃阴虚，肝风内动证、热伤肺阴证等不同的证型。

（2）吴鞠通的复脉汤（一名炙甘草汤），删去辛甘温之人参、桂枝、大枣、生姜、清酒，加入养血滋阴之芍药，名曰加减复脉汤（炙甘草、干地黄、生白芍、麦冬、阿胶、麻仁），并称之为"甘润存津法"，专以救阴液为主。

四君子汤

【来源】《太平惠民和剂局方》

【组成】 人参去芦、白术、茯苓去皮—两（各9克）　　炙甘草—两（6克）

【用法】 上为细末。每服（15 克），水一盏，煎至七分，口服，不拘时候；入盐少许，白汤点亦得（现代用法：水煎服）。

【功用】 益气安神养心。

【主治】 小儿气虚心悸证。症见心悸怔忡，面色萎白，语声低微，气短乏力，食少便溏，舌淡苔白，脉虚弱，虚里搏动较弱。

【方解】 方中人参为君，甘温益气，健脾养胃。臣以苦温之白术，健脾燥湿，加强益气助运之力；佐以甘淡茯苓，健脾渗湿，苓、术相配，则健脾祛湿之功益著。使以炙甘草，益气和中，调和诸药。四药配伍，共奏益气健脾之功。

【临床应用】

1. 用方要点 本方为治疗小儿气虚心悸证的基础方，后世众多补脾方剂多从此衍化而来。临床运用以心悸，面白食少，气短乏力，舌淡苔白，脉虚弱为用方要点。

2. 随症加减 若呕吐者，加半夏以降逆止呕；胸膈痞满者，加枳壳、陈皮以行气宽胸；心悸失眠者，加酸枣仁以宁心安神；兼畏寒肢冷、脘腹疼痛者，加干姜、附子以温中祛寒。

3. 使用注意 小儿阴虚火旺、气闭实证、邪实壅满者忌服。

4. 现代应用 本方常用于慢性胃炎、胃十二指肠溃疡等脾气虚者。

5. 历代名家的应用经验

（1）名老中医李寿彭先生从医40余年运用四君子汤治疗再生障碍性贫血，乙型肝炎，消化功能不良，血小板减少性紫癜。

（2）李乾构教授应用四君子汤治疗消化性溃疡，溃疡性结肠炎，慢性胃炎，肠易激综合征，复发性口腔溃疡，脂肪肝，酒精性肝硬化，长期低热不退等疾病。李教授认为，虽然健脾益气是本中之本，但因疾病的不同和个体体质的差异，运用四君子汤时还是应根据具体情况而加以变化的。四君子汤中的白术，视病情而用，大便干者用生白术，大便软者用炒白术，大便溏者用焦白术，大便稀溏而排便次数多者改用苍术，若为萎缩性胃炎则用莪术。四君子汤中茯苓用量15~20克，若有水肿改用茯苓皮，兼有失眠改用茯神，若有舌生疮或胃肠湿热者改用土茯苓。四君子汤中的甘草为调和药，一般用生甘草，用量5克左右，伴恶心呕吐者宜减量用（3克）；大便干者和脾虚者可用蜜炙甘草；若胃肠湿热，舌苔黄腻者用六一散。大量甘草久服可引起浮肿，使用时当注意。

归脾汤

【来源】《正体类要》

【组成】 白术一钱（3克） 当归一钱（3克） 白茯苓一钱（3克） 黄芪炒，一钱（3克） 远志一钱（3克） 龙眼肉一钱（3克） 酸枣仁炒，一钱（3克） 人参一钱（6克） 木香五分（1.5克） 炙甘草三分（1克）

【用法】 加生姜、大枣，水煎服。

【功用】 益气补血，健脾养心。

【主治】 小儿心脾气血两虚心悸证。症见小儿心悸怔忡，健忘失眠，盗汗，体倦食少，面色萎黄，舌淡，苔薄白，脉细弱，虚里搏动较弱。

【方解】 本方证因思虑过度，劳伤心脾，气血亏虚所致。心藏神而主血，脾主思而统血，思虑过度，心脾气血暗耗，脾气亏虚则体倦、食少；心血不足则见惊悸、怔忡、健忘、不寐、盗汗；面色萎黄，舌质淡，苔薄白，脉细缓均属气血不足之象。上述诸症虽属心脾两虚，却是以脾虚为核心，气血亏虚为基础。脾为营卫气血生化之源，《灵枢·决气》曰："中焦受气取汁，变化而赤是为血"，故方中以参、芪、术、草大队甘温之品补脾益气以生血，使气旺而血生；当归、龙眼肉甘温补血养心；茯苓（多用茯神）、酸枣仁、远志宁心安神；木香辛香而散，理气醒脾，与大量益气健脾药配伍，复中焦运化之功，又能防大量益气补血药滋腻碍胃，使补而不滞，滋而不腻；方中姜、枣调和脾胃，以资化源。全方共奏益气补血，健脾养心之功，为治疗思虑过度，劳伤心脾，气血两虚之良方。本方的配伍特点：一是心脾同治，重点在脾，使脾旺则气血生化有源，方名归脾，意在于此；二是气血并补，但重在补气，意即气为血之帅，气旺血自生，血足则心有所养；三是补气养血药中佐以木香理气醒脾，补而不滞。故张璐说："此方滋养心脾，鼓动少火，妙以木香调畅诸气。世以木香性燥不用，服之多致痞闷，或泄泻，减食者，以其纯阴无阳，不能输化药力故耳。"（《古今名医方论》）

【临床应用】

1. 用方要点 本方是治疗小儿心脾气血两虚证的常用方。临床应用以心悸失眠，体倦食少，便血，舌淡，脉细弱为用方要点。

2. 随症加减 偏热者，加生地炭、阿胶珠、棕榈炭，以清热止血。

3. 现代应用 本方常用于胃及十二指肠溃疡出血、再生障碍性贫血、血小板减少性紫癜、神经衰弱、心脏病等属小儿心脾气血两虚及脾不统血者。

4. 历代名家的应用经验 本方的适应范围，随着后世医家的临床实践，不断有所扩充，原治思虑过度、劳伤心脾之健忘、怔忡。元·危亦林在《世医得效方》中增加治疗脾不统血之吐血、下血。明·薛己《内科摘要》增补了治疗惊悸、盗汗、嗜卧少食、月经不调、赤白带下等症。

（1）著名中医儿科专家、原中国中医研究院西苑医院儿科主任赵心波运用归脾汤治疗小儿再生障碍性贫血之气血两虚，脾肾损耗型。他认为，小儿再生障碍性贫血多因邪毒羁留营分，迁延日久脾肾两伤，阴阳气血不足，故宜用归脾双补气血，健脾益肾。

（2）中山市中医院骨伤科教授、主任医师伍中庆教授结合岭南地区的气候特点和南岭人的体质，认为岭南地区骨质疏松症患者症状以体倦乏力，失眠少寐，腰膝酸痛，食欲不振，面色萎黄，舌质淡、苔薄白，脉虚无力，四诊合参，病机以脾胃虚弱为要，治宜用归脾汤。

安神定志丸

【来源】《医学心悟》

【组成】远志一两（6克）　　石菖蒲五钱（5克）　　茯神一两（15克）　　茯苓一两（15克）　　朱砂一两（2克）（冲服）　　龙齿五钱（25克）（先煎）　　党参一两（9克）

【用法】上药为末，炼蜜为丸，如梧桐子大，辰砂为衣。每服6克（小儿用量酌减），开水送下。

【功用】宁心安神，除痰通窍。

【主治】心虚胆怯型心悸。症见心悸不宁，善惊易恐，稍惊即发，劳则加重，苔薄白，脉动数，虚里搏动较弱，或起落无序。

【方解】方中朱砂、龙齿重镇安神，远志、石菖蒲入心开窍，除痰定惊，同为主药；茯苓、党参健脾益气，协助主药宁心除痰。

【临床应用】

1. 用方要点　以心悸不宁，善惊易恐，稍惊即发，劳则加重为本方的用方要点。

2. 随症加减　方中加入酸枣仁、柏子仁，则养心安神作用更好；若用于治癫痫，痰多者宜加入胆南星、竹茹等涤痰之品。

3. 使用注意　若属神志昏迷，不应使用安神定志法，宜用开窍醒神法。

4. 现代应用　主治精神烦扰、惊悸失眠、癫痫。

5. 历代名家的应用经验

（1）叶仲坚曰：经云神气舍心，精神毕具。又曰：心者生之本，神之舍也，且心为君子之官，主不明则精气乱神，太劳则魂魄散，所以寤寐不安，淫邪发梦，轻则惊悸怔忡，重则痴妄癫狂也，朱砂具光明之体，色赤通心，重能镇怯，寒能胜热，甘以生津，抑阴火之浮游，以养上焦之元气，为安神之第一品，心若热，配黄连之苦寒泻心热也，更佐甘草之甘以泻之，心主血，用当归之甘温归心血也，更佐地黄之寒以补之，心血足则肝得所藏，而魂自安，心热解则肺得其职，而魄自宁也。因此朱砂能治心神昏乱，惊悸怔忡，失眠多梦。从临床应用上看，如果是轻度患者，可适当服用安神定志丸进行控制，由于此方中重镇药（朱砂）用量较大，常服容易损伤脾胃功能，所以不可久服。朱砂含汞也不可久服，因此失眠时间较长或较为严重的患者，对于服用西药控制睡眠的患者，在可能的情况下应尽量避免服用西药以免产生依赖性，让病情进一步恶化。

（2）成都中医药大学附属医院心病科刘永家教授运用安神定志丸治疗β受体亢进综合征，以太子参代替人参，并加用何首乌藤、酸枣仁以加强其安神定志之功，并随症加减灵活化裁，同时结合患者具体情况给予心理疏导，故取得了满意的疗效。同时，刘永家教授也常用此方治疗失眠，他认为：当今之人，多言善思，爱医者多，以致劳伤心神者众，失眠患者临床多以神疲不寐多见，故益气安神之法实为该病之首选，而安定志丸正合此法。

第二节 夜　啼

夜啼是婴儿入夜啼哭不安，或每夜定时啼哭，甚则通宵达旦，但白天如常为临床特征的一种病证。本病主要因脾寒、心热、惊恐所致。脾寒腹痛是导致夜啼的常见原因。常由孕母素体虚寒、恣食生冷，胎禀不足，脾寒内生。或因护理不当，腹部中寒，或用冷乳哺食，中阳不振，以致寒邪内侵，凝滞气机，不通则痛，因痛而啼。由于夜间属阴，脾为至阴，阴盛则脾寒愈甚，腹中有寒，故入夜腹中作痛而啼。若孕母脾气急躁，或平素恣食香燥炙烤之物，或过服温热药物，蕴蓄之热遗于胎儿。出生后将养过温，受火热之气熏灼，心火上炎，积热上扰，则心神不安而啼哭不止。由于心火过亢，阴不能潜阳，故夜间不寐而啼哭不宁。彻夜啼哭之后，阳气耗损，无力抗争，故白天入寐；正气未复，入夜又啼。周而复始，循环不已。心主惊而藏神，小儿神气怯弱，智慧未充，若见异常之物，或闻特异声响，而致惊恐。惊则伤神，恐则伤志，致使心神不宁，神志不安，寐中惊惕，因惊而啼。

多见于新生儿及 6 个月内的小婴儿。夜啼有轻有重，轻者不治而愈，重者可能是疾病的早期反映。维生素缺乏性佝偻病患儿可有夜啼，但夜啼者并非都是缺钙和缺乏维生素 D。对夜啼患儿，宜详加辨察，对因护理和治疗，方可奏效。

匀气散

【来源】《医宗金鉴》

【组成】陈皮一钱（3 克）　　桔梗一钱（3 克）　　炮姜五分（1.5 克）　　砂仁五分（1.5 克）　　炙甘草五分（1.5 克）　　木香三分（1 克）

【用法】每服五分，红枣煎汤调服。

【功用】行气健脾，温中和胃。

【主治】夜啼辨证属于脾虚中寒。入夜啼哭，时哭时止，哭声低弱，兼面色苍白，恶寒蜷卧，四肢不温，肠鸣腹胀，纳少便溏，喜温熨抚摩，唇淡白，舌淡红，苔薄白，指纹沉。

【方解】方中砂仁、陈皮、木香行气止痛；桔梗理气开胸，调和气机；炮姜温中散寒止痛；炙甘草温中缓急止痛又调和诸药。红枣补益脾胃。"匀"有平均之意，故名曰"匀气散"。

【临床应用】

1. 用方要点　本方以小儿夜啼，睡喜蜷卧，腹喜摩按为用方要点。

2. 随症加减　若小儿胃寒腹痛较重者，用乌药散加减治之。方中乌药、高良姜、香附温中散寒，行气止痛，白芍缓急止痛。

3. 使用注意　胃热小儿者忌用。

4. 现代应用　小儿脐周腹痛，小儿重症感染后脾虚等。

5. 历代名家的应用经验　王凤英在临床对新生儿因脾寒所致诸疾常用以随症化裁，疗效较好，认为匀气散全方共奏温中散寒、行气止痛之效。治疗应当谨守脾之机，以温脾为要，困后天得益，则肾中精气亦赖水各精微之培补而得以充盈。[王凤英. 匀气散治疗新生儿脾寒证的经验，中国社区医师，2008，8（148）：51]

朱砂安神丸

【来源】《内外伤辨惑论》

【组成】 朱砂另研，水飞为衣，五钱（15克）　　黄连去须净，酒洗，六钱（18克）
炙甘草五钱半（16.5克）　　生地黄一钱半（4.5克）　　当归二钱半（7.5克）

【用法】 上药除朱砂外，四味共为细末，汤浸蒸饼为丸，如黍米大。以朱砂为衣，每服十五丸或二十丸（3～4克），（小儿用量酌减）食后津唾咽之（现代用法：上药研末，炼蜜为丸，每次6～9克，临睡前温开水送服；亦可作汤剂，用量按原方比例酌减，朱砂研细末水飞，以药汤送服）。

【功用】 清心养血，镇惊安神。

【主治】 用于小儿暴受惊恐，可见夜间突然啼哭，哭声尖锐，面色乍青、乍红、乍白，表情恐惧，一惊一乍，指纹青紫。

【方解】 本方证乃因心火亢盛，灼伤阴血所致。心火亢盛则心神被扰，阴血不足则心神失养，故见失眠多梦、惊悸怔忡、心烦等症；舌红，脉细数是心火盛而阴血虚之征。治当泻其亢盛之火，补其阴血之虚而安神。方中朱砂甘寒质重，专入心经，寒能清热，重可镇怯，既能重镇安神，又可清心火，治标之中兼能治本，是为君药。黄连苦寒，入心经，清心泻火，以除烦热为臣。君、臣相伍，重镇以安神，清心以除烦，以收泻火安神之功。佐以生地黄之甘苦寒，以滋阴清热；当归之辛甘温润，以补血，合生地黄滋补阴血以养心。使以炙甘草调药和中，以防黄连之苦寒、朱砂之质重碍胃。合而用之，标本兼治，清中有养，使心火得清，阴血得充，心神得养，则神志安定，是以"安神"名之。

【临床应用】

1. 用方要点 以夜间突然啼哭，哭声尖锐，时作惊悚为用方要点。

2. 随症加减 若胸中烦热较甚，加山栀仁、莲子心以增强清心除烦之力；兼惊恐，宜加生龙骨、生牡蛎以镇惊安神；失眠多梦者，可加酸枣仁、柏子仁以养心安神。

3. 使用注意 方中朱砂含硫化汞，不宜多服、久服，以防汞中毒；阴虚或脾弱者不宜服。

4. 现代应用 本方常用于神经衰弱所致的失眠、心悸、健忘,精神忧郁症引起的神志恍惚,以及心脏早搏所致的心悸、怔忡等属于心火亢盛,阴血不足者。

5. 历代名家的应用经验

(1) 今·时逸人:血热内扰,发为心神烦乱。朱砂、黄连、生地清热凉血,以安心神,当归补血,甘草和中。此为清热、安神之剂。如失眠者,加熟枣仁、知母以安神清热,更为有效(《时氏处方学》)。

(2) 名老中医熊继柏运用朱砂安神丸和磁朱丸治疗夜游症,认为夜游症乃火热内扰神明之候,治宜清心泻火安神,镇肝定魂。

泻心导赤散

【来源】《医宗金鉴》

【组成】 生地　木通　黄连　甘草梢

【用法】 滚汤淬服。

【功用】 泻心脾积热。

【主治】 小儿夜啼辨证属于心脾积热上发。症见小儿夜间啼哭,睡喜仰卧,如见灯火尤甚,且伴有烦躁闷热,口舌疮赤糜烂,手腹俱暖,面赤唇红,小便短赤,或大便秘结,脉数有力,指纹青紫等症。

【方解】 心主热,邪热乘心,两阳相搏,故仰身而啼,心属火,火属阳,阳证见火而烦热内生,故见灯火则啼哭尤甚;腹俱暖,口中气热,面赤红,小便短赤,大便秘结等均是热证的体现。方中黄连、生地清心除烦,竹叶、木通、生甘草梢导赤清热泻火,加大黄通腑泻热。

【临床应用】

1. 用方要点 以小儿夜间啼哭,哭声洪亮,面赤唇红,大便干结,小便短赤,舌尖红,苔薄黄,指纹青紫为用方要点。

2. 随症加减 若烦躁不安者,加茯神、远志、安神除烦;有食积者加麦芽、鸡内金;心热内盛者加连翘、栀子。

3. 使用注意 胃寒脾虚者慎用。

4. 现代应用 夜啼、口疮辨证属于心脾积热者。

定惊汤

【来源】 奚伯初方《名医治验良方》

【组成】 黄连3克　石决明21克　钩藤9克　竹叶3克　朱灯心3克　朱茯苓9克　首乌藤15克　炙甘草3克　煅龙骨30克　煅牡蛎30克　生地9克　枣仁9克（小儿用量酌减）

【用法】 上药用凉水浸泡30分钟，先煎龙骨、牡蛎、石决明20分钟后，再与余药同煎30分钟，澄出药液，于晚上睡前半小时服用，每日1剂。

【功用】 清心平肝，安神定惊。

【主治】 夜啼辨证属于心盛肝旺证。症见小儿夜啼，易惊易恐，大便秘结，小便短赤，咽干口燥，舌红，脉弦细。

【方解】 小儿夜啼，系心火内炽，肝热熏蒸三焦，上扰清窍所致。治当清心平肝、安神定惊为法，故方用黄连、竹叶、灯心、生地清心泻火安神；石决明、煅龙牡，钩藤平肝潜阳，熄风定惊；朱茯神，首乌藤、枣仁养心益肝安神；甘草导赤引热下行，并调和诸药。全方药物合用，俾心火得清，肝阳得平，心神安定，惊啼自除。本方用药精细，药量适中，每在平淡中见功夫，投之多应手而效。

【临床应用】

1. 用方要点　本方是治心盛肝旺而致夜啼之常用方。临床应用以夜间哭啼，咽干口燥，舌红，脉弦细为用方要点。

2. 随症加减　血虚而头目眩晕重者，加当归；白芍、枸杞子增强养血补肝之功；虚火重而咽干口燥甚者，加麦冬以养阴清热。

3. 使用注意　阴虚或脾弱者不宜服。

4. 现代应用　高热惊厥等。

5. 历代名家的应用经验　奚伯初（1904～1979），字绍祖，江苏无锡市人，系江苏武进戴溪桥奚氏儿科四世传人，沪上著名儿科老中医。奚师组方用药平稳精细，药量适中，每在平淡中见功夫。如自拟定惊汤治疗小儿夜啼症每见良效。刘姓患儿，8个月。曾受惊吓，入夜寐时则啼哭，同时伴睡中易惊醒，烦躁不安，手扬足蹬，口渴，纳谷不馨，证系心火内炽，肝热薰蒸三焦，上扰清窍所致。治当清心平肝，安神定惊：上川连 3 克，炙远志 3 克，石决明 21 克，嫩钩藤 9 克，生山栀 6 克，淡竹叶 3 克，朱获神 9 克，朱灯心 3 克，煅龙牡各 30 克，首乌藤 15 克。3 剂而安，又服 3 剂则病愈。

钩藤饮

【来源】王鹏飞方

【组成】钩藤、益元散各10克　蝉衣、木香、槟榔各3克　乌药6克　（小儿用量酌减）

【用法】每日 1 剂，水煎服，日服 3 次或频服。

【功用】清热平肝，调理胃肠，通利关窍。

【主治】小儿入夜惊哭啼闹。症见日间精神如常或多眠，食欲欠佳，大便多偏干，指纹淡紫，舌质红、苔白。

【方解】小儿夜啼，临床多见于小儿病后，饮食不当，受惊后以及缺钙等情况下出现，此时多为"肝常有余"，"脾常不足"，胃肠积滞，心火内盛之际。方用钩藤、蝉衣清热平肝、熄风止惊；复以辛苦温之木香、槟榔、乌药理气而调理胃肠；以益元散通利关窍。合而用之，共奏清热平肝、调理胃肠、通利关窍之功，从而使三焦安宁、啼哭烦闹自止。

【临床应用】

1. 用方要点　以日间精神如常或多眠，食欲欠佳，大便多偏干，指纹淡紫、舌质红、苔白为用方要点。

2. 随症加减　有脾运失健，加草蔻、丁香、茴香、陈皮温疏运化；如有壅积，加寒水石泻滞通痞；如为痛结血郁，加白芷、牙皂排结清痛；如有痰阻肺郁，加莱菔、苏子、瓜蒌宣降疏调；如气滞不通而痛，加重行气理滞药，如沉香、荔枝核。

3. 使用注意　虚寒小儿者忌用。

4. 现代应用　小儿夜啼。

第三节 小儿汗证

小儿汗证是由于人体阴阳失调，营卫不和，腠理不固而引起汗液外泄失常的病证。小儿汗证，也和成人一样，有自汗、盗汗之分。无故而汗出者称为自汗；睡中汗出，醒后即止者，称为盗汗。就一般而论，自汗多属阳虚，盗汗多属阴虚，但因小儿生理、病理特点不同，自汗、盗汗又各有虚实之异。就其治法，凡阳虚者护表，阴虚者济阴，里实者泄热，心火伤阴考凉血，汗不止者固涩。

小儿汗证的病因病机主要是小儿脏腑娇嫩，腠理不密，元气未充，卫外不固所致，卫气有固护体表，使津液不致妄泄的作用，由于体内阴阳的偏盛、偏衰，或表虚之人感受风邪，均可导致营卫不和，卫外失司，而致汗液外泄失常；此外，还有因小儿素体虚弱，病后体虚，或久患咳喘，耗伤肺气，因肺与皮毛有着表里相合的关系，肺气不足之人，肌表疏松，表卫不固，毛窍开泄而汗出；或因外感风寒入里化热，或感受风温、暑热之邪，邪入于内，肺胃热盛，蒸发津液而汗出；或因小儿饮食不节、外感湿邪，损伤脾胃，脾失于运化，湿邪中阻，蕴久化热，湿热熏蒸肌表而为自汗；或因湿热熏蒸于肝胆，胆汁随汗液外溢肌肤而为黄汗；或因亡血失精，以致血虚精亏，虚火内生，扰津液外泄；或因久病重病，阳气虚衰，不能敛阴，卫外不固而汗液外泄；或因急性热病中，正邪相争，以致战栗而汗出。

牡蛎散

【来源】《太平惠民和剂局方》

【组成】黄芪去苗土、麻黄根洗、牡蛎米泔浸，刷去土，火烧通赤，各一两（各30克）

【用法】上三味为粗散。每服三钱（9克），水一盏半，小麦百余粒（30克），同煎至八分，去渣热服，日二服，不拘时候（现代用法：为粗散，每服9克，加小麦30克，水煎温服；亦作汤剂，用量按原方比例酌减，加小麦30克，水煎温服）。

【功用】益气固表，敛阴止汗。

【主治】小儿体虚汗出证。症见自汗出或夜卧尤甚（盗汗），日久不止，心悸惊惕，短气疲倦，舌淡，脉细弱，指纹淡。

【方解】本方证多由气虚卫外不固，阴伤心阳不潜，日久心气亦耗所致。《素问·阴阳应象大论》曰："阴在内，阳之守也；阳在外，阴之使也。"卫气不固，则表虚而阴液外泄，故常自汗出；夜属阴，睡时卫阳入里，肌表不固，加之汗出过多，心阴不足而阳不潜藏，故汗出夜卧更甚；汗出过多，不但心阴受损，亦使心气耗伤，故心悸惊惕、短气烦倦。治宜敛阴止汗，益气固表。方中煅牡蛎咸涩微寒，敛阴潜阳，固涩止汗，为君药。生黄芪味甘微温，益气实卫，固表止汗，为臣药。君臣相配，是为益气固表、敛阴潜阳的常用组合。麻黄根甘平，功专收敛止汗，为佐药。小麦甘凉，专入心经，养气阴，退虚热，为佐使药。合而成方，补敛并用，兼潜心阳，共奏益气固表，敛阴止汗之功，可使气阴得复，汗出自止。《医方集解》牡蛎散方将小麦改为浮小麦，则止汗之力更强，但养心之功稍逊。

【临床应用】

1. 用方要点 本方是治疗小儿体虚卫外不固，心阳不潜的基础方，临床应用以自汗，盗汗，心悸，脉弱为用方要点。

2. 随症加减 若气虚明显者，加人参、白术，以益气固摄止汗；若阴虚明显者，加龟板、鳖甲，以益阴潜阳止汗；若内热者，加知母、青蒿，以清透虚热；若血虚者，加当归、阿胶，以补血益营等。

3. 使用注意 里热证者慎用本方。

4. 现代应用 常用于病后、手术后、神经衰弱、内分泌紊乱、心动过速、结核病所致自汗盗汗等。

5. 历代名家的应用经验

（1）张秉成："此方用黄芪固卫益气；以麻黄根领之达表而止汗；牡蛎咸寒，潜其虚阳，敛其津液；麦为心谷，其麸则凉，用以入心，退其虚热耳。此治卫阳不固，心有虚热之自汗者也。"

（2）文彦男副教授运用牡蛎散加味治疗焦虑严重自主神经功能紊乱。

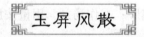

玉屏风散

【来源】《究原方》录自《医方类聚》

【组成】防风一两（15克）   黄芪二两（30克，蜜炙）   白术二两（30克）

【用法】上咬咀，每服三钱（9克），用水一盏半，加大枣一枚，煎至七分，去滓，食后热服（小儿用量酌减）（现代用法：研末，每日2次，每次6~9克，大枣煎汤送服；亦可作汤剂，水煎服，用量按原方比例酌减）。

【功用】补脾实卫，益气固表止汗。

【主治】小儿表虚自汗，易感风邪者。症见小儿自汗，汗出恶风，面色㿠白，舌淡苔薄白，脉浮虚等症，指纹淡。

【方解】本方主治小儿卫气虚弱，不能固表之证。卫虚腠理不密，则易为风邪所袭，故时自汗恶风而易于感冒；表虚失固，营阴不能内守，津液外泄，则常自汗；面色㿠白，舌淡苔薄白，脉浮虚皆为气虚之象。治宜益气实卫，固表止汗。方中黄芪甘温，内可大补脾肺之气，外可固表止汗，为君药。白术健脾益气，助黄芪以加强益气固表之力，为臣药。两药合用，使气旺表实，则汗不外泄，外邪亦难内侵。佐以防风走表而散风御邪，黄芪得防风，则固表而不留邪；防风得黄芪，则祛风而不伤正。对于表虚自汗，或体虚易于感冒者，用之有益气固表，扶正祛邪之功。方名玉屏风者，言其功用有似御风屏障，而又珍贵如玉之意。

本方配伍特点是以补气固表药为主，配合小量祛风解表之品，使补中寓散。

【临床应用】

1. 用方要点 本方为治疗小儿表虚自汗的常用方剂。临床以自汗恶风，面色㿠白，舌淡脉虚为用方要点。

2. 随症加减 自汗较重者，可加浮小麦、煅牡蛎、麻黄根，以加强固表止汗之效。

3. 使用注意 若属外感自汗或阴虚盗汗者，则不宜使用。

4. 现代应用 本方常用于过敏性鼻炎、上呼吸道感染等属表虚不固而外感风邪者，以及肾小球肾炎易于伤风感冒而诱致病情反复者。

5. 历代名家的应用经验

（1）甘肃省名中医张张士卿教授根据小儿脾常不足、肺脏娇嫩的生理特点，运用玉屏风散随症加味治疗小儿汗证，组方切中病机，补而不燥，滋而不腻，敛汗而不留邪，既可扶正又可祛邪。

（2）名老中医赵冠英运用玉屏风散益卫固表治皮疹，升阳举陷治泄泻，补营卫之虚治痹痛，金水相生治肾病。

（3）首届"全国老中医药专家学术经验继承工作"指导老师、广州中医药大学教授黎炳南治疗小儿汗证时自拟以玉屏风散合生脉散加减为基础的固表止汗方（组成：党参、五指毛桃根、麦冬、五味子、防风、龙骨、牡蛎、山萸肉、炙甘草）治疗小儿虚证自汗。

自拟参苓红枣汤

【来源】管琮方

【组成】人参须6克　茯苓10克　红枣7枚

【用法】水煎服。

【功用】健脾益气，养血生津。

【主治】小儿气虚自汗、盗汗。症见自汗恶风，或夜间出汗，面色㿠白，食少纳差，苔白舌红，脉细弱。

【方解】人参须益气生津，茯苓健脾益气，而红枣可补气养血，并可调和诸药药性。三药共下，可有健脾益气，养血生津之效。

【临床应用】

1. 用方要点　以自汗恶风，面色㿠白，夜间出汗，苔白舌红，脉细弱为用方要点。

2. 随症加减　一般服 1～2 剂即止，若无毛发无华、面白，盗汗冷湿如洗，舌胖有印者，可加附子、龙骨、牡蛎、桑螵蛸等以温肾敛汗。

3. 使用注意　里热证，外感自汗或阴虚盗汗者，则不宜使用。

4. 现代应用　小儿气虚盗汗。

第四节　注意力缺陷多动症

注意力缺陷多动症是以多动、注意力不集中、情绪不稳、冲动任性、自我控制困难、参与事件的能力差，但智力基本正常等表现为其特点的疾病。14 岁以下儿童的患病率约为 7%～9%，半数患儿 <4 岁起病，男孩发病较多，

男：女为4~6:1，1/3以上患儿伴有学习困难和心理异常。病因与遗传、环境及多种因素导致的脑损伤等有关。发病机制尚不十分明确，已知本症患儿全脑葡萄糖代谢率减低，尤其在运动前回和前额皮质，而前脑与注意力形成相关，临床和动物实验表明神经递质代谢异常与本症发病有关。多动具有发育特点，学龄前和学龄期显著，随小儿成熟而趋好转，少年期多无症状，但注意力不集中却可持续存在。

本病在古代医籍中未见专门记载，根据其神思涣散、多语多动、冲动不安，可归入"脏躁"、"躁动"证中，由于患儿活动过多、注意力不集中而导致不同程度的学习困难，故与"健忘"、"失聪"证有关。本症的病因，中医学认为与先天禀赋异常、饮食因素、教育不良等有关。由于父母健康状况欠佳、母亲孕期多病、精神调养失宜等，或患儿出生异常，早产、难产、窒息等，可致先天不足，精血亏虚，肝肾不足，或痰浊、瘀血内阻。过食肥甘厚味，可酿生湿热痰浊，过食生冷则损伤脾胃。对子女教育不良，过分溺爱，或过于严厉，经常责骂打罚，或精神压力较大，则可致患儿脏腑失调，气血失和。

甘麦大枣汤

【来源】《金匮要略》

【组成】甘草三两（9克）　　小麦一升（15~30克）　　大枣十枚（5枚）　　（小儿用量酌减）

【用法】上三味，以水六升，煮取三升，温分三服。

【功用】养心安神，和中缓急。

【主治】小儿心神不宁之注意力缺陷多动患者。症见小儿心神不宁伴有精神恍惚，不能自主，心中烦乱，睡眠不安，甚则言行失常，呵欠频作，舌淡红苔少，脉细微数。

【方解】本方以小麦为君，养肝补心，除烦安神。以甘草为臣，补养心气，和中缓急。以大枣为佐，益气和中，润燥缓急。三药合用，甘润平补，养心调肝，共奏养心安神，和中缓急之功。

【临床应用】

1. 用方要点　本方为治小儿注意力缺陷的常用方剂。以精神恍惚，不能自主，多语而少激昂，脉细微数为用方要点。

2. 随症加减　若心烦不眠，舌红少苔，阴虚较明显者，加生地、百合以滋养心阴；头目眩晕，脉弦细，肝血不足者，加酸枣仁、当归以养肝补血安神。

3. 使用注意　湿浊内盛者不宜用；心火亢盛者不宜用；不可大量服用或小剂量长期服用。

4. 现代应用　癔病、更年期综合征等属心阴不足，肝气失和者，均宜用之。

5. 历代名家的应用经验

（1）天津市中医药学会名誉会长、天津著名儿科专家李少川认为多动日久必耗伤阴津，导致心、肝、脾三脏受损，遂致精微不能濡养五脏，阴阳失其平衡，浮火妄动，上扰心神，故常见烦扰不宁，多动不已。多见面色无华，消瘦纳呆，睡中多惊，舌质淡红，苔薄。常用甘麦大枣汤加味治疗。

（2）上海市名老中医黄文东受业于孟河名医丁甘仁先生门下，运用甘麦大枣汤合安志丸治疗不寐健忘，运用甘麦大枣汤合生铁落饮治疗癫证。

（3）国医大师邓铁涛常以甘麦大枣汤加减治疗因心脾两虚引起的眩晕，以养心益脾、解郁和胃、舒缓气机为法。以原方加扁豆花、麦芽、钩藤、素馨花、茯苓等，经调理取得了很好效果。本病多由情志抑郁而致心气不足，并与肝胃不和有关。

杞菊地黄丸

【来源】《医级》

【组成】熟地黄八钱（24克）　　山萸肉、干山药各四钱（12克）　　泽泻、牡丹皮、茯苓去皮，各三钱（各9克）　　枸杞子、菊花各三钱（各9克）

【用法】上为细末，炼蜜为丸，如梧桐子大，每服三钱，空腹服。

【功用】滋肾养肝。

【主治】用于肾阴不足，肝阳上亢之小儿注意力缺陷多动症者。症见小儿多动，伴有头晕目眩，心中烦闷，颧赤唇红，口燥咽干，手足心热，舌红，苔少，脉弦细数。

【方解】杞菊地黄丸为六味地黄丸加枸杞、菊花而成，方中六味地黄丸为补阴首方，此方补中有泻，寓泻于补，为通补开合之剂，非但治肝肾阴虚，实乃三阴并治。该方有熟地之腻补肾水，即有泽泻之宣泄肾浊以济之；有山萸肉之温涩肝经，即有丹皮之清泻肝火以佐之；有山药之收摄脾经，即有茯苓之淡渗脾湿以和之，配伍甚为精当。加枸杞、菊花以滋补肝肾、清上明目，又能切合病情。肝肾阴虚、虚火上扰诸证采用此方，甚为适当。

【临床应用】

1. 用方要点 以小儿注意力缺陷多动患者伴有头晕目眩，口燥咽干，舌红少苔，脉沉细数为用方要点。

2. 随症加减 肝阳偏亢者加龟板、生牡蛎、龙齿；相火偏亢者加知母、黄柏；情绪躁动不安者，合用甘麦大枣汤补阴抑阳，缓肝宁心。

3. 使用注意 过量服用可致乳腺增生。脾胃虚弱，大便溏薄和消化不良者不宜用。

4. 现代应用 现代多用于复发性口腔溃疡、失眠症、原发性高血压、偏头痛等。

5. 历代名家的应用经验

（1）山东中医药大学郭孝月教授治以补肾益精，杞菊地黄丸加减治疗小儿内伤头痛，症见头脑空痛，伴耳鸣，眩晕，神疲乏力，健忘，用脑后疼痛加剧。舌淡、少苔，脉细无力。本型多属西医血管性头痛及偏头痛。

（2）全国名医高淑华教授认为更年期妇女卵巢功能减退，各个系统均可出现一系列内分泌失调的综合征，肾水不足，水不涵木，肝失濡养，致阴虚肝胆，心营失养等证，故常用本方治疗更年期综合征，经前期综合征，妊娠高血压，月经过多。

黄连温胆汤

【来源】《六因条辨》

【组成】半夏汤洗七次　竹茹、枳实麸炒、去瓤，各二两（各60克）　陈皮三两（90克）　甘草—两（30克）　炙茯苓—两半（4.5克）　黄连（原方无用量）

【用法】 上锉为散，每服四钱（12 克），水一盏半，加大枣一枚，煎七分，去滓，食前服（现代用法：水煎服，用量按原方比例酌减）。

【功用】 清热燥湿，理气化痰，和胃利胆。

【主治】 小儿注意力缺陷多动症患者之痰火内扰证，可见多动多语，烦急易怒，冲动任性，难以制约，神思焕散，胸中烦热，痰多口苦，小便黄，大便秘结或溏而不爽，舌红苔黄腻或黄厚腻，脉滑数。

【方解】 方用黄连清热泻火，半夏燥湿化痰，共为君药；竹茹清热化痰除烦，为臣药；佐以枳实、陈皮行气化痰，则气行痰化；茯苓健脾渗湿，湿去则痰消。以甘草为使，益脾和胃，协和诸药。综合全方，共奏清热化痰，理气和胃之功。

【临床应用】

1. 用方要点 以症见冲动任性，多动多语外，兼见烦躁不安，尿黄便干，舌红苔厚为用方要点。

2. 随症加减 烦躁多动，加钩藤、生石决明、天麻等平肝熄风；胸中烦闷者，加黄芩、栀子、淡豆豉以清热除烦；实热顽痰内阻清窍者，可加用礞石滚痰丸加减；大便硬结难下者，可加生大黄、芒硝泻热通便；痰浊内阻、气滞血瘀者加丹参、红花、鸡血藤等活血通络；痰热积滞者，可加炒麦芽、鸡内金、莱菔子消积化滞；火热不甚，痰湿为主者，可用二陈汤加石菖蒲、远志、天麻等以化痰除湿，安神益智。

3. 使用注意 本方功效清热化痰，理气和胃，用于儿童注意力缺陷症属痰火内扰证。本方偏于苦寒泻实，体虚者不宜多用。

4. 现代应用 顽固性失眠、口臭等。

5. 历代名家的应用经验 黄连温胆汤，该方出自清代陆廷珍的《六因条辨》，是在《三因极一病证方论》所载温胆汤基础上，去大枣、加黄连而成。黄连温胆汤的主要作用是去燥化痰、清热除烦。可治痰热内扰所致多种病证。本方所治诸病，都有一个共同的发病特点：情志因素，故在临床上多见情志异常的表现。

浙江省名中医俞景茂教授运用黄连温胆汤治疗小儿注意力缺陷多动症之

湿热内蕴，痰火扰心证。

第五节　小儿病毒性心肌炎

病毒性心肌炎是病毒侵犯心脏，以心肌炎性病变为主的疾病，可引起心肌细胞变性、坏死与间质性炎症。有的可伴有心包或心内膜炎症改变。随着病毒学的深入发展，病毒性心肌炎的发病率近年来有明显增长，已在小儿心肌炎中占重要地位。本病临床表现轻重不一，预后大多良好，但少数可发生心力衰竭，心源性休克，甚至猝死。本病属中医学"心悸"、"怔忡"、"胸痹"等范畴。

小儿素体正气亏虚是发病的内在因素，尤以心肺气阴两虚为主。温热毒邪侵袭是本病的外在因素。此外，发病也与饮食、疲劳、精神等因素有关。小儿素体虚弱，卫外不固，温热毒邪外侵，内舍心脉，气滞血瘀，胸阳痹阻而发为本病。病邪深陷，正气不支，心气衰弱，心阳不足，则出现心悸气短，脉细无力。温邪易耗气伤阴，病初即可见气阴两虚之证。病久阴损及阳，则出现心阳虚衰甚至心阳欲脱之危证。血虚气弱，血运无力，导致心络瘀滞不通而出现胸痛如刺，心慌，胸闷，脉涩而结代。

瓜蒌薤白半夏汤

【来源】《金匮要略》

【组成】 瓜蒌一枚（12克）　薤白三两（9克）　半夏半斤（9克）　白酒非现代之白酒，实为黄酒，或用醪糟代之亦可，1斗（70毫升）　（小儿用量酌减）

【用法】 水煎分三次温服。

【功用】 行气解郁，通阳散结，祛痰宽胸。

【主治】 小儿病毒性心肌炎之痰盛瘀阻胸痹证。症见胸中满痛彻背，背痛彻胸，不能安卧，短气，或痰多黏而白，舌质紫暗或有暗点，苔白或腻，脉迟。

【方解】 方中瓜蒌苦寒而滑利，善于利气祛痰，开胸散结，薤白辛苦而温，温通滑利，善于行气散结，逐散阴寒痰湿之力强，白酒行气活血，助薤白宣通胸中之阳气，半夏蠲饮降逆。上药相合，共奏行气通阳，祛痰散结之功。

【临床应用】

1. 用方要点 以小儿胸闷胸痛，舌质紫暗苔白腻，脉迟为用方要点。

2. 随症加减 痰热者加黄芩，竹茹清热化痰；血瘀重者加丹参、红花以增活血化瘀之力；夜眠不安者加夜交藤、柏子仁养心安神；出汗明显者加龙骨、牡蛎以止汗。

3. 使用注意 对风热犯心者不宜使用。

4. 现代应用 本方现代可用于治疗冠心病心绞痛、风湿性心脏病、室性心动过速、肋间神经痛、乳腺增生、慢性阻塞性肺病、创伤性气胸、老年咳喘、慢性支气管肺炎、慢性胆囊炎等属上述证机者。

5. 历代名家的应用经验

（1）首届国医大师、中医急症高手、全国老中医药专家学术经验继承工作指导老师张学文教授根据中瓜蒌薤白半夏汤的机制临证发挥，认为胸痹的发病机制除阳虚阴盛、痰浊壅塞胸中、胸阳痹阻之外还与瘀血阻滞心脉有关，在瓜蒌薤白半夏汤基础上加桂枝以增强温通阳气之力；加三七、丹参活血祛瘀通络；加檀香以宽胸理气，气行则血行；加砂仁以理气化湿健脾、杜绝痰浊生化之源。

（2）北京中医药大学博士研究生导师王键教授治疗慢性治疗慢性胃炎，常以瓜蒌薤白半夏汤，药用：全瓜蒌、薤白、法半夏各10克，紫丹参、绿萼梅、蒲公英各15克为基本方；胃脘痞满胀闷加陈枳壳、制香附、甘松等；胃脘疼痛较甚加炒延胡索、九香虫行气活血止痛；食欲不振加神曲、焦山楂以助运化；苔腻多有痰湿内阻，宜合用二陈汤。

（3）全国中医老年病医疗中心学术带头人周文泉教授认为冠心病心绞痛本虚标实，临床常见以气血亏虚为本，痰瘀互阻为标，生脉散合丹参饮合瓜蒌薤白半夏汤，三方合用，一扶正、一祛痰、一宽胸、化浊，一活血和胃，包括了治疗心痛的诸多病因。对于治疗冠心病心绞痛，则可当专方应用。

生脉散

【来源】《医学启源》

【组成】 人参五分（9克）　　麦门冬五分（9克）　　味子七粒（6克）（小儿用

量酌减）

【用法】长流水煎，不拘时服（现代用法：水煎服）。

【功用】益气生津，敛阴止汗。

【主治】病毒性心肌炎属气阴两虚证。症见患儿汗多神疲，体倦乏力，气短懒言，咽干口渴，舌干红少苔，脉虚数。干咳少痰，短气自汗，口干舌燥，脉虚细。

【方解】方中人参甘温，益元气、补肺气、生津液，是为君药。麦门冬甘寒养阴清热、润肺生津，用以为臣。人参、麦冬合用，则益气养阴之功益彰。五味子酸温，敛肺止汗，生津止渴，为佐药。三药合用，一补一润一敛，益气养阴，生津止渴，敛阴止汗，使气复津生，汗止阴存，气充脉复，故名"生脉"。

【临床应用】

1. 用方要点 本方是治疗小儿气阴两虚证的常用方。临床应用以体倦，气短，咽干，舌红，脉虚为用方要点。

2. 随症加减 方中人参性味甘温，若属阴虚有热者，可用西洋参代替；病情急重者全方用量宜加重。

3. 使用注意 若属外邪未解，或暑病热盛，气阴未伤者，均不宜用。久咳肺虚。亦应在阴伤气耗，纯虚无邪时，方可使用。

4. 现代应用 临床常用于治疗急性心肌梗死、病毒性心肌炎、心源性休克、中毒性休克、失血性休克及冠心病、内分泌失调等病属气阴两虚者。

5. 历代名家的应用经验

（1）京都名医著名中医儿科专家宋祚民治疗病毒性心肌炎重在调补气血。对于偏阴虚者以生脉散为主治，并用沙参代替人参，因沙参滋阴润养而不燥烈，其育阴之力强于人参，再配合鲜石斛、麦冬、五味子等育阴之品治疗往往取效。

（2）著名中医儿科专家、原中国中医研究院西苑医院儿科主任赵心波认为急性病毒性心肌炎多因热邪内扰、心气受损、肺阴有伤，治宜清热生津，养心益气。因而可运用生脉散和竹叶石膏汤加减治疗急性病毒性心肌炎。

（3）国医大师、首批全国继承老中医药专家学术经验导师朱良春教授治疗心病，脉分阴阳治心悸，施补当分温和清。朱师治疗"风心"之心悸，先以脉象分清阴阳。阴虚者，脉象细数或促，治以补而兼清，且注重通脉之品，朱师喜用生脉散加味，人参、五味子为对，乃取酸甘化阴，滋液扶正；又重用柏子仁、麦冬为对，以透心肾，益脾胃，除风湿，柏子仁质虽润而性却燥，与麦冬为伍，可谓一润一燥。

血府逐瘀汤

【来源】《医林改错》

【组成】桃仁四钱（12克）　红花三钱（9克）　当归三钱（9克）　生地黄三钱（9克）　川芎一钱半（4.5克）　赤芍二钱（6克）　牛膝三钱（9克）　桔梗一钱半（4.5克）　柴胡一钱（3克）　枳壳二钱（6克）　甘草二钱（6克）

【用法】水煎服。

【功用】活血化瘀，行气止痛。

【主治】小儿病毒性心肌炎之胸中血瘀证。胸痛，头痛，日久不愈，痛如针刺而有定处，或呃逆日久不止，或饮水即呛，干呕，或内热瞀闷，或心悸怔忡，失眠多梦，急躁易怒，入暮潮热，唇暗或两目暗黑，舌质暗红，或舌有瘀斑、瘀点，脉涩或弦紧。

【方解】本方主治诸证皆为瘀血内阻胸部，气机郁滞所致。即王清任所称"胸中血府血瘀"之证。胸中为气之所宗，血之所聚，肝经循行之分野。血瘀胸中，气机阻滞，清阳郁遏不升，则胸痛、头痛日久不愈，痛如针刺，且有定处；胸中血瘀，影响及胃，胃气上逆，故呃逆干呕，甚则水入即呛；瘀久化热，则内热瞀闷，入暮潮热；瘀热扰心，则心悸怔忡，失眠多梦；郁滞日久，肝失条达，故急躁易怒；至于唇、目、舌、脉所见，皆为瘀血征象。治宜活血化瘀，兼以行气止痛。方中桃仁破血行滞而润燥，红花活血祛瘀以止痛，共为君药。赤芍、川芎助君药活血祛瘀；牛膝活血通经，祛瘀止痛，引血下行，共为臣药。生地、当归养血益阴，清热活血；桔梗、枳壳，一升一降，宽胸行气；柴胡疏肝解郁，升达清阳，与桔梗、枳壳同用，尤善理气行滞，使气行则血行，以上均为佐药。桔梗并能载药上行，兼有使药之用；甘草调和诸药，亦为使药。全方配伍，特点有三：一为活血与行气相伍，既行血分瘀滞，又解气分郁结；二是祛瘀与养血同施，则活血而无耗血之虑，行气又无伤阴之弊；三为升降兼顾，既能升达清阳，又可降泄下行，使气血和调。合而用之，使血活瘀化气行，则诸症可愈，为治胸中血瘀证之良方。

【临床应用】

1. 用方要点 以小儿症见胸痛，头痛，痛有定处，舌暗红或有瘀斑，脉涩或弦紧为用方要点。

2. 随症加减 若瘀痛入络，可加全蝎、穿山甲、地龙、三棱、莪术等以破血通络止痛；气机郁滞较重，加川楝子、香附、青皮等以疏肝理气止痛；血瘀经闭、痛经者，可用本方去桔梗，加香附、益母草、泽兰等以活血调经止痛；胁下有痞块，属血瘀者，可酌加丹参、郁金、䗪虫、水蛭等以活血破瘀，消癥化滞。

3. 使用注意 由于方中活血祛瘀药较多，故孕妇忌用。

4. 现代应用 本方常用于冠心病心绞痛、风湿性心脏病、胸部挫伤及肋软骨炎之胸痛，以及脑血栓形成、高血压病、高脂血症、血栓闭塞性脉管炎、神经官能症、脑震荡后遗症之头痛、头晕等属瘀阻气滞者。

5. 历代名家的应用经验 北京中医药大学终身教授、全国首届继承中医工作的 500 位名老中医之一、全国名老中医之一刘弼臣教授治疗善用血府逐瘀汤治疗病毒性心肌炎证属血瘀气滞、心络挛急型。刘老认为此病瘀血停著，多属久病之证。血瘀气滞，流行不畅，则心神不安而悸动胸痛，面色黯，神情呆滞。瘀结停滞积久不散，则舌有瘀斑，脉象涩滞而不流利。治宜理气活血、化瘀通络。方用血府逐瘀汤加减效果甚好。

参附龙牡救逆汤

【来源】《中医儿科学》

【组成】 人参10克　附子10克　龙骨10克　牡蛎10克　白芍10克　炙甘草5克

【用法】 水煎顿服。

【功用】 温补心阳，救逆固脱。

【主治】 病毒性心肌炎辨证属于心阳虚衰者，症见患儿面色苍白而青，口唇发紫，呼吸浅促，额汗不温，四肢厥冷，虚烦不安，右胁下并可出现瘀块，舌苔薄白，质暗紫，脉象微弱疾数。

【方解】方中人参大补元气，附子温阳救逆，龙骨、牡蛎潜阳敛汗；白芍、甘草和营护阴。诸药合用，有回阳救逆，潜阳护阴之功。

【临床应用】

1. 用方要点 以心悸乏力，四肢不温，舌质淡暗，脉细数或脉微欲绝为用方要点。

2. 随症加减 气阴两竭者，宜育阴潜阳救逆，可加生脉散；在心阳虚衰之时，常伴见面色、唇舌青紫瘀血之症状，以及右胁下瘀块明显者，可酌加当归、红花、紫草参等活血化瘀之品，以助血行畅利。

3. 使用注意 里实外感小儿者忌用。

4. 现代应用 病毒性心肌炎等。

5. 历代名家的应用经验 北京中医药大学终身教授、全国首届继承中医工作的500位名老中医之一、全国名老中医之一刘弼臣教授认为小儿病毒性心肌炎病邪深陷，正气不支，心阳不振，则面色苍白，心悸不安。鼓动无力，则脉沉细而弱。阳气不达四末，不充肌表，则四肢冷而形寒。阳气外越故大汗淋漓。刘老认为这些虚寒败象，如救治不及时，常危及生命。此时治疗的关键，主要在于挽救元阳，阳回则生，阳亡则死。法宜温补心肾、回阳固脱。方用参附龙牡救逆汤加减。治疗重心不在邪之多少，关键在于速救欲脱之元阳。故用参附回阳，龙牡镇摄，五味子、白芍酸收固脱，炙甘草益气和中，姜枣调和营卫，五加皮、万年青强心利水。终收温补心肾、回阳固脱之效，达到"正固则邪去"的目的。

调肺养心方

【来源】刘弼臣方

【组成】辛夷花10克　玄参10克　板蓝根10克　山豆根5克　黄芪15克麦冬15克　五味子10克　丹参15克　苦参15克　蚤休10克　阿胶10克

【用法】每日1剂，水煎服。

【功用】宣肺解毒行气血，益气养阴宁心神。

【**主治**】小儿病毒性心肌炎属气阴两虚、瘀热阻心证。症见：感冒后出现神疲乏力、心悸、气短、自汗、盗汗，舌质暗红、苔薄、脉结代。

【**方解**】方中以玄参、板蓝根、山豆根、蚤休清热解毒祛邪；辛夷花、苍耳子宣肺通窍；丹参活血祛瘀，苦参、麦冬、五味子、北芪、阿胶养心血、安心神、益心气。现代药理研究已证明玄参、板蓝根、苦参、黄芪等药有较好的抗病毒作用及一定抗菌作用。诸药合伍，共奏益气养阴、清热化瘀、宣阳通脉之功，以使瘀祛热清，气阴得复，心阳得宣，心脉得复，则诸症自愈。

【**临床应用**】

1. 用方要点 以感冒后出现神疲乏力、心悸、气短、自汗、盗汗，舌质暗红、苔薄、脉结代为用方要点。

2. 随症加减 若夹血瘀者，加丹皮、赤芍、红花；夹湿热者，加茵陈、苦参、藿香、佩兰；兼气滞者，加香橼、佛手等理气药。

3. 使用注意 凡外感风寒及湿热病初起者禁用。

4. 现代应用 病毒性心肌炎。

5. 历代名家的应用经验 北京中医药大学终身教授、全国首届继承中医工作的 500 位名老中医之一、全国名老中医之一刘弼臣教授在治疗中应从小儿生理、病理特点出发，"从肺论治小儿病毒性心肌炎"。刘老特别指出："幼儿娇肺易遭伤"，"天地之寒热伤人也，感则肺先受之"，故在病理上形成了"肺为娇脏，难调而易伤"的特点。刘老认为肺与心的病理关系在本病主要表现为肺卫机能失调，邪毒袭肺侵心，或肺失宣降，外邪扰心阻脉。在病程的急性阶段，一般都与六淫外邪有密切关系。邪毒从口鼻而入，邪入必损营卫气血，循经络由表入里，先损心之"体"，继损心之"用"，由阴血之伤而渐致阳气虚损，病情反复，经久难愈。病之初，病位在于肺，邪滞不去，损及心气心血，瘀阻脉络，气血失调，心律因而紊乱。初起具有风热外感，热毒奎盛等表现：发热、咳嗽、咽痛、腹痛、腹泻，并具有胸痛、心悸等症状。这正是病毒性心肌炎在这一阶段的最基本的特征，也即是中医所说的"邪热犯心"。因此，治疗上除从肺治疗外，还必须加用护心调脉的药物。慢性阶段由于病程日久，肺虚卫弱，极易外感而加重病情，或使病程迁延，治疗用药应从补益肺气，增强机体的抗病能力，以利气血化生而养心复脉。

第六节 紫 癜

　　紫癜是小儿时期常见的出血性疾病之一，以血液溢于皮肤、黏膜之下，出现瘀点、瘀斑，压之不退色为特征。常伴见鼻衄、齿衄，甚则呕血、便血、尿血。以学龄儿童较为多见，常可反复发作。本病的预后与引起紫癜的各种疾病有关，一般经治可愈，预后良好。反复发作或出血严重者，往往迁延难愈，甚则危及生命。古代医籍中没有紫癜这一名称，《证治准绳·疡医》中有"紫癜风"的记载，类似本证的证候描述见于"血证"、"斑毒"和"葡萄疫"等门中。《灵枢·百病始生篇》所云："阳络伤则血外溢，血外溢则衄血；阴络伤则血内溢，血内溢则后血。"指的是一般血证。《诸病源候论·患斑毒病候》所论的"斑毒"、《小儿卫生总微论方·血溢论》所论的"血溢"，与紫癜多为血分热毒的病理相似。《外科正宗》中有"葡萄疫"一名，清代《医宗金鉴·外科心法》云："此证多由婴儿感受疠疫之气，郁于皮肤，凝结而成。大、小青紫斑点，色状若葡萄，发于遍身，惟腿胫居多"，此与现代紫癜病的症状、病机极为一致。当出现鼻衄、便血等出血现象时，又与"衄血"、"便血"、"尿血"相关。另外，有关"斑疹"、"发斑"的论述多指温病发斑，与本证也有相似之处。紫癜的病因有内因、外因两方面，可分为虚实两类。先天禀赋不足，肺脾气虚为其内因，多为虚证；而外因则多因感受时邪，饮食不当所致，常呈实证。病机要点为脉络受伤，血不循经，溢于脉外，形成紫癜。离经之血经久不去，形成瘀血，瘀血阻于脉络，往往又会加重出血。

　　本病属血证范畴，包括西医学所指多种出血性疾病，儿科临床最多见的为过敏性紫癜及原发性血小板减少性紫癜。

犀角地黄汤

【来源】《外台秘要》

【组成】犀角（水牛角代）六钱（30克）　生地黄四钱八分（24克）　芍药二钱四分（12克）　牡丹皮一钱八分（9克）

【用法】作汤剂，水煎服，水牛角镑片先煎，余药后下。以水九升，煮取三升，分三服。

【功用】清热解毒，凉血散瘀。

【主治】热入血分之小儿紫癜证。症见皮肤出现紫暗斑点，小者如针头，大者如豌豆，开始色红，继则紫暗，或见便血、尿血，或见腹痛便秘，心烦口渴，小便短赤，唇红，舌红绛，舌苔黄燥，脉象滑数，指纹青紫等。

【方解】本方治证多由热毒炽盛于血分所致。方用苦咸寒之犀角为君，凉血清心而解热毒，使火平热降，毒解血宁。臣以甘苦寒之生地，凉血滋阴生津，一以助犀角清热凉血，又能止血；一以复已失之阴血。用苦微寒之赤芍与辛苦微寒之丹皮共为佐药，清热凉血，活血散瘀，可收化斑之功。四药相配，共成清热解毒，凉血散瘀之剂。本方配伍特点是凉血与活血散瘀并用，使热清血宁而无耗血动血之虑，凉血止血又无冰伏留瘀之弊。

【临床应用】

1. 用方要点　以热伤血络，皮肤出现紫暗斑点，心烦口渴，小便短赤，舌红绛，舌苔黄燥，脉象滑数，指纹青紫等为用方要点。

2. 随症加减　若见蓄血、喜忘如狂者，系热燔血分，邪热与瘀血互结，可加大黄、黄芩，以清热逐瘀与凉血散瘀同用；郁怒而夹肝火者，加柴胡、黄芩、栀子以清泻肝火；用治热迫血溢之出血证，可酌加白茅根、侧柏炭、小蓟等，以增强凉血止血之功。

3. 使用注意　本方寒凉清滋，对于阳虚失血，脾胃虚弱者忌用。

4. 现代应用　本方常用于重症肝炎、肝昏迷、弥漫性血管内凝血、尿毒症、过敏性紫癜、血小板减少性紫癜、蛛网膜下腔出血、急性白血病、败血症、流行性脑脊髓膜炎、流行性出血热等属血分热盛者。

5. 历代名家的应用经验

（1）甘肃省名中医张士卿教授认为小儿过敏性紫癜总以邪热瘀阻血脉为主，而犀角地黄汤有凉血散血、清热养阴之功效，故常运用此方随证治疗小儿过敏性紫癜。

（2）国家老中医药专家学术经验继承工作指导老师、江苏省名中医周仲瑛教授认为，犀角地黄汤远不局限于外感病范畴，举凡内、外、妇、儿各科的多种急慢性疾病中出现血热、血瘀、出血证，现代实验检查符合 DIC 诊断指标、血液流变等异常,甲襞微循环异常,血小板黏附和聚集异常者皆可随证施用。

(3)上海华东医院主任医师乔仰先老中医运用"犀角地黄汤"治疗血液病(如白血病、再生障碍性贫血、血小板减少症),外感热病,急性黄色肝萎缩,肝昏迷症。现常将犀角改为水牛角,并加大剂量,有时本方酌情加干茅芦根 12 克,藕节 24 克,以加强凉血止血、清肺胃热之功。

六味地黄丸

【来源】《小儿药证直诀》

【组成】 熟地黄八钱(24 克)　山萸肉、干山药各四钱(各 20 克)　泽泻、牡丹皮、茯苓去皮,各三钱(9 克)

【用法】 上为末,炼蜜为丸,如梧桐子大。空心温水化下三丸(小儿用量酌减)(现代用法:亦可水煎服)。

【功用】 滋补肝肾。

【主治】 小儿紫癜辨证属于肝肾阴虚证。症见小儿皮肤出现瘀斑,常伴鼻衄、齿衄、潮热、盗汗、咽干、口燥,面色潮红,唇色樱红,嘴唇干燥,舌红少津,少苔或无苔,脉象细数等。

【方解】 方中重用熟地黄滋阴补肾,填精益髓,为君药。山茱萸补养肝肾,并能涩精,取"肝肾同源"之意;山药补益脾阴,亦能固肾,共为臣药。三药配合,肾、肝、脾三阴并补,是为"三补",但熟地黄用量是山萸肉与山药之和,故仍以补肾为主。泽泻利湿而泄肾浊,并能减熟地黄之滋腻;茯苓淡渗脾湿,并助山药之健运,与泽泻共泻肾浊,助真阴得复其位;丹皮清泄虚热,并制山萸肉之温涩。三药称为"三泻",均为佐药。六味合用,三补三泻,其中补药用量重于"泻药",是以补为主;肝、脾、肾三阴并补,以补肾阴为主,这是本方的配伍特点。

六味地黄丸系宋·钱乙从《金匮要略》的肾气丸减去桂枝、附子而成,原名"地黄丸",用治肾怯诸证。《小儿药证直诀笺正》说:"仲阳意中,谓小儿阳气甚盛,因去桂附而创立此丸,以为幼科补肾专药。"

【临床应用】

1. 用方要点 本方是治疗小儿紫癜肝肾阴虚证的基础方。临床应用以头晕目眩,口燥咽干,舌红少苔,脉沉细数为用方要点。

2. 随症加减 若虚火明显者，加知母、玄参、黄柏等以加强清热降火之功；兼脾虚气滞者，加白术、砂仁、陈皮等以健脾和胃。

3. 使用注意 脾虚泄泻者慎用。

4. 现代应用 本方常用于慢性肾炎、高血压病、糖尿病、肺结核、肾结核、甲状腺功能亢进、中心性视网膜炎及无排卵性功能性子宫出血、更年期综合征等属肾阴虚弱为主者。

5. 历代名家的应用经验

（1）国医大师、黑龙江省名中医张琪教授认为过敏性紫癜肾病如失治误治，日久不愈，往往会耗伤气血，损伤脾胃，形成虚实夹杂证。其治疗不可妄投攻邪，徒伤正气，而应扶正祛邪并施，并加收涩止血之品，用自拟"四味止血汤"（龙骨、牡蛎、海螵蛸、茜草各20克）与六味地黄丸用，甚为恰当。

（2）山东省中医院眼科主任蔡华松教授认为慢性色素膜炎长期应用激素，病情反复发作，应用"六味地黄丸"可明显稳定病情，消除激素的毒副作用，本方蔡老教授还用于治疗糖尿病性视网膜病变，中心性视网膜炎，慢性视神经炎。但不适用于肝胆火旺或肝阳上亢所致病证。

（3）长春市中医院内科曲生老中医善用"六味地黄丸"治疗腰膝酸软，骨蒸酸痛，头晕，目眩，耳聋，盗汗，遗精，消渴，足跟作痛等肾虚症候。肾阳虚时不宜使用。

右归丸

【来源】《景岳全书》

【组成】 熟地黄八两（240克）　山药炒，四两（120克）　山茱萸微炒，三两（90克）　枸杞子微炒，三两（90克）　菟丝子制，四两（120克）　鹿角胶炒珠，四两（120克）　杜仲姜汁炒，四两（120克）　肉桂二两（60克）　当归三两（90克）　制附子二两，渐可加至五六两（60～180克）

【用法】 上先将熟地蒸烂杵膏，加炼蜜为丸，如梧桐子大。每服百余丸（6～9克），食前用滚汤或淡盐汤送下；或丸如弹子大，每嚼服二三丸（6～9克），以滚白汤送下（现代用法：亦可水煎服，用量按原方比例酌减）。

【功用】 温补肾阳，填精益髓。

【主治】 小儿紫癜之肾阳不足，命门火衰证。症见小儿皮肤出现瘀斑或瘀点伴有神疲乏力，畏寒肢冷，或饮食减少，大便不实，或小便自遗，舌淡苔白，脉沉而迟。

【方解】 本方所治之证为肾阳虚弱，命门火衰所致。肾为水火之脏，内寄命门之火，为元阳之根本。肾阳不足，命门火衰，失于温煦，甚则火不生土，影响脾胃纳运，故见气衰神疲、畏寒肢冷、或饮食减少、大便不实。治宜"益火之源，以培右肾之元阳"（《景岳全书》）。方中附子、肉桂、鹿角胶培补肾中元阳，温里祛寒，为君药。熟地黄、山萸肉、枸杞子、山药滋阴益肾、养肝补脾、填精补髓，取"阴中求阳"之义，为臣药。再用菟丝子、杜仲补肝肾、强腰膝，配以当归养血和血，共补肝肾精血，为佐药。诸药合用，以温肾阳为主而阴阳兼顾，肝脾肾并补，妙在阴中求阳，使元阳得以归原，故名"右归丸"。本方配伍特点：一是补阳药与补阴药相配，则"阳得阴助，生化无穷"，体现了"阴中求阳"的治疗法则；二是本方纯补无泻，集温补药与滋补药于一方，则益火源之功尤著。

【临床应用】

1. 用方要点 本方为治小儿紫癜之肾阳不足，命门火衰型的常用方。临床应用以小儿紫癜伴有神疲乏力，畏寒肢冷，脉沉迟为用方要点。

2. 随症加减 若阳衰气虚，加人参以补之；饮食减少或不易消化，或呕恶吞酸，加干姜以温中散寒；腹痛不止，加吴茱萸（炒）以散寒止痛；腰膝酸痛者，加胡桃肉以补肾助阳、益髓强腰。

3. 使用注意 本方纯补无泻，故对肾虚兼有湿浊者，不宜使用。

4. 现代应用 本方可用于肾病综合征、老年骨质疏松症、精少不育症，以及贫血、白细胞减少症等属肾阳不足者。

5. 历代名家的应用经验 右归丸最早载于张景岳先生的《景岳全书》，本方系由《金匮要略》肾气丸减去"三泻"（泽泻、丹皮、茯苓），加鹿角胶、菟丝子、杜仲、枸杞子、当归而成，增强补阳作用，不用泻法，保全补益之力，使药效专于温补。

消风宁络饮

【来源】 曹向平方

【组成】 炒防风10克　炙黄芪15克　炒赤芍10克　生地15克　炒丹皮10克

牛角腮 15克　生槐花 15克　炙甘草 5克　红枣 10枚

【用法】每日1剂，水煎服。

【功用】消风凉血，散瘀宁络，调和营卫。

【主治】小儿过敏性紫癜。症见小儿皮肤瘀斑、舌紫暗，脉涩。

【方解】本方的目的为消风凉血、散瘀宁络并举，辅以调整营卫。方中防风为祛风之要药，可祛头面及全面之风邪；生槐花功能凉血，祛血中之风热，两药相伍共奏消风宁络之功；赤芍为清热凉血之佳品，丹皮功专散瘀，生地滋阴清热，凉血止血；牛角腮为黄牛或水牛角的骨质角髓，味苦性温，为止血祛瘀之品，疗血证之要药。上药合伍而成凉血散瘀之功；黄芪、炙甘草、红枣及生地和营养阴益气，黄芪更有补气以加强活血散瘀，托里排毒之功效；芪、草、枣味甘性温，和营之同时能制约凉血药之寒遏；黄芪、防风有"玉屏风散"之意。主固护卫气，扶正固本。综观全方，药味虽少，然配伍精当，选药精炼，内外结合，寒温并用。

【临床应用】

1. 用方要点　以皮肤瘀斑、舌紫暗，脉涩为用方要点。

2. 随症加减　伴明显腹痛者去丹皮、赤芍，加白芍 15克，木香 10克；下肢浮肿者加黑大豆 15克，泽兰叶 10克；尿血者加地肤子 10克，茜根 15克，小蓟、大蓟各 15克。

3. 使用注意　小儿紫癜虚寒者忌用。

4. 现代应用　小儿过敏性紫癜。

5. 历代名家的应用经验　南通医学院附属医院中医内科曹向平教授集临床工作五十余年的经验，精思熟虑，对本病的中医药治疗进行了卓有成效的探索，并自拟"消风宁络饮"，经长期临床验证，疗效明显。曹老主张，小儿为纯阳之体，外邪入内，更易化燥化火。治疗本病在凉血止血之同时，应消风散热。凉血以求宁络，络宁则血循经脉而血止斑退。然燥火不去则血热难平，故凉血必须消风，祛风即是散热。[殷晓明，曹向平教授治疗过敏性紫癜的临床经验，江苏中医，1991（10）：1-2.]

第七节　再生障碍性贫血

再生障碍性贫血（aplastic anemia，AA，再障）是一种骨髓造血功能衰竭症，主要表现为骨髓造血功能低下、全血细胞减少和贫血、出血、感染征候群。临床上骨髓穿刺及骨髓活检等检查用于确诊再障。再障罕有自愈者，一旦确诊，应积极治疗。在中医看来，慢性再生障碍性贫血属于中医学"虚劳"、"血证"、"血虚"、"虚损"等范畴，其病因病机，中医学认为是在外感六淫、内伤七情、饮食不节、劳倦过度、药物毒邪等因素的作用下，伤及脏腑阴阳，尤其是肝脾肾及骨髓，导致临床"虚劳血虚"之象。

人参养荣汤

【来源】《三因极一病证方论》

【组成】白芍药三两　当归、陈皮、黄芪、桂心去粗皮、人参、白术、甘草炙，各一两　熟地黄、制五味、茯苓各七钱　半远志炒，去心，半两

【用法】上锉为散，每服四钱（12 克），用水一盏半，加生姜三片，大枣二枚，煎至七分，去滓，空腹服（亦可作汤剂，水煎服，小儿用量酌减）。

【功用】温补气血，益骨生髓。

【主治】小儿再生障碍性贫血之气血亏虚型。症见贫血伴有面色苍白，神疲肢倦，食欲不振，心悸气短，毛发不泽或早白，舌淡红，苔白薄少，脉沉细无力。

【方解】本方以参、术、苓、草补肺以生气，取血不足而益其气，阳生则阴长之意；辅以归、地、芍养血荣心；佐以五味子收心安神，远志交通心肾，使上下相交而气血化生，陈皮行气使补气药补而不滞，而充分发挥补气的作用；更使以肉桂导诸药入营分，配远志之入心而助生血之力。诸药共达五脏互养互荣之功，而统治诸虚。总之，其功效主要在于养荣，故曰养荣汤。

【临床应用】

1. 用方要点　本方主治积劳虚损，气血两虚证，以贫血伴有面色萎黄或苍白，气短懒言，神疲乏力，食少纳呆，舌苔薄白，脉弱为用方要点。

2. 随症加减　便溏，去熟地、龙眼肉，加苍术、木香；失眠多梦，加酸枣仁、夜交藤。

3. 使用注意　由于阴虚阳旺而致心悸、自汗、失眠、健忘诸症者，不可用本方。

4. 现代应用 缺铁性贫血、再生障碍性贫血等各类贫血。

5. 历代名家的应用经验 日本名越温古用人参养荣汤治疗对再生障碍性贫血及骨髓增生异常综合征患者的难治性贫血。该法不仅能使原因不明预后不良的再障及骨髓增生异常综合征患者的症状得到改善，而且骨髓像也可见改善，使末梢血象的细胞数和质得到提高。

人参养荣汤中的补气健脾药有黄芪、人参、白术、茯苓、甘草五味，具有促进蛋白合成和造血功能。活血药当归有改善骨髓血循环作用，活跃红细胞、血小板系统，也可能使骨髓粒细胞系增生。可见人参养荣汤有直接和间接提高造血干细胞的近期疗效。［名越温古. 日本东洋医学杂志，1996，46（2）：269.］

龟鹿二仙胶

【来源】《医便》

【组成】 鹿角用新鲜麋鹿杀角，解的不用，马鹿角不用，去角脑梢骨二寸绝断，劈开，净用十斤（5000克） 龟板去弦，洗净，五斤，捶碎（2500克） 人参十五两（450克）枸杞子三十两（900克）

【用法】 上前三味袋盛，放长流水内浸三日，用铅坛一只，如无铅坛，底下放铅一大片亦可。将角并甲（龟板）放人坛内，用水浸，高三五寸，黄蜡三两封口，放大锅内，桑柴火煮七昼夜。煮时坛内一日添热水一次，勿令沸起，锅内一日夜添水五次，候角酥取出，洗，滤净去滓。其滓即鹿角霜、龟甲霜也。将清汁另放。另将人参、枸杞子用铜锅以水三十六碗，熬至药面无水，以新布绞取清汁，将滓置石臼水捶捣细，用水二十四碗又熬如前；又滤又捣又熬，如此三次，以滓无味为度。将前龟、鹿汁并参、杞汁和入锅内，文火熬至滴水成珠不散，乃成胶也。每服初起一钱五分（4.5克），十日加五分（1.5克），加至三钱（9克）止，空心酒化下，常服乃可（现代用法：上用铅坛熬胶，初服酒服4.5克，渐加至9克，空心时服用）。

【功用】 滋阴填精，益气壮阳。

【主治】 小儿再生障碍性贫血之真元虚损，精血不足证。症见贫血伴有面白乏力，两目昏花，舌淡苔白。

【方解】本方证的病机为肾之阴精、元阳亏虚。气血化生于脾胃，精血藏养于肾肝，故无论先天禀赋不足，抑或后天脾胃失养及病后失调，均可使肾精不足，真元虚损，以致阴阳精血俱亏。由于病本在肾，虚及阴阳精血，故见身体消瘦、两目昏花，治宜填精补髓，益气养血，阴阳并补。方中鹿角胶甘咸而温，善于温肾壮阳，益精补血；龟板胶甘咸而寒，长于填补精髓，滋养阴血，二味为血肉有情之品，最能峻补阴阳而化生精血，共为君药。配伍枸杞子益肝肾，补精血，以辅助龟、鹿二药之功；更用人参补后天，益中气，以增强气血生化之源，均为臣药。四味合用，阴阳并补，气血兼顾，四药合用，性味平和，入五脏而以肝、肾为主，又善通奇经之任、督，具有填精补髓、益气养血之功效。

【临床应用】

1. 用方要点　本方为阴阳气血同补之剂，既能滋补肝肾，又可补益脾胃。临床应用以贫血、面白乏力，两目昏花，舌淡苔白为用方要点。

2. 随症加减　若兼有眩晕者，加杭菊花、明天麻以熄风止晕。

3. 使用注意　本方常用于内分泌障碍引起的发育不良、重症贫血、神经衰弱，以及性功能减退等属阴阳两虚者。

4. 现代应用　本方纯补，不免滋腻，故脾胃虚弱而食少便溏者不宜使用，或合用四君子汤以助运化。

5. 历代名家的应用经验

（1）现考此方，出于王三才《医便》。其原文云："延龄育子，龟鹿二仙胶：此方试治极效，专治男妇真元虚损，久不孕育。一服此胶百日，即有孕一应验神速。并治男子酒色过度，销砾真阴；妇人七情伤损血气；堵虚百损，五劳七伤，并皆治之。"

（2）四川省首届十大名中医之一陈绍宏教授认为，慢性再障患者病程长，久病阴损及阳，阳损及阴，终致肾之阴阳俱虚，单纯补阴或补阳皆失之偏颇。因此在诊治慢性再障的过程中始终贯穿阴阳互根互用思想，治法上宗《难经·十四难》："损其肾者，益其精"之旨，遣方用药上又根据《素问·阴阳应象大论》中所论"形不足者，温之以气；精不足者，补之以味"，选用龟鹿二仙胶，滋阴补阳，获得了较满意疗效。陈师在本方剂量上改四药为等量，加大人参、枸杞用量，阴阳并补，且补阴而无凝滞之弊，补阳而无燥热之害。使用本方时，若患者伴有出血症状，则每日加三七粉 10 克冲服。[周江．陈绍宏运用龟鹿二仙胶治疗慢性再生障碍性贫血的经验．世界中医药，2008，3（2）：88]

双效丸

【来源】何世英方

【组成】野党参 28 克　茯苓 28 克　制附子 12.5 克　白术 28 克　当归 28 克　白芍 28 克　丹参 28 克　建曲 28 克　鹿角胶 28 克　熟地 37.5 克　肉苁蓉 37.5 克　黄芪 93.8 克　砂仁 14 克　川芎 14 克　生鳖甲 28 克

【用法】上药共研细末，蜜丸，每丸 1.6 克。6 岁以下每次半丸，6 岁以上每次 1 丸，每天 2 次。

【功用】摄血化瘀，气血双补。

【主治】小儿再生障碍性贫血及一般贫血。症见小儿贫血伴有头晕、乏力、气促、心悸，舌淡脉弱。

【方解】本方是以八珍汤去甘草加黄芪双补气血为基础，再加鹿角胶、制附子、肉苁蓉温阳补火生土；鳖甲、丹参滋阴清热，活血化瘀；神曲、砂仁健脾理气。诸药协和，气血双补，阴阳协调，摄血化瘀，补而不滞，适应于脾阳不足之血虚者。

【临床应用】

1. 用方要点　以小儿贫血伴有头晕、乏力、气促、心悸，舌淡脉弱为用方要点。

2. 随症加减　若以血虚为主，眩晕心悸明显者，可加白芍用量；以气虚为主，气短乏力明显者，可加白术用量；兼见不寐者，可加酸枣仁、五味子。

3. 现代应用　小儿再生障碍性贫血及一般贫血。

第四章　肝系病证名方

第一节　小儿惊风

　　小儿惊风又称小儿"惊厥"，俗称"抽风"，是一种以抽搐伴神昏为特征的证候。本证因温热病发生者最多，发病年龄多为 5 岁以下的小儿，7 岁以上则逐渐减少。发病来势突然，变化迅速，证情凶险，往往威胁小儿生命，所以古代医家认为惊风是一种恶候，列为儿科四大要证之一。本证有急惊风与慢惊风之分。凡起病急暴、证候表现属阳属实者统称急惊风；病久中虚、证候表现属阴属虚者，统称慢惊风。若慢惊风进一步发展，病久延绵不愈，阳气衰败，虚风内动者，则称慢脾风，是慢惊风中的危重证候。惊风在宋以前一般都与痫证混淆，如《颅囟经》、《外台秘要》等书，都提到"惊痫"。至北宋王怀隐《太平圣惠方》、钱乙《小儿药证直诀》始有惊风之名，并已分为急惊风与慢惊风二大类。古代医家把惊风病因病机及临床表现归纳为四证八候。所谓四证，即热、痰、风、惊。所谓八候，即搐、搦、掣、颤、反、引、窜、视。由于惊风的主要症状是强直和痉挛，故有的医家把"痉"和"惊"作为通用名称，如《温病条辨·解儿难》中就有"痉为惊风"的说法。近代中医习惯上将小儿抽搐、痉挛的症状称为惊风。治疗急惊以熄风清热镇痉豁痰为基本法则，慢惊以补虚治本为治疗大法，常用的法则有温中健脾、温阳逐寒、育阴潜阳、柔肝熄风。

　　本病西医学称小儿惊厥。其中伴有发热者，多为感染性疾病所致，颅内感染性疾病常见有脑膜炎、脑脓肿、脑炎、脑寄生虫病等；颅外感染性疾病常见有高热惊厥、各种严重感染（如中毒性菌痢、中毒性肺炎、败血症等）。不伴有发热者，多为非感染性疾病所致，除常见的癫痫外，还有水及电解质紊乱、低血糖、药物中毒、食物中毒、遗传代谢性疾病、脑外伤、脑瘤等。临证要详细询问病史，细致体格检查，并作相应实验室检查，以明确诊断。

及时进行针对性治疗。

紫雪丹

【来源】《外台秘要》

【组成】石膏三斤（1.5千克） 寒水石三斤（1.5千克） 滑石三斤（1.5千克）磁石三斤（1.5千克） 水牛角浓缩粉五两（150克） 羚羊角屑五两（150克） 沉香五两（150克） 青木香五两（150克） 玄参一斤（500克） 升麻一斤（500克）炙甘草八两（240克） 丁香一两（30克） 芒硝十斤（5000克） 硝石四升（2千克） 麝香五分（1.5克） 朱砂三两（90克） 黄金一百两（3.1千克）

【用法】上十三味，以水一斛，先煮五种金石药，得四斗，去滓后内八物，煮取一斗五升，去滓。取硝石四升（2千克），芒硝亦可，用朴硝精者十斤（5千克）投汁中，微火上煮，柳木篦搅，勿住手，有七升，投入木盆中，半日欲凝，内成研朱砂三两（90克），细研麝香五分（1.5克），内中搅调，寒之二日成霜雪紫色。病人强壮者，一服二分（0.6克），当利热毒；老弱人或热毒微者，一服一分（0.3克），以意节之（现代用法：不用黄金，先用石膏、寒水石、滑石、磁石砸成小块，加水煎煮3次。再将玄参、木香、沉香、升麻、甘草、丁香用石膏等煎液煎煮3次，合并煎液，滤过，滤液浓缩成膏，芒硝、硝石粉碎，兑入膏中，混匀，干燥，粉碎成中粉或细粉；羚羊角锉研成细粉；朱砂水飞成极细粉；将水牛角浓缩粉、麝香研细，与上述粉末配研、过筛、混匀即得，每瓶装1.5克。口服，每次1.5~3克，每日2次；周岁小儿每次0.3克，5岁以内小儿每增1岁，递增0.3克，每日1次；5岁以上小儿酌情服用）。

【功用】清热开窍，熄风止痉。

【主治】小儿热闭心包，热盛动风证。症见小儿高热烦躁，神昏谵语，痉厥，口渴唇焦，尿赤便闭，舌质红绛，苔黄燥，脉数有力或弦数。

【方解】本方证因温病邪热炽盛，内闭心包，引动肝风所致。邪热炽盛，心神被扰，故神昏谵语、高热烦躁；热极动风，故痉厥抽搐；热盛伤津，故口渴唇焦、尿赤、便闭；小儿热盛惊厥亦属邪热内闭，肝风内动之候。本方证既有热闭心包，又见热盛动风，故以清热开窍、熄风镇痉为治。方中犀角功专清心凉血解毒，羚羊角长于凉肝熄风止痉，麝香芳香开窍醒神，三药合用，是为清心凉肝，开窍熄风的常用组合，针对高热、神昏、痉厥等主证而设，共为君药。生石膏、寒水石、滑石清热泻火，滑石且可导热从小便而出；玄参、升麻清热解毒，其中玄参尚能养阴生津，升麻又可清热透邪，俱为臣药。方中清热药选用甘寒、咸寒之品，而不用苦寒直折，不仅避免苦燥伤阴，而且兼具生津护液之用，对热盛津伤之证，寓有深意。佐以木香、丁香、沉香行气通窍，与麝香配伍，增强开窍醒神之功；朱砂、磁石重镇安神，朱砂并能清心解毒，磁石又能潜镇肝阳，与君药配合以加强除烦止痉之效；更用朴硝、硝石泄热散结以"釜底抽薪"，可使邪热从肠腑下泄，原书指出服后"当利热毒"。炙甘草益气安中，调和诸药，并防寒凉伤胃之弊，为佐使药。原方应用黄金，乃取镇心安神之功。诸药合用，心肝并治，于清热开窍之中兼具熄风止痉之效，既开上窍，又通下窍，是为本方配伍特点。

【临床应用】

1. 用方要点　本方为治疗小儿热闭心包，热盛动风证的常用方。临床应用以小儿高热烦躁，神昏谵语，痉厥，舌红绛，脉数实为用方要点。

2. 随症加减　伴见气阴两伤者，宜以生脉散煎汤送服本方，或本方与生脉注射液同用，以防其内闭外脱。

3. 使用注意　本方服用过量有损伤元气之弊，甚者可出现大汗、肢冷、心悸、气促等症，故应中病即止。孕妇禁用。

4. 现代应用　本方常用于治疗各种发热性感染性疾病，如流行性脑脊髓膜炎、乙型脑炎的极期、重症肺炎、猩红热、化脓性感染等疾患的败血症期，肝昏迷以及小儿高热惊厥、小儿麻疹热毒炽盛所致的高热神昏抽搐。

5. 历代名家的应用经验　国家级名老中医、中医儿科学专家、南京中医药大学教授江育仁教授积多年之经验，提出急惊风多以高热、昏迷、抽风为主症，病机以热、痰、风为主要病机，据此提出解热、豁痰、搜风三大基本原则，其中解热为第一要义，常用紫雪丹用于解热镇惊。

缓肝理脾汤

【来源】《医宗金鉴》

【组成】广桂枝二钱（10克）　　人参二钱（10克）　　白茯苓二钱（10克）　　白

芍药炒，二钱（10克）　　白术土炒，二钱（10克）　　陈皮二钱（10克）　　山药炒，二钱（10克）　　扁豆炒，研，二钱（10克）　　甘草炙，一钱二分（6克）

【用法】上药加煨姜、大枣为引，水煎服。

【功用】健脾缓肝。

【主治】脾虚肝旺所致的慢惊风，症见发时缓缓搐搦，时作时止，面色淡黄，或青白相兼，身必温和，昏睡眼合，或睡卧露睛，脉来迟缓，大便青色。

【方解】方中党参、白术、山药、炙甘草补脾益胃固本；白芍、钩藤平肝熄风，缓解痉挛；桂枝温运脾阳，与白芍、生姜、红枣、炙甘草调和营卫，解肌祛风固表。诸药配伍，达到温运脾阳，扶土抑木的目的。

【临床应用】

1. 用方要点　以婴幼儿素体脾胃虚弱或病后津液耗损引起的吐泻后脾虚诸症兼抽搐为用方要点。

2. 随症加减　若脾虚及肾，肾阳衰微，元气虚弱，火不生土，出现面色㿠白灰滞者，加附子、肉桂、川椒温阳救逆，固本培元；大便溏薄者，加炮姜温运脾阳。

3. 使用注意　小儿急惊风者忌用。

4. 现代应用　面神经痉挛、慢性非特异性溃疡性结肠炎等。

大定风珠

【来源】《温病条辨》

【组成】生白芍、干地黄各六钱（各18克）　　麦冬连心六钱（18克）　　麻仁、五味子各二钱（各6克）　　生龟板、生牡蛎、炙甘草、鳖甲生，各四钱（各12克）　　阿胶三钱（9克）　　鸡子黄生，二枚（2个）　　（小儿用量酌减）

【用法】水八杯，煮取三杯，去滓，入阿胶烊化，再入鸡子黄，搅令相得，分三次服。

【功用】滋阴熄风。

【主治】小儿阴虚动风证。症见温病后期，神倦瘈疭，脉气虚弱，舌绛苔少。

【方解】方用血肉有情之品鸡子黄、阿胶为君，吴鞠通自释鸡子黄"为血肉有情，生生不已，乃奠安中焦之圣品，……能上通心气，下达肾气……其气焦臭，故上补心，其味咸寒，故下补肾"，阿胶甘平滋润，入肝补血，入肾滋阴。二药合用，为滋阴熄风的主要配伍。臣以麦冬、生地、白芍滋阴增液，养血柔肝。生龟板、生鳖甲、生牡蛎益阴潜阳，平肝熄风，六者共助君药滋阴熄风之效。佐以麻子仁养阴润燥，五味子酸收，收敛欲脱之阴。甘草调和诸药，与白芍配伍，酸甘化阴。诸药合用，峻补真阴，潜阳熄风，使阴液得复，筋脉得养，则虚风自熄，病症可痊。

【临床运用】

1. 用方要点　本方应用于小儿温病后期阴虚动风证。以小儿真阴大亏，虚风内动，而见神倦瘛疭，脉虚弱，舌绛苔少为用方要点。

2. 随症加减　原书方后云："喘加人参，自汗加龙骨、人参、小麦，悸者加茯神、人参、小麦。"盖喘、自汗与悸，三者均为气虚之证，故俱用人参以补气、生津，分别加龙骨、小麦以收涩止汗，茯神以宁心定悸。

3. 使用注意　若阴液虽亏而邪热犹盛者，非其所宜。《温病条辨》说："壮火尚盛者，不得用定风珠、复脉汤。"

4. 现代应用　本方常用于乙脑后遗症、眩晕、放疗后舌萎缩、甲亢、甲亢后手足抽搐、神经性震颤等属于阴虚风动者。

5. 历代名家的应用经验

（1）吴鞠通在《温病条辨》说："壮火尚盛者，不得用定风珠、复脉汤。"

（2）广东省阳江市中医院内科副主任医师、地区名老中医张季高运用大定风珠治疗不寐、肝风。

羚角钩藤汤

【来源】《通俗伤寒论》

【组成】 羚角片一钱半，先煎（4.5克），双钩藤三钱，后入（9克）　霜桑叶二钱（6克）　滁菊花三钱（9克）　鲜生地五钱（15克）　生白芍三钱（9克）　川贝母四钱，去心（12克）　淡竹茹鲜刮，与羚羊角先煎代水，五钱（15克）　茯神木三钱（9克）　生甘草八分（3克）

【用法】水煎服。

【功用】凉肝熄风，增液舒筋。

【主治】小儿热盛动风证。症见小儿高热不退，烦闷躁扰，手足抽搐，发为痉厥，甚则神昏，舌绛而干，或舌焦起刺，脉弦而数；以及肝热风阳上逆，头晕胀痛，耳鸣心悸，面红如醉，或手足躁扰，甚则瘛疭，舌红，脉弦数。

【方解】方中羚羊角，清泄肝热，熄风止痉之效颇佳，钩藤清热平肝熄风止痉。两药相合，凉肝熄风，共为君药。桑叶、菊花辛凉疏泄，清热平肝熄风，以加强凉肝熄风之效，用为臣药。《本草经流》说："菊花专制肝木，故为祛风之要药。"热极动风，风火相煽，最易耗阴劫液，故用鲜生地、白芍药、生甘草三味相配，酸甘化阴，滋阴增液，柔肝舒筋，上述药物与羚羊角、钩藤等清热凉肝熄风药并用，标本兼顾，可以加强熄风解痉之功；邪热亢盛，每易灼津成痰，故用川贝母、鲜竹茹以清热化痰；热扰心神，又以茯神木平肝、宁心安神，以上俱为佐药。生甘草调和诸药，又为使药。本方的配伍特点是以凉肝熄风药为主，配伍滋阴化痰、安神之品，故为凉肝熄风的代表方剂。

【临床应用】

1. 用方要点 本方主治小儿肝经热盛动风病证。以小儿高热，手足抽搐，脉弦数为用方要点。

2. 随症加减 若邪热内闭，神昏谵语者，宜配合紫雪或安宫牛黄丸以清热开窍；抽搐甚者，可配合止痉散以加强熄风止痉之效；便秘者，加大黄、芒硝通腑泻热。本方清热凉血解毒之力不足，运用时可酌加水牛角、丹皮等。

3. 使用注意 若热病后期，阴虚风动，而病属虚风者，不宜应用。

4. 现代应用 妊娠子痫、流行性乙型脑炎以及高血压病引起的头痛、眩晕、抽搐等属肝经热盛者，均可应用。

5. 历代名家的应用经验

（1）浙江名老中医张绚邦教授曾先后师从当代江南名医"孟河学派"之一的丁甘仁前辈传人张伯臾、程门雪老师以及"伤寒名家"金伯川传人刘鹤一老师，他用羚角钩藤汤治疗全身散在性紫癜。张师认为全身散在性紫癜主因责之于风，既涉及外风，又涉及内风，张师处方以羚角钩藤汤加减，清肝经火旺。

（2）江苏省中医院主任中医师冯松杰教授用羚角钩藤汤治疗眼肌痉挛。

（3）江西省著名的中医学术专家、国家级著名老中医万友生教授用羚角钩藤汤治疗舞蹈病、眩晕、暴惊夜啼。

参芪惊风汤

【来源】张刚方

【组成】党参4.5克　生黄芪6克　山药6克　茯苓3克　乌梅4.5克　甘草2.5克　焦山楂4.5克　黄连1.2克　钩藤1.5克　僵蚕1.5克　蝉蜕1.5克　薄荷1.5克　麦冬3克　灯心草0.6克

【用法】每日1剂，水煎服。另配服保婴丸1包（每次1/2包，约0.6克）。

【功用】培土抑木。

【主治】慢惊风。症见抽搐无力，时作时止，面色萎黄，不欲饮食，大便稀溏。

【方解】本方以酸甘焦苦之乌梅、甘草、焦山楂、黄连加党参、黄芪、茯苓健脾益气为主；钩藤、僵蚕、蝉蜕、薄荷抑肝熄风为辅；加麦冬、灯心草清心安神，配保婴丹镇惊定搐。标本兼治，则病速向愈。

【临床应用】

1. 用方要点　以小儿脾虚诸症兼抽搐为用方要点。

2. 随症加减　大便溏薄者，加炮姜温运脾阳；若脾虚及肾，肾阳衰微，元气虚弱，火不生土，出现面色㿠白灰滞者，加附子、肉桂、川椒温阳救逆，固本培元。

3. 使用注意　小儿急惊风者忌用。

4. 现代应用　慢惊风。

第二节　小儿痫证

小儿痫证，俗称"羊痫风"。本病始记载于古医书《五十二病方》，书中论述了痫病婴儿的病证特点及治疗方法，在《素问·奇病论》中记载有婴儿生后患本病是胎中受惊所致，已经认识到先天因素是本病发生的原因之一。

癫痫古代医家多称为痫，常与惊风同论且多有混淆，至元·曾世荣《活幼心书》提出"惊风三发便为痫"之说，明确了惊风与痫证的区别，而且认识到惊风可以变成痫。明·楼全善《医学纲目》始把痫证称为癫痫。小儿痫证是一种发作性神志异常疾患，临床以突然发作，神志异常，跌仆倒地，昏不知人，两目上视，惊掣啼叫，肢体抽搐，口吐涎沫，发过即苏，复如常人为主要表现。具有发作性（突发突止）、反复性（间隔不等时间、重复原来发作）、缓解性（自行缓解）等特点。任何年龄均可发生，但大多在 7 岁以前发病。反复发作患儿可有智力落后，发作持续时间较长者预后不良。

小儿痫证病因复杂，既有先天因素、后天因素，又有诱发因素。先天多与胎中受惊、孕母异常有关，后天多由痰、热、惊、风、食滞、血瘀等因素所致，外感发热、情绪紧张、过度疲劳、声光刺激、惊恐暴怒等，则可诱发本病。

涤痰汤

【来源】《奇效良方》

【组成】南星姜制，二钱半　半夏汤洗七次，二钱半　枳实麸炒，二钱　茯苓去皮，二钱　橘红一钱半　石菖蒲一钱　人参一钱　竹茹七分　甘草半钱　（小儿用量酌减）

【用法】上作一服，水二盅，生姜五片，煎至一盅。食后服。

【功用】豁痰开窍。

【主治】小儿痰迷心窍，舌强不能言。症见小儿突然昏仆，不省人事，舌强不能语，两目上视，发作时痰涎壅盛，喉间痰鸣，四肢抽搐，舌苔白腻，脉沉滑缓。

【方解】人参、茯苓、甘草补心益脾而泻火；陈皮、南星、半夏利燥而祛痰；竹茹清燥开郁，枳实破痰利膈，菖蒲开窍通心。

【临床应用】

1. 用方要点　以小儿舌强不能语，突然昏仆，不省人事，两目上视，四肢抽搐，舌苔白腻，脉沉滑缓为用方要点。

2. 随症加减　若口苦咽干，可加柴胡、黄芩；心烦胸闷，加黄连、郁金；大便秘结，舌红苔黄腻者，可加生大黄；吐物酸臭，口气秽浊，可加焦三仙、鸡内金、枳实，消食导滞。彻夜难寐者，加柏子仁、酸枣仁宁心定志。

3. 使用注意　小儿癫痫见舌干无苔等阴虚症者慎用。

4. 现代应用　用于冠心病，高血压，顽固性心脏病，老年性痴呆，急性脑梗死等。

5. 历代名家的应用经验

（1）名老中医朱可贞善用涤痰汤以治疑难奇特之证，谓该方生姜、半夏、茯苓为除痰之妙品，且化留伏之饮；人参、甘草为补中健脾之要药，而杜生痰之源，南星苦温性烈，性善开泄，去顽痰留饮尤宜。配竹茹能涤痰化浊而开窍道，得枳实、橘红可下气宽隔而消痰结。如此相伍，则脾健气顺，饮化痰消，源流并清。若酌加活血之品，使痰瘀失其交结生缘，则取效更捷。凡属脾虚失健，痰饮内生，气机阻滞所致痰患，只要认证准确，投之无不奏效。

（2）首届"全国老中医药专家学术经验继承工作"指导老师、广州中医药大学教授黎炳南认为小儿癫痫虽分为"惊痫"、"风痫"、"痰痫"、"瘀血痫"，但其病机仍以痰痫为主，故黎老治小儿癫痫多从痰论治，方用涤痰汤，谓该方标本兼治，涤痰以定痫，健脾以化痰，药合病机，每收良效。

定魄汤

【来源】《医学入门》

【组成】人参、琥珀、茯苓、远志、朱砂、菖蒲、天门冬、酸枣仁、甘草各等份（原方无剂量）

【用法】上药为末，蜜丸，如皂子大，朱砂为衣。每服一丸，灯心、薄荷煎汤化下。

【功用】养心安神，豁痰镇惊。

【主治】小儿惊风已退，神魂胆志未定者。

【方解】方中茯苓、远志、琥珀、酸枣仁养心安神，灯心草清泻心火，人参、天门冬益气养阴，天麻、菖蒲熄风开窍，甘草补土和中。

【临床应用】

1. 用方要点　本方是以惊惧恐怖，烦躁不安为用方要点。

2. 随症加减　痰迷心窍者加青礞石、胆南星、天竺黄豁痰开窍；热盛动风者加羚羊角、钩藤镇惊熄风；肝火旺者加龙胆草，菊花清泻肝火。

3. 使用注意 方中朱砂含硫化汞，不宜多服、久服，以防汞中毒。

4. 现代应用 本方常用于神经官能症、梅尼埃病、更年期综合征、癫痫等属胆郁痰扰者。

定痫丸

【来源】《医学心悟》

【组成】明天麻—两 川贝母—两 胆南星九制者，五钱 半夏姜汁炒，一两 陈皮洗，去白，七钱 茯苓蒸，一两 茯神去木，蒸，一两 丹参酒蒸，二两 麦冬去心，二两 石菖蒲石杵碎，取粉，五钱 远志去心，甘草水泡，七钱 全蝎去尾，甘草水洗，五钱 僵蚕甘草水洗，去嘴，炒，五钱 真琥珀腐煮，灯草研，五钱 辰砂细研，水飞，三钱

【用法】用竹沥一小碗，姜汁一杯，再用甘草四两煮膏，和药为丸，如弹大，辰砂为衣，每服一丸。方内加人参三钱尤佳。

【功用】涤痰熄风。

【主治】小儿风痫证。症见小儿痫证忽然发作，眩仆倒地，不省人事，甚则抽搐，目斜口歪，痰涎直流，叫喊作声，口吐白沫，口唇及面目发青，舌苔白，脉弦滑。亦可用于治疗癫狂。

【方解】方中竹沥善能清热化痰，镇惊利窍。胆星清热化痰，镇惊定痫。半夏、陈皮、茯苓、贝母、麦冬祛痰降逆而开痰气之结。全蝎、僵蚕、天麻熄风定搐而解痉。丹参、菖蒲、远志开心利窍。琥珀、辰砂、茯神镇惊安神。甘草调和诸药。姜汁少许，开痰而通神明。综合全方，共奏豁痰开窍，熄风定痫之效。

【临床应用】

1. 用方要点 以小儿忽然发作，眩仆倒地，不省人事，舌红苔黄腻，脉数有力为用方要点。

2. 随症加减 若心火炽盛，烦躁不安者，加黄连、竹叶；头痛头晕，烦躁易怒者，加菊花、川芎；抽搐频繁者，加羚羊角、钩藤。

3. 使用注意 本方比较适宜邪实、体健者，对久病频发而正气虚弱者，不适宜单独使用，应另服人参6克，黄芪18克，白术12克，当归10克，作

为扶正用。

4. 现代应用 本方用于多发性梗死性痴呆、重度植物神经功能紊乱、精神分裂症、脑囊虫病等，属痰热者。

通窍活血汤

【**来源**】《医林改错》

【**组成**】赤芍、川芎各一钱（各3克）　桃仁研泥、红花各三钱（各9克）　老葱切碎，3根　鲜姜切碎，三钱（9克）　红枣去核，7个　麝香绢包，五厘（0.16克）黄酒半斤（250克）

【**用法**】前七味煎一盅，去滓，将麝香入酒内再煎二沸，临卧服。

【**功用**】活血通窍。

【**主治**】小儿血瘀型癫痫，即外伤型癫痫。多见小儿发育迟缓，智力低下，哭声发尖；或时见两眼发直、斜视；或头及身躯前屈，反复点头痉挛，舌红少苔或见瘀点，脉涩，指纹沉滞。

【**方解**】方中赤芍、川芎、桃仁、红花活血化瘀，麝香通脑开窍，生姜、大枣调和营卫。

【**临床应用**】

1. 用方要点 本方是以小儿癫痫头痛、舌有瘀血和有外伤史为用方要点。

2. 随症加减 痰迷心窍者加青礞石、胆南星，天竺黄豁痰开窍；气滞明显者加青皮、枳实理气破滞。

3. 现代应用 血管性痴呆、顽固性头痛、中风后遗症、突发性耳聋等。

4. 历代名家的应用经验

（1）四川名老中医肖希三运用通窍活血汤治疗血臌。

（2）四川名老中医宋鹭冰运用通窍活血汤治疗脱发。

癫痫通治方

【**来源**】余瀛鳌方

【**组成**】郁金8克　白矾先煎，5克　远志5克　僵蚕4克　生龙牡先煎，15克石菖蒲6克　钩藤后下，6克　竹茹6克　生石决明8克　甘草3克

【用法】 每日 1 剂，水煎服，也可以改为丸剂。

【功用】 豁痰开窍，安神定痫。

【主治】 小儿癫痫病。每于晨起癫痫频繁发作，发作前均有恶心欲呕、汗出乏力等先兆，脉弦滑，舌苔薄腻，舌质红。

【方解】 方中白矾、郁金、菖蒲、竹茹定痫豁痰开窍，凉血清心；生龙骨、生牡蛎、石决明、远志镇心平肝安神，钩藤、僵蚕熄风止痉，甘草调和诸药。合而为癫痫效方。

【临床应用】

1. 用方要点 突然昏仆，不省人事，两目上视，四肢抽搐，舌苔白腻，脉沉滑缓为用方要点。

2. 随症加减 常于汤剂之外，加琥珀末 1.5 克（分冲）。

3. 使用注意 小儿癫痫见舌干无苔等阴虚证者慎用。

4. 现代应用 小儿、成人癫痫。

5. 历代名家的应用经验 余瀛鳌出身于中医世家，余师尊古而不泥古，以镇肝疏郁，豁痰开窍为治疗癫痫之大法，认为癫痫发作与精神情志活动有密切关系以风、痰、郁为要，故用此方加减治疗。对原发性癫痫注重开窍醒神宁心，常用菖蒲、远志、炒枣仁；对继发性癫痫针对病因，酌加活血通络之品，如红花、川芎、赤芍、丹参等；对发作前有幻听、幻视者，重在镇静安神；有胸闷、呕恶者，加降气止呃之品，如制半夏、陈皮、竹茹等。每能获得事半功倍之效。[王凤兰，余瀛鳌教授临证治验漫谈，中国中医药信息杂志，1996，6（7）：64.]

第三节 小儿痿病

小儿痿病以筋脉弛缓，肢体肌肉软弱无力，不能随意活动，甚至肌肉萎缩或瘫痪为主要证候特征。但因证不同，临床表现各异。有急性起病，进行性加重者；有缓慢发病者；也有时轻时重，周期性发作者；有疲劳后发病者，有睡卧后发作者。一般以下肢发病多见，也有见于上肢、肩背者，影响窍隧，难于张口、睁目者，甚至瘫痪于床者。有以肢体近端肌肉弱于远端者，或以肢体远端肌肉弱于近端者。初则仅为肌肉软弱无力，久则肌肉萎缩不用。儿童任何年龄都可出现，但以 5～10 岁小儿多见。常出现于温热病程中或病后。

《内经》是最早记载和论述"痿病"的古籍之一，并设"痿证"专篇。《素问·痿论》专门论述了痿病的病因病机、证候分类及治痿大法。病因病机方面，主张"肺热叶焦"，筋脉失润；"湿热不攘"，筋脉弛缓。《内经》丰富的论述，为后世认识痿病奠定了理论基础。小儿痿病的病因十分复杂、广泛，外感、内伤均可导致痿病。正如《证治准绳·痿》所说："若会通八十一篇言，便见五劳五志六淫尽得成五脏之热以为痿也。"概括言之，不外感受温热邪气或湿热邪气，跌仆损伤，内伤情志，劳倦色欲，久病耗损等，致使内脏精气损伤，肢体筋脉失养而发病。其病位在肢体筋脉，涉及脏腑以肺、脾胃、肝肾为主。起病急，发展快，肢体力弱，肌肉萎缩不明显者，多属肺热津伤，湿热浸淫，或外伤瘀阻脉络之实证；病程长，病情渐进加重，肢体弛缓，肌肉萎缩明显者，多属脾胃、肝肾亏损之虚证，或虚实夹杂，可挟痰浊、瘀血、积滞及湿热等邪气。

小儿痿病相当于西医的多发性神经炎、急性骨髓炎、重症肌无力、周期性瘫痪、进行性肌营养不良、肌萎缩性侧索硬化症等。

虎潜丸

【来源】《丹溪心法》

【组成】黄柏酒炒，半斤（240克）　龟板酒炙，四两（120克）　知母酒炒，二两（60克）　熟地黄二两（60克）　陈皮二两（60克）　白芍二两（60克）　锁阳一两半（45克）　虎骨（狗骨代）炙，一两（30克）　干姜半两（15克）　（小儿用量酌减）

【用法】上为末，酒糊丸，一方加金箔一片，一方用生地黄，懒言者加山药（现代用法：上为细末，炼蜜为丸，每丸重9克，每次1丸，日服2次，淡盐水或温开水送下。亦可水煎服，用量按原方比例酌减）。

【功用】滋阴降火，强壮筋骨。

【主治】小儿肝肾不足，阴虚内热之痿证。腰膝酸软，筋骨痿弱，腿足消瘦，步履乏力，或眩晕，耳鸣，遗尿，舌红少苔，脉细弱。

【方解】方中重用黄柏，配合知母以泻火清热；熟地、龟板、白芍滋阴养血；虎骨强壮筋骨；锁阳温阳益精；干姜、陈皮温中健脾，理气和胃。诸药合用，共奏滋阴降火，强壮筋骨之功。

【临床应用】

1. 用方要点 以小儿腰膝酸软、筋骨痿弱、遗尿，舌红少苔，脉细弱为用方要点。

2. 随症加减 血虚津亏肠燥便秘者可单用熬膏服，或与肉苁蓉、火麻仁、生地等同用。如《本草切要》治阳弱精虚，阴衰血竭，大肠燥涸，便秘不通，即单用本品煎浓汁加蜜收膏服。

3. 使用注意 阴虚阳亢、脾虚泄泻、实热便秘均忌服。

4. 现代应用 骨质疏松症，骨性关节炎，进行性肌萎缩脊髓侧索硬化症等。

5. 历代名家的应用经验 张璐云："虎体阳性，刚而好动，故欲其潜，使补阴药成随其性、潜伏不动，得以振刚劲之力，则下体受荫矣。"（《张氏医通》）；费伯雄又云："虎潜丸熄肝肾之虚风，风从虎，虎潜则风熄也。"故他认为本方为治肝肾阴亏，精血不足所致痿证之效方。服之可使精血受益，肝肾得补，阴精固守，犹如虎潜山林，从而筋骨强壮，痿证自愈，健步有力，故称"虎潜丸"。本方与大补阴丸均有熟地、龟板、黄柏、知母，有滋补肝肾之阴，清降虚火之功，用于肝肾阴虚火旺证。大补阴丸以猪脊髓、蜂蜜为丸，故滋补精血之功略胜；本方尚有锁阳、虎骨、白芍、干姜、陈皮，故补血养肝之力较佳，并有很好的强筋壮骨作用，且补而不滞，为治痿证的专方。

三妙丸

【来源】《医学正传》

【组成】黄柏切片，酒拌略炒，四两（120克）　苍术米泔浸一二宿，细切，焙干，六两（180克）　川牛膝去芦，二两（60克）

【用法】上药研为细末，面糊为丸，如梧桐子大。每服50～70丸，空腹时用姜、盐汤送下。（小儿用量酌减）

【功用】燥湿清热，通利筋脉。

【主治】小儿湿热下注引起的湿热痿证，症见双下肢痿软无力，或兼有足膝关节红肿疼痛重着，身热不扬，乏力、纳呆、小便短赤等。

【方解】 方中以黄柏为主药，清热燥湿，且善行下焦而治下焦湿热；苍术健脾燥湿，且能发汗通行经络为辅药；牛膝活血通经脉，补肝肾强筋骨，且引药下行为佐药。三药合用，共奏清热燥湿之功，尤善清下焦湿热。

【临床应用】

1. 用方要点 临床应用以足膝肿痛乏力，小便短赤，舌苔黄腻为用方要点。

2. 随症加减 湿热痿证，可加豨莶草、木瓜、草薢等祛湿热，强筋骨；湿热脚气，宜加薏苡仁、木瓜、槟榔等渗湿降浊；下部湿疮、湿疹，可加赤小豆、土茯苓等清湿热，解疮毒。

3. 使用注意 孕妇慎用。

4. 现代应用 多用于风湿性关节炎、重症肌无力、下肢进行性肌萎缩、阴囊湿疹、盆腔炎、宫颈炎等有以上表现者。

5. 历代名家的应用经验 全国第一、第二届名老中医专家继承导师，四川省名中医、成都市名中医王静安认为小儿痿证初起重在祛邪，采取清热、解毒、利湿、通下等法；后期以扶正为主。即清温解毒是治致病之原，补气填精是治致病之体，独取阳明是治致病之本。王老用三妙丸治疗一小儿痿证，效果显著。

清燥救肺汤

【来源】《医门法律》

【组成】 桑叶经霜者，去枝、梗，净叶，三钱（9克） 石膏煅，二钱五分（8克） 甘草一钱（3克） 人参七分（2克） 胡麻仁炒，研，一钱（3克） 真阿胶八分（3克） 麦门冬去心，一钱二分（4克） 杏仁泡，去皮尖，炒黄，七分（2克） 枇杷叶一片，刷去毛，蜜涂，炙黄（3克）

【用法】 水一碗，煎六分，频频二三次，滚热服（现代用法：水煎，频频热服）。

【功用】 清热润肺，濡养筋脉。

【主治】 小儿痿病辨证属于邪热伤津者。症见起病急，病起发热，或热后突然出现肢体软弱无力，或四肢全瘫，头痛身热，干咳无痰，气逆而喘，咽喉干燥，口渴鼻燥，胸膈满闷，舌干少苔，脉虚大而数。

【方解】方中重用桑叶质轻性寒，轻宣肺燥，透邪外出，为君药。温燥犯肺，温者属热宜清，燥胜则干宜润，故臣以石膏辛甘而寒，清泄肺热；麦冬甘寒，养阴润肺。石膏虽沉寒，但用量轻于桑叶，则不碍君药之轻宣；麦冬虽滋润，但用量不及桑叶之半，自不妨君药之外散。君臣相伍，宣中有清，清中有润，是为清宣润肺的常用组合。《难经·十四难》云："损其肺者，益其气"，而土为金之母，故用人参益气生津，合甘草以培土生金；胡麻仁、阿胶助麦冬养 阴润肺，肺得滋润，则治节有权；《素问·藏气法时论》曰："肺苦气上逆，急食苦以泄之"，故用少量杏仁、枇杷叶苦降肺气，以上均为佐药。甘草兼能调和诸药，是为使药。全方宣、清、润、降四法并用，气阴双补，且宣散不耗气，清热不伤中，滋润不腻膈，是为本方配伍特点。

原方中石膏煅用，颇具深意。《本草纲目》谓："石膏，古法惟打碎如豆大，绢包入汤煮之，近人因其寒，火煅用过，或糖拌炒过，则不妨脾胃。"喻昌创制本方自称"大约以胃气为主，胃土为肺金之母也……盖肺金自至于燥，所存阴气，不过一线耳……伤其胃，其人尚有生理乎"。石膏大寒质重，主归肺胃经，喻氏将其煅用，且用量极轻，是取其清肺热而不伤胃气之意。同书所载竹叶黄连汤方下，亦注明石膏用煅，可见喻氏组方用药之精细，足资启发。

【临床应用】

1. 用方要点 本方为治疗温燥伤肺重证的常用方。临床应用以病起发热，或热退后突然出现肢体软弱无力，干咳无痰，气逆而喘，舌红少苔，脉虚大而数为用方要点。

2. 随症加减 若痰多，加川贝、瓜蒌以润燥化痰；热甚者，加羚羊角、水牛角以清热凉血。

3. 使用注意 症见苔滑腻等湿热小儿患者忌用。

4. 现代应用 适用于肺炎、支气管哮喘、急慢性支气管炎、肺气肿、肺癌等属燥热壅肺，气阴两伤者。

5. 历代名家的应用经验

（1）云南著名老中医来春茂运用清燥救肺汤治肺系疾患，如百日咳、急慢性支气管炎、过敏性哮喘、渗出性胸膜炎、支气管扩张、肺心病、粟粒性肺结核、大叶性肺炎等，获得了良效。

（2）中医内科专家金寿山运用清燥救肺汤治疗无汗症。

（3）云南省中医院皮肤科刘复兴教授运用清燥救肺汤治疗银屑病，多形性日光性皮炎红皮症，单纯性皮肤瘙痒等皮肤病，根据中医辨证施治，异病同治，每获佳效。

复肌汤

【来源】 尚尔寿方

【组成】 胆南星10克　麦冬10克　菖蒲15克　佛手10克　伸筋草15克　桃仁15克　党参15克　黄芪20克　珍珠母20克　牡蛎20克　白僵蚕10克　钩藤5克　枸杞子15克　杜仲炭15克　焦白术15克　焦三仙10克　陈皮10克　姜半夏10克　甘草10克

【用法】 将上药（除珍珠粉、牡蛎外）用水浸泡30分钟，将珍珠粉、牡蛎先煎30～40分钟后，再与余药同煎30分钟即可。每剂药煎2次，将2次药兑合，分早晚2次服用，每次1剂。

【功用】 疏风通络，平肝潜镇，健脾益气。

【主治】 小儿进行性肌营养不良症。

【方解】 珍珠母、牡蛎平肝潜阳，僵蚕祛风化痰，钩藤熄风，枸杞子、杜仲补益肝肾，党参、黄芪益气健中，佛手、茯苓、姜半夏取二陈汤化痰之意，加胆星、菖蒲意在祛风痰、伸筋草通络，焦三仙健胃化食，佐以麦冬滋养胃阴以防祛风化痰药燥伤阴。诸药共奏祛风通络、健脾化痰、补益肝肾之功。

【临床应用】

1. 用方要点　以面色青暗无光、走路呈鸭步、摇摆不稳、常易跌跤、伴性急易怒、脉弦细无力或弦缓、舌淡苔薄或腻白为用方要点。

2. 随症加减　气血两虚者合八珍汤；肝血亏虚者加当归、熟地、阿胶、首乌、枸杞子、女贞子等；肝肾阴虚者加重牛膝、牡蛎、珍珠母的用量并酌加枸杞子、女贞子、鳖甲、龟板等；兼有脾肾阳虚者加巴戟天、肉苁蓉、骨碎补、菟丝子等。肾精不足，选用鹿角胶、龟板、紫河车等血肉有情之品补肾精。脾虚中气不足可取补中益气汤加减。湿热偏盛，于方中酌加知母、黄柏、苍术等药。

3. 使用注意 虚损程度较重的患者，加重其用量。

4. 现代应用 进行性肌营养不良症，重症肌无力，运动神经病等。

5. 历代名家的应用经验 尚尔寿教授从事中医临床40余年，擅长内科，治疗痿证方面独树一帜，尚老根据张景岳"酌寒热之浅深，审虚实之缓急"之说，结合痿证是以肌肉萎缩无力为主症，认为先天禀赋不足为其主要内因，六淫之邪作祟为其外在诱因；虚则为肝脾肾虚，实则为痰浊、湿热、血瘀、风邪等，其病常由虚致实，由实致虚，而成虚实错杂之证。在五脏中，尚老尤为重视肝，提出肝为痿证病理变化的核心之脏。在临床中，从肝血不足到形成肝风内动贯穿在本病的全过程，这样抓住基本矛盾，对痿证的认识起着提纲挈领的作用。尚老针对本病的病机特点，以平肝熄风、补益肝肾、健脾益气、祛痰通络。为治疗总则，制订了复肌汤、复肌宁胶囊Ⅰ号、Ⅰ号等系列方药。［于振宣，黄冲强，季晓莉. 尚尔寿治疗痿证经验，中医杂志，1995（4）：522－524.］

第四节　小儿痹病

小儿痹病指正气不足，风、寒、湿、热等外邪侵袭人体，痹阻经络，气血运行不畅所导致的，以小儿肌肉、筋骨、关节发生疼痛、麻木、重着、屈伸不利，甚至关节肿大灼热为主要临床表现的病证。小儿痹病的含义有广义、狭义之分。痹者闭也，广义的痹病，泛指机体正气不足，卫外不固，邪气乘虚而入，脏腑经络气血为之痹阻而引起的疾病统称为痹病，包括《内经》所含肺痹、心痹等脏腑痹及肉痹、筋痹等肢体经络痹。狭义的痹病，即指其中的肢体经络痹。风、寒、湿、热之邪往往相互为虐，方能成痹病。风为阳邪开发腠理，又具穿透之力，寒借此力内犯，风又借寒凝之积，使邪附病位，而成伤人致病之基。湿邪借风邪的疏泄之力，寒邪的收引之能，而入侵筋骨肌肉，风寒又借湿邪之性，黏着、胶固于肢体而不去。风、热均为阳邪，风胜则化热，热胜则生风，湿邪易入，又因湿而胶固不解。风、寒、湿、热病邪留注肌肉、筋骨、关节，造成经络壅塞，气血运行不畅，肢体筋脉拘急、失养为本病的基本病机。但风寒湿热病邪为患，各有侧重，风邪甚者，病邪流串，病变游走不定；寒邪甚者，肃杀阳气，疼痛剧烈；湿邪甚者，黏着凝固，病变沉着不移；热邪甚者，煎灼阴液，热痛而红肿。痹病日久不愈，气血津液运行不畅之病变日甚，血脉瘀阻，津液凝聚，痰瘀互结，闭阻经络，深入骨骼，出现皮肤瘀斑、关节肿胀畸形等症，甚至深入脏腑，出现脏腑痹的证候。初病属实，久病必耗伤正气而虚实夹杂，伴见气血亏虚，肝肾不足的证候。

小儿痹病相对于西医的风湿热、类风湿性关节炎、强直性脊柱炎、骨性关节炎等疾病。

乌头汤

【来源】《金匮要略》

【组成】 麻黄三两　芍药三两　黄芪三两　甘草炙，三两　川乌五枚

【用法】 上五味，哎咀四味。以水三升，煮取一升，去滓，纳蜜煎中，更煎之。服七合；不知，尽服之。（现代用法：以蜜先煎乌头一小时，然后纳诸药同煎。）

【功用】 益气蠲邪，通利关节。

【主治】 小儿痹病辨证属于寒湿痹证。症见小儿肌肉关节疼痛，难以屈伸，受凉加重，少气，乏力，身倦，嗜卧，舌淡，苔薄，脉沉或涩。

【方解】 方中乌头逐寒除湿，通利关节，温达经气，温通血脉；黄芪益气固表，补益营卫；麻黄宣发营卫，调理气机，驱散风寒，通利关节；芍药养血补血，缓急止痛；甘草益气补中。

【临床应用】

1. 用方要点 以小儿肢体关节紧痛不移，遇寒痛增、少气乏力、舌质淡、苔薄白，脉紧或沉为用方要点。

2. 随症加减 若夹血瘀者，加当归、川芎、桂枝，以温经散寒，通络止痛；若疼痛明显者，加乳香、威灵仙、独活，以活血行气，通络止痛；若湿阻经气者，加羌活、独活，以祛风胜湿止痛等。

3. 使用注意 阴虚火旺证，慎用本方。方中川乌有毒，故临床应注意用量。

4. 现代应用 坐骨神经痛，风湿性关节炎，类风湿性关节炎，骨质增生，

腰肌劳损，椎管狭窄等。

5. 历代名家的应用经验 周福贻教授运用乌头汤治疗风湿性关节炎，类风湿性关节炎，肩关节周围炎，腰椎间盘突出症疗效甚好。

黄芪桂枝五物汤

【**来源**】《金匮要略》

【**组成**】黄芪三两（9克）　芍药三两（9克）　桂枝三两（9克）　生姜六两（18克）　大枣十二枚（12枚）

【**用法**】上药，以水六升，煮取二升，温服七合，日三服。

【**功用**】益气温经，和血通痹。

【**主治**】小儿血痹。阴阳俱微证，症见小儿肌肤麻木不仁，如风痹状。寸口关上微，尺中小紧，脉微涩而紧。

【**方解**】由于营卫气血不足，已不能濡养肌肤，加上风寒入侵血脉，使血行涩滞，运行不畅，肌肤变得麻木不仁。本方中黄芪益气实卫；桂枝温经通阳；白芍和营养血；黄芪、桂枝相伍补气通阳；生姜、大枣合用既可调营卫，又可健脾和中，重用生姜可助桂枝以散风寒通血脉。全方配伍起来，既可温养卫气营血以扶正，又可散风寒、通血脉，祛除邪气。

【**临床应用**】

1. 用方要点 本方为治疗小儿血痹之常用方剂。以四肢麻木，或身体不仁，微恶风寒，舌淡，脉无力为用方要点。

2. 随症加减 若风邪偏重者，加防风、防己以祛风通络；兼血瘀者，可加桃仁、红花以活血通络；用于产后或月经之后，可加当归、川芎、鸡血藤以养血通络。

3. 使用注意 热证忌用。

4. 现代应用 对于皮肤炎、末梢神经炎、中风后遗症等见有肢体麻木疼痛，属气虚血滞，微感风邪者，均可加味用之。

5. 历代名家的应用经验

（1）中国中医药界第一位"白求恩奖章"获得者，著名骨伤科专家郭维淮根据自己临床经验，将黄芪桂枝五物汤随证加减治疗痛痹，行痹，血痹，湿痹，热痹等各种痹证，均获良效。

（2）孙绍良副主任医师将其灵活运用于骨伤科临床治疗颈肩腰腿痛，收效显著。主要是由于他能依据临证表现，对本方灵活加减。若治疗上肢痹痛时常加防风、桑枝、羌活，下肢痹痛时常加杜仲、牛膝、木瓜；血虚重者加当归、鸡血藤，气虚重者倍用黄芪，加党参；阳虚肢冷者加附子；阴虚潮热者加龟板、知母、生地；筋挛麻痹者加地龙、乌蛇，血痹痛甚者加桃仁。

（3）张广义教授用黄芪桂枝五物汤加减调和营卫，固表止汗治疗小儿自汗较多，以夜间睡眠时为甚，畏风肢冷，倦怠乏力，苔薄白、舌淡红等症候。方中黄芪、白术益气固表；桂枝、芍药、大枣、甘草调和营卫；浮小麦养心敛汗；牡蛎、龙骨、糯稻根固涩止汗，药后病除。

（4）新疆医科大学中医药学院中医科马德孚教授师在原方基础上常用以下配伍来治疗微循环障碍。当归，甘辛温，系活血之品，黄芪伍当归亦称补血汤，益营卫之源，不仅有促进气血生成，而且有行气和血之功。现代药理研究，当归有降低血小板聚集、抗血栓、降血脂及抗动脉粥样硬化、抗贫血、增加冠脉血流量、心输出量的作用，对免疫功能有促进作用。通络之品，如丝瓜络、王不留行、炮穿山甲等起到引药至肢端末节、络脉、孙络之微细之处。这一类药物常有活血化瘀之作用，对微循环障碍有改善作用。加鸡血藤、益母草、芦根，有降低血液黏稠度之作用。

白虎加桂枝汤

【来源】《金匮要略》

【组成】知母六两（180克）　甘草炙，二两（60克）　石膏一斤（500克）　粳米二合（60克）　桂枝去皮，三两（90克）

【用法】每服五钱，水一盏半，煎至八分，去滓温服，汗出愈（现代用法：上锉为粗末。每服15克，用水250毫升，煎至200毫升，去滓温服。汗出愈）。

【功用】清热通络止痛。

【主治】小儿风湿热痹，症见壮热汗出，气粗烦躁，关节红肿疼痛，得冷则舒，口渴苔白，脉弦数。

【方解】方中石膏、知母清热除烦；甘草、粳米益气生津；少佐桂枝以除肢体疼烦。总的来说，本方属于两解之方。

【临床应用】

1. 用方要点　以小儿肢体关节红肿灼热、壮热汗出、气粗烦躁、口渴苔白、脉弦数为用方要点。

2. 随症加减　配合清利湿热、宣痹通络之品，如防己、生薏米、络石藤、赤小豆等治疗风湿热痹。阴液耗损多者，加麦冬、生地。

3. 使用注意　小儿寒痹者忌用。

4. 现代应用　痛风性关节炎急性发作，类风湿性关节炎，慢性鼻窦炎等。

身痛逐瘀汤

【来源】《医林改错》

【组成】秦艽六分（3克）　川芎一钱二分（6克）　桃仁一钱八分（9克）　红花一钱八分（9克）　甘草一钱二分（6克）　羌活六分（3克）　没药一钱二分（6克）　当归一钱八分（9克）　灵脂一钱二分（6克）（炒）　香附六分（3克）　牛膝一钱八分（9克）　地龙去土，一钱二分（6克）

【用法】水煎服。

【功用】活血祛瘀，祛风除湿，通痹止痛。

【主治】小儿顽痹。症见固定部位的筋骨关节反复发作性疼痛，麻木不已，活动受限，遇风寒加重等，舌暗红或有瘀斑，脉涩或弦紧。

【方解】本方以川芎、当归、桃仁、红花活血祛瘀；牛膝、五灵脂、地龙行血舒络，通痹止痛；秦艽、羌活祛风除湿；香附行气活血；甘草调和诸药。共奏活血祛瘀，祛风除湿，蠲痹止痛之功。

【临床应用】

1. 用方要点　本方用于小儿瘀血痹阻经络所致的肢体痹痛或周身疼痛等症，以固定部位的筋骨关节反复发作性疼痛，舌暗红或有瘀斑，脉涩或弦紧为用方要点。

2. 随症加减　若微热，加苍术、黄柏，若虚弱，加黄芪30～60克。

3. 使用注意　孕妇忌用。

4. 现代应用　坐骨神经痛，风湿性关节痛，腰椎间盘突出症，血栓闭塞性脉管炎等。

5. 历代名家的应用经验

（1）身痛逐瘀汤为清代著名医家所创，他认为痹证除了与风寒、风热、阴虚有关之外还与瘀血有关。《医林改错·痹症有瘀血说》云："凡肩痛、臂痛、腰疼、腿疼，或周身疼痛，总名曰痹症……外受之邪，归于何处？总逐水风寒，祛湿热，已凝之血，更能不活。如水遇风邪，凝结成冰，冰成风寒已散。明此义，治痹症何难。"可见王清任对于痹症的治疗着重于活血化瘀同时祛风除湿药。代表方为：身痛逐瘀汤。

（2）四川重庆市中医研究所名老中医周百川，周老认为，久痹不愈或用常法治疗未效，此系经络气血为外邪所塞滞，以致运行不利而产生瘀血，停留于关节骨间，病结根深，难以逐除。周老推崇备至前贤叶天士"久病入络"学说及王清任创立身痛逐瘀汤，并有所发明，着重于活血化瘀、疏畅血脉治疗痹证。

薏苡仁汤

【来源】《类证治裁》

【组成】 薏苡仁30克　当归10克　川芎7克　生姜10克　桂枝10克　羌活10克　独活10克　防风10克　白术10克　甘草6克　川乌6克

【用法】 水煎服。

【功用】 祛风除湿，散寒止痛。

【主治】 小儿着痹。症见关节疼痛重着或肿胀，肌肤麻木不仁，屈伸不利，舌淡白或胖大，苔薄白或白腻，脉弦紧或濡缓。

【方解】 方中用薏苡仁、苍术健脾除湿；羌活、独活、防风祛风胜湿；川乌、麻黄、桂枝温经散寒除湿；当归、川芎养血活血；生姜、甘草健脾和中。

【临床应用】

1. 用方要点　以小儿肢体关节重着、舌质红、苔白厚而腻为用方要点。

2. 随症加减　关节肿胀者，可加木通、姜黄利水通络；肌肤不仁加海桐皮祛风通络。

3. 使用注意　小儿热痹者忌用。

4. 现代应用 风湿性关节炎，变形性关节病，强直性脊柱炎等。

5. 历代名家的应用经验 临沂市名老中医左振素主任中医师，善用薏苡仁汤合痛风消加减治疗风寒湿痹型痛风。

第五节　小儿胁痛

小儿胁痛是以胁肋部一侧或两侧疼痛为主要表现的病证。肝居胁下，其经脉布于两胁，胆附于肝，其脉亦循于胁，所以，胁痛多与肝胆疾病有关。

胁痛致病因素有肝气郁结、瘀血内停、肝胆湿热、肝阴不足等。凡情志抑郁，肝气郁结，或过食肥甘，嗜酒无度，或久病体虚，忧思劳倦，或跌仆外伤等皆可导致胁痛。其病变主要在肝胆。其病因病机，除气滞血瘀，直伤肝胆外，同时和脾胃、肾有关。在病证方面，有虚有实，而以实证为多见。实证以气滞、血瘀、湿热为主，三者又以气滞为先。虚证多属阴血亏损，肝失所养。此外，实证日久，化热伤阴，肝肾阴虚，亦可出现虚实并见。胁痛临床辨证，当以气血为主。大抵胀痛多属气郁，且疼痛呈游走无定；刺痛多属血瘀，而痛有定处；隐痛多属阴虚，其痛绵绵；湿热之胁痛，多以疼痛剧烈，且伴有口苦苔黄。治疗以通为主，实证多采用理气、化瘀、清热、利湿等法，虚证滋阴柔肝为治，可适当加入理气之品，以疏理肝气，提高疗效。

此病相当于西医诊断中的急性肝炎、慢性肝炎、急性胆囊炎、慢性胆囊炎、胆石症、肋间神经痛等。

柴胡疏肝散

【来源】《证治准绳》引《医学统旨》方

【组成】陈皮醋炒、柴胡各二钱　川芎、枳壳麸炒、芍药各一钱半　甘草炙，五分　香附一钱半

【用法】上作一服，水二盅，煎八分，食前服。

【功用】疏肝行气，活血止痛。

【主治】小儿肝气郁滞证。症见胁肋疼痛，胸闷喜太息，情志抑郁易怒，或嗳气，脘腹胀满，脉弦。

【方解】方中以柴胡疏肝解郁为君药；以香附、川芎活血理气为臣药；以

陈皮、枳壳导滞；芍药柔肝为伍；以甘草调药和中为使，寥寥数味，共奏疏肝解郁，理气止痛之效。

【临床应用】

1. 用方要点 本方是治疗小儿肝气郁结之胁肋疼痛的常用方剂。以小儿胁肋疼痛、太息稍舒、脉弦为用方要点。

2. 随症加减 瘀血征象明显，加用丹参、失笑散；兼有嗳气吞酸、口苦者，加用左金丸；兼有食滞征象者，加用麦芽、鸡内金等。

3. 使用注意 出现舌红少苔、口燥咽干、心烦失眠等阴虚证禁用。

4. 现代应用 肝炎、慢性胃炎、慢性胆囊炎、胁间神经痛等属于肝郁气滞者，可加减使用。

5. 历代名家的应用经验

（1）上海岳阳医院中医内科朱明方主任医师从肝论治，将瘿病的病因归为情志失畅与饮食失当，病机为肝郁气滞，痰血互结。治疗上以柴胡疏肝散组方，辨证施治，收效颇佳。

（2）第三、四批全国老中医药专家学术经验继承工作指导老师，陕西省名中医米烈汉主任医师在临床应用中，根据谨守病机、异病同治之原则，使用柴胡疏肝散加减应用于脂肪肝、乳腺增生、甲亢、糖尿病等有肝失条达、肝气郁结之病机者。

（3）贵阳中医学院徐学义名老中医根据中医异病同治之法，在临证时审证求因，凡有相同之主要病机者，无论内科还是妇科，均可针对肝郁气滞之主要病机，灵活应用此方，将此方用于胃神经官能症、胆汁反流性胃炎、功能性消化不良、闭经、瘿瘤等，均取得良效。

一贯煎

【来源】《续名医类案》

【组成】 北沙参、麦冬、当归身各9克　生地黄18~30克　枸杞子9~18克 川楝子4.5克（原书未著用量）

【用法】 水煎服。

【功用】 滋阴疏肝。

【主治】小儿肝肾阴虚，肝气郁滞证。症见小儿胸脘胁痛，吞酸吐苦，咽干口燥，舌红少津，脉细弱或虚弦。亦治疝气瘕聚。

【方解】肝藏血，主疏泄，体阴而用阳，喜条达而恶抑郁。肝肾阴血亏虚，肝体失养，则疏泄失常，肝气郁滞，进而横逆犯胃，故胸脘胁痛、吞酸吐苦；肝气久郁，经气不利则生疝气、瘕聚等证；阴虚津液不能上承，故咽干口燥、舌红少津；阴血亏虚，血脉不充，故脉细弱或虚弦。肝肾阴血亏虚而肝气不舒，治宜滋阴养血、柔肝疏郁。方中重用生地黄滋阴养血、补益肝肾为君，内寓滋水涵木之意。当归、枸杞养血滋阴柔肝；北沙参、麦冬滋养肺胃，养阴生津，意在佐金平木，扶土制木，四药共为臣药。佐以少量川楝子，疏肝泄热，理气止痛，复其条达之性。该药性虽苦寒，但与大量甘寒滋阴养血药相配伍，则无苦燥伤阴之弊。诸药合用，使肝体得养，肝气得舒，则诸症可解。

本方配伍特点：在大队滋阴养血药中，少佐一味川楝子疏肝理气，补肝与疏肝相结合，以补为主，使肝体得养，而无滋腻碍胃遏滞气机之虞，且无伤及阴血之弊。全方组方严谨，配伍得当，照顾到"肝体阴而用阳"的生理特点，诚为滋阴疏肝之名方。

【临床应用】

1. 用方要点 本方是治疗小儿阴虚肝郁，肝胃不和所致脘胁疼痛的常用方。临床应用以小儿脘胁疼痛，吞酸吐苦，舌红少津，脉虚弦为用方要点。

2. 随症加减 若大便秘结，加瓜蒌仁；有虚热或汗多，加地骨皮；痰多，加川贝母；舌红而干，阴亏过甚，加石斛；胁胀痛，按之硬，加鳖甲；烦热而渴，加知母、石膏；腹痛，加芍药、甘草；两足痿软，加牛膝、薏仁；不寐，加酸枣仁；口苦燥，少加黄连。

3. 使用注意 因制方重在滋补，虽可行无形之气，但不能祛有形之邪，且药多甘腻，故有停痰积饮而舌苔白腻、脉沉弦者，不宜使用。

4. 现代应用 本方常用于慢性肝炎、慢性胃炎、胃及十二指肠溃疡、肋间神经痛、神经官能症等属阴虚肝郁者。

5. 历代名家的应用经验

（1）蒋立基老中医在本方的基础上加柴胡、白芍，名曰"柴芍一贯煎"，并认为本方在原甘酸为主的基础上，增入柴胡辛开以疏导肝阳，白芍酸平以养肝阴，则能融"酸以养体，甘以缓急，辛以理用"治肝三大法则为一炉，刚柔相济，扩大了适应范围，可适用于妇科疾病。

（2）湖北中医学院教授陈国权曾用一贯煎加味治愈双下肢干燥并瘙痒症、全身皮肤起红疹伴瘙痒症、雀斑伴面部瘙痒症，还用治鼻炎、尿道灼热症等，随证加减，常收著效。

（3）江苏省名老中医陶念唐在治病过程中，很重视滋养阴液。他用一贯煎有独特见解，不仅用于慢性肝炎肝肾不足者，还常用于慢性萎缩性胃炎、胃窦炎、十二指肠球部溃疡等胃阴不足者。

柴胡枳桔汤

【来源】《重订通俗伤寒论》

【组成】川柴胡—钱至钱半（3～4.5克）　枳壳钱半（4.5克）　姜半夏钱半（4.5克）　鲜生姜—钱（3克）　青子芩—钱至钱半（3～4.5克）　桔梗—钱（3克）　新会皮钱半（4.5克）　雨前茶—钱（3克）　（小儿用量酌减）

【用法】水煎服。

【功用】和解表里。

【主治】小儿胸胁满痛，往来寒热，两头角痛，耳聋目眩，舌苔白滑，脉右弦滑，左弦而浮大。

【方解】本方是由小柴胡汤去人参、甘草、大枣，加枳壳、桔梗、雨前茶、陈皮组成。柴胡性苦味辛而微寒，入肝胆经，可舒畅气机之瘀滞，黄芩苦寒，清里热。枳壳、桔梗、陈皮畅胸膈之气，开发上焦，半夏、生姜和中止呕，调理胃气，雨前茶清热降火、利水去痰，助黄芩清泻邪热。甘草调和诸药，诸药合用，共奏疏肝理气，清热利湿，通腑利胆之效。

【临床应用】

1. **用方要点**　以小儿胸胁痛，咳痰气喘为用方要点。

2. **随症加减**　有痰，加陈皮；心下痞满硬，加枳实；烦渴，加天花粉。

3. **使用注意**　因方中柴胡升散，芩、夏性燥，故对阴虚血少者禁用。

4. **现代应用**　多用于胆囊炎，神经血管性头痛。

5. **历代名家的应用经验**　唐方教授认为：小儿病理生理特点为"肝常有

余"、"阳常有余"。肝秉少阳生发之气，其生发之性可以推动卫气运行，固防体表；其次，少阳为初生之阳，若遇邪遏，则升发不利。因此和解少阳之邪，需开少阳升发卫阳之缚，即可达卫解表。以柴胡枳桔汤为主方，可疏畅气机，畅行卫气之通道，开发中焦，协助卫出上焦，以治疗"邪郁腠理，逆于上焦"之咳嗽病证。

第六节 小儿黄疸

黄疸是以目黄、身黄、小便黄为主要临床表现，其中以目睛黄染为本病特征。《金匮要略》记载："黄家所得，从湿得之"由于湿阻中焦，脾胃功能失常，影响肝胆的疏泄，以致胆汁不循常道，溢于肌肤，而发生黄疸。中医学认为黄疸的发生均与"湿"有关。并根据湿的来源，分为"湿从热化"和"湿从寒化"。黄疸的辨证，应以阴阳为纲，阳黄以湿热为主，阴黄以寒湿为主。多选化湿邪，利小便之法。

西医根据黄疸发生的机理将黄疸分为"溶血性黄疸"、"阻塞性黄疸"、"肝细胞性黄疸"三类，常见于病毒性肝炎、肝硬化、胆石症，胆囊炎以及消化系统肿瘤等疾病。

茵陈蒿汤

【来源】《伤寒论》

【组成】茵陈六两（18克） 栀子十四枚（12克） 大黄二两（6克），去皮（小儿用量酌减）

【用法】上三味，以水一斗二升，先煮茵陈，减六升，内二味，煮取三升，去滓，分三服（现代用法：水煎服）。

【功用】清热，利湿，退黄。

【主治】小儿湿热黄疸。症见小儿一身面目俱黄，黄色鲜明，发热，无汗或但头汗出，口渴欲饮，恶心呕吐，腹微满，小便短赤，大便不爽或秘结，舌红苔黄腻，脉沉数或滑数有力。

【方解】本方为治疗小儿湿热黄疸之常用方，《伤寒论》用其治疗瘀热发黄，《金匮要略》以其治疗谷疸。病因皆缘于邪热入里，与脾湿相合，湿热壅滞中焦所致。湿热壅结，气机受阻，故腹微满、恶心呕吐、大便不爽甚或秘结；无汗而热不得外越，小便不利则湿不得下泄，以致湿热熏蒸肝胆，胆汁外溢，浸渍肌肤，则一身面目俱黄、黄色鲜明；湿热内郁，津液不化，则口中渴。舌苔黄腻，脉沉数为湿热内蕴之征。治宜清热，利湿，退黄。方中重用茵陈为君药，本品苦泄下降，善能清热利湿，为治黄疸要药。臣以栀子清热降火，通利三焦，助茵陈引湿热从小便而去。佐以大黄泻热逐瘀，通利大便，导瘀热从大便而下。三药合用，利湿与泄热并进，通利二便，前后分消，湿邪得除，瘀热得去，黄疸自退。

【临床应用】

1. 用方要点　本方为治疗小儿湿热黄疸之常用方，其证属湿热并重。临床应用以一身面目俱黄，黄色鲜明，舌苔黄腻，脉沉数或滑数有力为用方要点。

2. 随症加减　若湿重于热者，可加茯苓、泽泻、猪苓以利水渗湿；热重于湿者，可加黄柏、龙胆草以清热祛湿；胁痛明显者，可加柴胡、川楝子以疏肝理气。为加强清热利湿退黄之功，本方中可加入黄芩、金钱草、郁金、泽泻、车前草等。热重者，加虎杖、龙胆草；湿重者，加猪苓、茯苓、滑石；呕吐者，加半夏、竹茹；腹胀者，加厚朴、枳实；伴见气血不和者，可加柴胡、青皮、枳壳、当归、赤芍调气和血；若病十祛七八，可配用白术、陈皮、生麦芽、焦山楂等健脾和胃；对于黄疸较重或日久不愈者，多为湿热夹瘀，可加丹皮、丹参、赤芍、血竭等活血化瘀之品。本证还可用茵栀黄注射液加10%葡萄糖注射液20毫升稀释后静滴，根据病情轻重，每日2~8毫升，分1~2次滴注，至黄疸完全消退。

3. 使用注意　本方适宜于黄疸属湿热搏击者，对中阳虚弱、寒湿留恋之阴黄，不宜用本方。苦寒之晶易伤脾阳，不可过量，中病即止。

4. 现代应用　本方常用于急性黄疸型传染性肝炎、胆囊炎、胆石症、钩端螺旋体病等所引起的黄疸，证属湿热内蕴者。

5. 历代名家的应用经验　全国第一、第二届名老中医专家继承导师、四川省名中医、成都市名中医王静安主任医师擅治疑难病，临证立意隽永，构思奇巧，结合小儿脏气轻灵的特点，用药轻灵而不伤小儿正气。如治新生儿黄疸，方以茵陈蒿汤化裁而成，立意行气导浊、调和肝脾、利胆退黄。药用

茵陈蒿、虎杖、金钱草、车前草、炒谷芽、炒麦芽各 15 克，香附、香橼各 6
克，栀子 1.5 克，青皮 3 克，并在此基础上加减，经临床验证，疗效显著。
其中栀子轻用，改大黄为虎杖，药虽平淡，却切合利于宣化导浊的组方原则，
又合乎婴幼儿的生理病理特点。

茵陈五苓散

【来源】《金匮要略》

【组成】茵陈蒿末十分　五苓散（茯苓、猪苓、泽泻、白术、桂心）五分
（2 克）　（小儿用量酌减）

【用法】上二物合，先食，饮方寸匕（6 克），日三服。

【功用】利湿退黄。

【主治】黄疸之湿热蕴结，湿重于热证。症见身目俱黄，但黄色不及茵陈
蒿汤证鲜明，头重身困，胸脘痞满，食欲减退，恶心呕吐，腹胀或大便溏垢，
小便不利，舌苔厚腻，脉濡数或滑数。

【方解】方中用茵陈清热利湿退黄，重用泽泻，取其甘淡性寒，直达肾与
膀胱，利水渗湿。以茯苓、猪苓之淡渗，增强利水渗湿之力。而白术健脾运化
水湿，转输精津，不使水液潴留。桂枝一药二用，既外解太阳之表，又助膀胱
气化。可见本方重在利水渗湿，用于湿重于热之黄疸而表现于水湿内盛的水肿、
小便不利尤为适宜，而且内外兼治，使表邪得解，脾气健运，黄疸诸症自除。

【临床应用】

1. 用方要点　黄疸湿多热少、小便不利之证。症见身目俱黄，但黄色不及
茵陈蒿汤证鲜明，头重身困，胸脘痞满，小便不利舌苔厚腻，脉濡数或滑数为
用方要点。

2. 随症加减　热重于湿者，可加黄柏、龙胆草以清热祛湿；胁痛明显者，
可加柴胡、川楝子以疏肝理气。呕吐者，加半夏、竹茹；腹胀者，加厚朴、枳
实；伴见气血不和者，可加柴胡、青皮、枳壳、当归、赤芍调气和血；若病十
祛七八，可配用白术、陈皮、生麦芽、焦山楂等健脾和胃；对于黄疸较重或日
久不愈者，多为湿热夹瘀，可加丹皮、丹参、赤芍、血竭等活血化瘀之品。

3. 使用注意　本方适宜于黄疸湿重于热，并伴体虚脾弱者。本方含有的

利水药物作用强，无水湿者、有湿而肾虚者、小便通利者忌服。

4. 现代应用 该方多用于治疗病毒性肝炎高胆红素血症，慢性黄疸型肝炎，慢性迁延性肝炎，脂肪肝，高脂血症，药物性肝病，肾移植后肝损害，胆囊炎，慢性胃炎，湿疹，荨麻疹等出现以黄疸为主症的疾病。

5. 历代名家的应用经验 全国老中医药专家学术经验继承工作指导老师、浙江省名中医何任认为黄疸虽分多种，总在首先分辨阴阳。阴黄多由寒湿，脾湿不运，胆汁浸淫，其黄色晦如烟熏，小便不利者，其治在脾，主方即茵陈五苓散。

茵陈四逆汤

【来源】《伤寒微旨论》

【组成】甘草、茵陈各二两（各6克）　　干姜一两半（4.5克）　　附子一个，破八片（6克）　　（小儿用量酌减）

【用法】上锉，水煎，凉服。

【功用】温里助阳，利湿退黄。

【主治】小儿黄疸辨证属于阴黄者。症见黄色晦暗，皮肤冷，背恶寒，手足不温，身体沉重，神倦食少，口不渴或渴喜热饮，大便稀溏，舌淡苔白，脉紧细或沉细无力。

【方解】茵陈四逆汤以茵陈与干姜、附子配伍，共奏温阳利湿退黄之功，故主治寒湿内阻之阴黄。

【临床应用】

1. 用方要点 阴黄。症见黄色晦暗，皮肤冷，背恶寒，手足不温，身体沉重，神倦食少，口不渴或渴喜热饮，大便稀溏，舌淡苔白，脉紧细或沉细无力为用方要点。

2. 随症加减 腹胀者，加厚朴、枳实；伴见气血不和者，可加柴胡、青皮、枳壳、当归、赤芍调气和血；若病十祛七八，可配用白术、陈皮、生麦芽、焦山楂等健脾和胃；对于黄疸较重或日久不愈者，多为湿热夹瘀，可加丹皮、丹参、赤芍、血竭等活血化瘀之品。

3. 使用注意 使用茵陈四逆汤，应注意茵陈与温阳药的配伍比例，不可随意增加茵陈用量,以免伐伤阳气使寒湿难化。

4. 现代应用 现代也常用于治疗药物性肝损害、胆道感染等疾病。

5. 历代名家的应用经验 茵陈四逆汤始载于宋代的《伤寒微旨论》,是韩祗和阐发《伤寒论》中张仲景有关治疗黄疸阴证者当从"寒湿中求之"的微意创制而成,北宋哲宗年间韩祗和在《伤寒微旨论·阴黄症篇》(《永乐大典》辑本)中论述了阴黄的病机与诊治,指出"伤寒病发黄者,古今皆为阳证治之,无治阴黄法",并秉承张仲景温中散寒除湿的施治法则,创制了茵陈茯苓汤、茵陈橘皮汤、小茵陈汤、茵陈四逆汤、茵陈附子汤、茵陈茱萸汤等六首温里散寒祛湿退黄方剂,开创了中医阴黄证治的先河,从此使阴黄之治"有法可循,有方可用"。

茵陈术附汤

【来源】《医学心悟》

【组成】茵陈一钱(3克) 白术二钱(6克) 附子半钱(1.5克) 干姜半钱(1.5克) 甘草(炙)一钱(3克) 肉桂(去皮)半钱(1克) (小儿用量酌减)

【用法】煎汤饮用,每日1剂,不拘时服,或分3~5次服用。

【功用】温中化湿,健脾和胃。

【主治】黄疸之脾阳虚寒湿内蕴证(阴黄)。症见身目俱黄,黄色灰黯,或如烟熏,脘腹痞胀,纳少便溏,畏寒肢冷,口淡不渴,舌淡苔腻,脉濡缓或沉细。

【方解】方用茵陈利湿退黄,为治黄疸之专药;附子、肉桂大辛大热,补火助阳,温里散寒;干姜性味辛热,温中祛寒;白术、甘草温中益气健脾,甘草又能调和诸药。全方共奏温阳健脾,化湿退黄之功。

【临床应用】

1. 用方要点 中阳不足,寒湿凝滞之阴黄证。症见阴黄身冷,脉沉细,身如熏黄,小便自利者,为用方要点。

2. 随症加减 若见胸闷泛恶,苔腻者,去白术,加苍术、厚朴;胁肋隐痛作胀,肝脾同病者,酌加柴胡、郁金、香附等疏肝理气之品;便溏者加茯苓、泽泻、车前子；纳差者，加砂仁、党参、茯苓、谷麦芽、白豆蔻；呕吐加半夏、干姜改用生姜；腹胀满加厚朴、乌药、莱菔子；若黄疸日久，气虚血滞，面暗，神疲，体弱，脉细者，加党参、丹参；湿浊不清，气滞血结，胁下症积疼痛，腹部胀满，面色暗黄黧黑者，另服硝石矾石散。皮肤瘙痒者，加秦艽、地肤子以祛风止痒。

3. 使用注意 本方适宜于中阳虚弱，湿从寒化之阴黄证，对湿热壅结之阳黄证，本方禁用。生附有毒，本方可用制附片，且不宜与半夏、瓜蒌、天花粉、贝母、白蔹、白及同用。入煎剂，附子要先煎 30～60 分钟，以口尝无麻辣感为度。孕妇慎用。

4. 现代应用 病毒性肝炎、亚急性重症肝炎、肝硬化等疾病，只要病机属脾肾阳虚，寒湿阻滞中焦所致的阴黄者均可选用本方治疗。

5. 历代名家的应用经验 本方出自清代程国彭的《医学心悟》，《伤寒论》治少阳病兼证，原文论"阴黄之症，身冷，脉沉细，乃太阴经中寒湿，身如熏黄，不若阳黄之明如橘子色也。当问其小便利与不利，小便不利，宜本方，小便自利，茵陈术附汤主之"。老中医邹良才先生用茵陈术附汤合不换金正气散加减治疗阴黄，症见晨起面浮，纳谷不香，厌油，恶心，脘腹胀满，疲乏无力，面色㿠白，苔白厚腻，质淡胖，脉弦；肝脾肿大，肝区有叩击痛，腹部无移动性浊音，肝功能异常。属脾阳不振，气滞湿阻。处方：苍术 10 克，白术 10 克，川朴 3 克，炒党参 10 克，茯苓 12 克，砂仁 3 克，法夏 10 克，木香 4.5 克，淮山药 12 克，焦山楂 12 克，神曲 12 克，陈皮 6 克，茵陈 12 克，制附子 4.5 克，藿香 10 克，佩兰 10 克，桂枝 3 克，泽兰 12 克，泽泻 12 克，丹参 15 克，大腹皮 10 克。

柴芍六君子汤

【来源】《医宗金鉴》

【组成】人参、白术土炒、茯苓、陈皮、半夏姜制、甘草炙、柴胡、白芍炒、钩藤各一两（30 克）　（小儿用量酌减）

【用法】加生姜、大枣，水煎服。

【功用】健脾平肝，化痰祛风。

【主治】脾虚肝旺，风痰盛者。

【方解】此方可认为系四逆散和六君子汤合方而成，方中党参、白术、茯苓、甘草为四君子汤组成，重在健脾益气渗湿，为脾虚的基础方；柴胡、白芍二者配伍一散一收，重在疏肝柔肝，敛阴和营；陈皮、半夏配伍降逆和胃理气；半夏性辛散温燥，入脾胃经，取其和胃降逆；陈皮性味辛温入脾胃经，善于理气。诸药合用，共奏疏肝健脾和胃之功。

【临床应用】

1. 用方要点 脾虚肝旺，风痰盛之病毒性肝炎。

2. 随症加减 肝区痛者，加延胡索、郁金。腹胀者，加厚朴、麦芽。气虚者，加黄芪。下肢水肿、尿少者，加车前子。

3. 使用注意 若伴肢体不温、腰膝酸软、水谷不化、舌淡、脉沉细等脾肾阳虚之证，可兼服金匮肾气九。

4. 现代应用 现代也常用于治疗慢性胃炎、慢性胰腺炎、消化不良等疾病。

5. 历代名家的应用经验 孙喜才教授从事中医临床、教学、科研四十余年，享受政府特殊津贴，被中国中西医结合协会授予"中西医结合贡献奖"，孙老善用疏肝、和胃、健脾的柴芍六君子汤加减治疗慢性胃炎。孙老认为柴胡、白芍重在疏肝柔肝，柴胡味苦微辛，性微寒，入肝经，为疏肝解郁之要药，柴胡量大则散，量小性升，孙老常用量为 12 克，取其散，意在疏理气滞。白芍性味酸甘，柔肝止痛，敛阴和营，二者配伍一散一收，颇符合肝的生理特性，因为"肝者将军之官"，体阴而用阳，郁怒易于伤肝，肝郁易于化火，火为阳邪，易耗伤阴血，治疗上"火郁发之"，用柴胡辛散疏泄，白芍酸收柔肝养血；陈皮、半夏重在和胃理气，因六腑以通为用，以通为补，胃气以通降为顺，治胃恒求通降，因半夏性味辛散温燥，入脾胃经，本品有清半夏、姜半夏、法半夏、生半夏、半夏曲之分，孙老喜用清半夏，取其和胃降逆，陈皮性味辛温入脾胃经，善于理气，二者配伍降逆和胃理气；党参、白术重在健脾益气，党参性味甘温入脾胃经，健脾益气，为补益脾胃之要药，白术性味苦甘温入脾胃经，健脾益气燥湿。慢性胃炎临床表现虚实夹杂，陈皮、半夏、党参、白术四者配伍虚实同治。

[何群英，王锐．孙喜才教授用柴芍六君子汤治疗慢性胃炎经验，陕西中医学院学报，2004，27（4）：19－20.]

利肝汤

【来源】田成庆方

【组成】茵陈 25 克　板蓝根 10 克　败酱草 15 克　夏枯草 10 克　尾连 10 克　黄芩 10 克　黄柏 10 克　金钱草 10 克　木通 6 克　滑石 15 克　龙胆草 3 克　柴胡 6 克　（小儿用量酌减）

【用法】每日 1 剂，水煎分服。

【功用】清热解毒，利湿退黄。

【主治】黄疸型传染性肝炎。症见发热、口干、口苦、口渴、大便干、尿深黄如浓茶、身黄巩膜面部发黄、舌质红、苔黄或黄腻、脉弦数或弦滑。

【方解】方中茵陈、黄芩、黄柏、胆草，滑石、木通、金钱草等都有清热利湿的作用；尾连、板蓝根有清热解毒之功；败酱草能解毒且可活血；夏枯草、柴胡均可清肝胆之热。综观本方组成适宜于肝胆湿热型肝炎。

【临床应用】

1. 用方要点　症见发热、身黄巩膜面部发黄、尿深黄如浓茶、舌质红、苔黄或黄腻、脉弦数或弦滑，为本方用方要点。

2. 随症加减　凡见主要症状：如兼有外感风热者，加银花 10 克、连翘 10 克、大青叶 10 克、薄荷 5 克、生石膏 15 克；兼外感风寒者，加苏叶 10 克、芥穗 5 克；呕吐、恶心者，加陈皮 10 克、竹茹 10 克、生姜 5 克；肝区痛者，加川楝子 10 克、香附 10 克、乌药 10 克，赤芍等各 10 克；纳差加焦三仙各 10 克、鸡内金 10 克、炒稻谷芽 10 克，扁豆 10 克；便秘者加熟军 3 克。

3. 现代应用　黄疸型传染性肝炎。

4. 历代名家的应用经验　田成庆教授根据病毒性肝炎的有关发病因素及临床表现，其治法当以清热利湿为治疗该病的主要方法。湿热蕴伏是本病发病的主要因素，湿热可持续于病程的始终。本方证系肝胆湿热、疫毒蕴结，再进一步分当属热重于湿者，用之奏效甚佳。

第五章 肾系病证名方

第一节 遗 尿

遗尿是指5岁以上的小儿不能自主控制排尿，经常睡中小便自遗，醒后方觉的一种病证。

遗尿可分为原发性遗尿和继发性遗尿、单纯性遗尿和复杂性遗尿。原发性遗尿是指遗尿从婴儿期延续而来，从未有过6个月以上不尿床；继发性遗尿是指有过6个月以上不尿床期后又出现尿床。单纯性尿床是指仅有夜间尿床，白天无症状，不伴有泌尿系统和神经系统解剖和功能异常；复杂性性遗尿是指除夜间尿床外，白天伴有下泌尿系统症状，常为继发于泌尿系统和神经系统疾病。儿童常见的仍为原发性单纯性遗尿。

中医学对本病早有较全面的认识，《灵枢》明确指出："膀胱不约为遗溺。"认为小儿遗尿多系虚寒所致，膀胱的贮尿和排尿功能，全赖于肾的气化功能。故肾气不足，膀胱虚寒为遗尿的常见病因。小儿素体虚弱、肾气不足、下元虚寒，则闭藏失职，致使膀胱气化功能失调，不能制约水道，而发生遗尿。《诸病源候论·小儿杂病诸候·遗尿候》说："遗尿者，此由膀胱有冷，不能约于水故也。……肾主水，肾气下通于阴，小便者，水液之余也，膀胱为津液之腑，既冷气衰弱，不能约水，故遗尿也。"

菟丝子丸

【来源】《局方》卷五

【组成】菟丝子净洗，酒浸，一两（30克）　泽泻一两（30克）　鹿茸去毛，酥炙，一两（30克）　石龙芮一两（去土）（30克）　肉桂去粗皮，一两（30克）　附子炮，去皮，一两（30克）　石斛去根，三分（0.9克），熟干地黄三分（0.9克），白茯

苓去皮，三分(0.9克)　　牛膝酒浸1宿，焙干，三分（0.9克）　　续断三分（0.9克）

山茱萸三分（0.9克）　　肉苁蓉酒浸，切，三分(0.9克)　　防风去苗，三分（0.9克）

杜仲去粗皮，三分(0.9克)，补骨脂去毛，酒炒，三分(0.9克)，荜澄茄三分（0.9克）

沉香三分（0.9克）　　巴戟去心，三分（0.9克）　　茴香炒，三分（0.9克）　　五味子半两（15克）　　桑螵蛸酒浸，炒，半两（15克）　　川芎半两（15克）　　覆盆子去枝叶萼，半两（15克）

【用法】 上为细末，以酒煮面糊为丸，如梧桐子大。每服20丸，温酒或盐汤送下，空心服；如脚膝无力，木瓜汤送下，晚食前再服。

【功用】 温补肾阳，固涩止遗。

【主治】 肾阳不足，下焦虚冷，小便多或不禁。症见睡中遗尿，醒后方觉，每晚1次以上，小便清长，畏寒肢冷，面白少华，神疲乏力，舌淡苔白滑，脉沉无力等。

【方解】 菟丝子散方中菟丝子、肉苁蓉、熟附子、益智仁、巴戟天温补肾阳以暖膀胱，五味子、桑螵蛸、煅牡蛎、山茱萸滋补肾阴以缩小便。诸药合用使肾阳得以温补，膀胱得以固摄。

【临床应用】

1. 用方要点 睡中遗尿，醒后方觉，每晚1次以上，小便清长，畏寒肢冷，舌淡苔白滑，脉沉无力等为用方要点。

2. 随症加减 熟睡不易醒加炙麻黄、石菖蒲宣肺醒神。梦中遗尿加川连、灵磁石清心安神。

3. 使用注意 方中附子性热不宜久服。

4. 现代应用 现代常用于治疗小儿遗尿、遗精、阳痿等疾病。

5. 历代名家的应用经验 殷爱华教授用菟丝子散加淫羊藿治疗阳痿，淫羊藿性温、味辛，补肾壮阳，益命门，兴阳事，强腰膝；菟丝子散补肾固精，养肝强筋，温而不燥，补而不滞。

补中益气汤

【来源】《内外伤辨惑论》

【组成】 黄芪一钱（3克）　　炙甘草五分（1.5克）　　人参、去芦、升麻、柴

胡、当归身酒洗、橘皮、白术各三分 (0.9 克)

【用法】 上㕮咀，都作一服，水二盏，煎至一盏，去滓，食远稍热服（现代用法：水煎服。或作丸剂，每服 10 ~ 15 克，日 2 ~ 3 次，温开水或姜汤下）。

【功用】 益气升阳，调补脾胃。

【主治】 小儿遗尿脾胃气虚证。症见：小儿遗尿量不多，但次数频发伴有饮食减少，体倦肢软，少气懒言，面色萎黄，大便稀溏，舌淡脉虚，指纹淡。

【方解】 本方治证系因饮食劳倦，损伤脾胃，以致脾胃气虚、清阳下陷所致。治宜补益脾胃中气，升阳举陷。方中重用黄芪，味甘微温，入脾、肺经，补中益气，升阳固表，为君药。配伍人参、炙甘草、白术补气健脾为臣，与黄芪合用，以增强其补益中气之功。血为气之母，气虚时久，营血亦亏，故用当归养血和营，协人参、黄芪以补气养血；陈皮理气和胃，使诸药补而不滞，共为佐药。并以少量升麻、柴胡升阳举陷，协助君药以升提下陷之中气，《本草纲目》谓："升麻引阳明清气上升，柴胡引少阳清气上行，此乃禀赋虚弱，元气虚馁，及劳役饥饱，生冷内伤，脾胃引经最要药也"，共为佐使。炙甘草调和诸药，亦为使药。诸药合用，使气虚得补，气陷得升则遗尿自愈。

【临床应用】

1. 用方要点 本方为补气升阳的代表方。临床应用以遗尿伴有体倦乏力，少气懒言，面色萎黄，脉虚软无力为用方要点。

2. 随症加减 若兼腹中痛者，加白芍以柔肝止痛；头痛者，加蔓荆子、川芎；头顶痛者，加藁本、细辛以疏风止痛；咳嗽者，加五味子、麦冬以敛肺止咳；兼气滞者，加木香、枳壳以理气解郁。本方亦可用于虚人感冒，加苏叶少许以增辛散之力。

3. 使用注意 本方适宜于脾肺气虚所致的遗尿等病证，重在补气升提，对于由湿热等引起的膀胱失约遗尿患儿，不适宜本方。

4. 现代应用 本方常用于内脏下垂、久泻、久痢、脱肛、重症肌无力、乳糜尿、慢性肝炎等；妇科之子宫脱垂、妊娠及产后癃闭、胎动不安、月经过多；眼科之眼睑下垂、麻痹性斜视等属脾胃气虚或中气下陷者。

5. 历代名家的应用经验

（1）连建伟教授系全国老中医药专家学术经验继承工作指导老师，在治疗胃脘疼痛（慢性中度浅表性胃炎伴糜烂，十二指肠球炎）时，认为脾胃是后天之本，气血生化之源，故临证运用补中益气汤灵活多变。对于中焦脾虚，中气不足，故右关脉缓无力；脾虚则木易乘土，故胃脘部胀满隐痛，故常选用补中益气汤。

（2）全国老中医药专家学术经验继承工作指导老师、"首都国医名师"路志正选用"补中益气汤"合《医宗金鉴》之补肝汤化裁治疗指甲生长停滞，诸药合用，运脾得复，气血充足，肾气旺盛，指甲生长自然正常。

（3）广东省名中医郑志道老中医认为"补中益气汤"治疗病后胃肠不适，消化功能减退属于气虚证者疗效甚为显著。症见胃脘隐痛不适，饥时尤甚，汗多，气短乏力，头晕口淡，便溏，舌质淡，脉细弱等。胃肠病日久，体质已虚，仍有左下腹疼痛时，加三棱、莪术、槟榔。

（4）天津中医学院第一附属医院牛元起老教授认为"补中益气汤"主要是针对气血亏虚、中气下陷而设，多用于胃痛、虚劳、心悸、腹痛。淋证虽以下焦气化不利为主，但也有因中气下陷者，常以小腹坠胀明显，有尿在小腹而难出之感，脉沉无力，此时治疗应取轻提之法，寓降于升，不可再行通利，"补中益气汤"小制其剂而投之。

止遗方

【来源】黄明志方

【组成】炙麻黄3~6克　煨白果9~15克　补骨脂、台乌药各10~15克　太子参15~30克　石菖蒲、覆盆子各10~15克　生山药15~30克　桑螵蛸10~15克　生黄芪、益智仁各15~30克

【用法】水煎服。

【功用】开敛固涩，温肾固涩。

【主治】适应于一切上儿童夜间或白天在睡眠中小便自遗，醒后方觉的遗尿患儿。

【方解】方中炙麻黄开宣肺气，煨白果收敛肺气，一开一敛，令肺行宣肃之职；石菖蒲、益智仁醒脑开窍，化痰浊而利心智，使不易唤醒的患儿一叫便知；生山药一味，肺脾肾三脏同补，上补肺、中健脾、下固肾，乃平补之

佳品，药中之王道也；补骨脂、覆盆子、桑螵蛸补肾固涩，缩泉止遗；乌药、鹿角霜温肾阳，以助膀胱之气化；黄芪、太子参益肺气，令脾行固涩运化水湿之职。如此则肺行治节之职，脾行固摄之令，肾司气化之功，三焦畅行，开合有序，遗尿自止。

【临床应用】

1. 用方要点 儿童夜间或白天在睡眠中小便自遗，醒后方觉，常有肾虚膀胱失约，且肺脾气虚等症候为用方要点。

2. 随症加减 脾肾虚寒、手足不温者，可加附子以温肾暖脾；脱肛坠下者，加升麻、黄芪以益气升陷：卫气虚弱，常常自汗者，防风、黄芪、白术以益气固表。

3. 使用注意 另外鹿角霜（冲服）6~9 克。

4. 现代应用 小儿遗尿症。

5. 历代名家的应用经验 此方为河南中医学院第一附属医院黄明志教授治疗小儿遗尿的经验方。根据对该病的病因认识，黄老提出，治疗本病当肺、脾、肾三脏同治，临症时，依据辨证论治的原则，根据立症的不同，再施以不同的侧重，同时酌加清心开窍之品。据其多年的临床经验，拟"止遗方"以治之，该方肺脾肾三脏同治，开敛固涩并用，并随症加减，适应于一切遗尿患儿。［黄蛙．黄明志教授治疗小儿遗尿经验，中国中西医结合儿科学，2009，1（2）：147－148.］

健益固脬汤

【来源】 钱育寿方

【组成】 太子参、芡实各15克 金樱子、覆盆子、山萸肉、益智仁、桑螵蛸、红枣各10克 陈皮、鸡内金各5克

【用法】 水煎服，每日1剂。

【功用】 健脾益肾，固脬止遗。

【主治】 小儿遗尿。症见小便清长，大便溏薄，畏寒肢冷，食欲不佳，面白少华，少气乏力，舌淡苔白滑，脉沉无力等。

【方解】 方中太子参益气健脾，金樱子、芡实、山萸肉、覆盆子补肾止

遗，桑螵蛸、益智仁益肾缩尿，陈皮舒利气机，鸡内金健脾缩尿止遗，大枣补脾胃，脾气强健，肾精充足，则水有所制，气化复常，膀胱约束有力，开阖有度，则遗尿止。

【临床应用】

1. 用方要点　症见小便清长，大便溏薄，食欲不佳，少气乏力，舌淡苔白滑，脉沉无力等为用方要点。

2. 随症加减　神疲乏力，纳少便溏者，加黄芪、升麻、砂仁；睡眠过熟或多梦易醒者，加五味子、郁金；体虚多汗者，加煅龙牡；畏寒肢冷者，加补骨脂、菟丝子。对于常法治疗乏效者，钱老每在方中加入麻黄一味以宣提肺气，常获佳效，此即《内经》所谓"病在下取之上"之理。

3. 使用注意　精神因素与小儿遗尿有密切关系，家长切忌在睡眠中频频唤醒患儿或打骂恐吓孩子，使其精神紧张，不利于疾病之康复。

4. 现代应用　小儿遗尿。

5. 历代名家的应用经验　健益固脬汤是江苏著名老中医钱育寿积 40 余年临床经验创制的治疗小儿遗尿之验方，经临床百余例验证，疗效卓著，屡试不爽。遗尿一证钱老根据临床所见指出：小儿遗尿恒以脾肾气虚为多，涉及到脾肾阳虚者较少，一是由于小儿"阳常有余，阴常不足"，二是从临床表现看，遗尿患儿大多仅有脾虚气弱的表现，肾虚症状往往不甚明显，较少有面㿠腰酸，肢凉怕冷，小便清长等症，年龄越小，症状越不典型。[王乐平．健益固脬汤治疗小儿遗尿，四川中医，1992（7）：42－43.]

遗尿合剂

【来源】　周慈发方

【组成】　党参、沙参、白术、生地、覆盆子、桑螵蛸、仙鹤草各9克　当归、石菖蒲各6克　远志4.5克　五味子3克　生牡蛎先煎, 30克

【用法】　取上药水煎2次，合并滤液，将5剂浓缩到500毫升即可。每日3次，每次20毫升，7天为一个疗程。

【功用】　滋阴生津，益肾开窍。

【主治】　小儿遗尿辨证属于脾肾两虚型。症见小便清长，畏寒肢冷，面白

少华，惊悸，失眠，少气乏力，舌淡苔白滑，脉沉无力等用为方要点。

【方解】 肾主闭藏，开窍于二阴，职司二便，若小儿素体虚，肾气不足，下元虚寒，则闭藏失职而发生遗尿；又脾主运化，喜燥恶湿而制水，中气不足则上虚不能制下，致使无权约束水道而遗尿。方中党参、白术、仙鹤草补中益气，健胃生津；生地、当归养血补血；覆盆子、桑螵蛸补肾固精；五味子、沙参养阴生津补肾；生牡蛎敛阴涩精；远志、石菖蒲安神益智开窍。

【临床应用】

1. 用方要点 小便清长，畏寒肢冷，面白少华，少气乏力，舌淡苔白滑，脉沉无力为用方要点。

2. 随症加减 如果有肝阴虚，可以加枸杞子、菟丝子、熟地黄等滋补肝肾；如果小便白浊，可与益智仁、龙骨等合用温肾固涩。

3. 使用注意 本方对于小儿遗尿属下焦湿热者不宜，适用于脾肾两虚型。

4. 现代应用 小儿遗尿。

益气缩泉固关散

【来源】 周鸣岐方

【组成】 黄芪炒30克　山药30克　益智仁100克　桑螵蛸40克　白果仁100克　补骨脂10克

【用法】 上药共研细末。每次 5 克，每日 2 次，早晚空腹服，白开水送服。

【功用】 益气补肾，收敛缩泉。

【主治】 小儿遗尿症。症见倦怠乏力，饮食减少，面白少华，舌淡苔白滑，脉沉无力等。

【方解】 方中黄芪补气升阳，助膀胱气化，山药益脾补肾且有收敛之性，配白果、补骨脂、桑螵蛸、益智仁共奏补肾缩泉之效。

【临床应用】

1. 用方要点 症见小儿遗尿，倦怠乏力，饮食减少，面白少华，舌淡苔白滑，脉沉无力等为用方要点。

2. 随症加减 兼有肺虚咳喘，可以加人参、麦冬、五味子以补肾益肺纳气；若肾虚明显，可以加熟地黄、山茱萸、菟丝子。

3. 现代应用 小儿遗尿。

益气敛肝缩尿方

【来源】陆长青方

【组成】黄芪 党参 柴胡 升麻 乌梅 五味子 菖蒲 郁金 补骨脂 肉桂 桑螵蛸 益智仁

【用法】每日1剂，水煎服。

【功用】益气敛肺，固肾缩尿。

【主治】小儿遗尿。症见小便遗尿，咳喘气短，自汗，常易外感，脘胁疼痛，口干口苦，舌淡苔白，脉沉弦细等。

【方解】方中黄芪、党参补益肺气，柴胡、升麻、乌梅、五味子敛肝气，菖蒲、郁金开心窍，醒神志，补骨脂、肉桂固肾气，桑螵蛸、益智仁束约膀胱之气。全方合用，则具益气敛肺，固肾缩尿之效用。

【临床应用】

1. 用方要点 症见小便遗尿，咳喘气短，自汗，常易外感，舌淡苔白，脉沉弦细等为用方要点。

2. 随症加减 兼有脾虚证者，配白术、炒山药；肾阳虚者配附子、鹿角胶；遗尿量多者配枳壳，加重柴胡、升麻量；睡眠不易醒配远志、木通。

3. 现代应用 小儿遗尿。

第二节 小儿淋证

小儿淋证是指小儿小便频急，淋沥不尽，尿道涩痛，小腹拘急，痛引腰腹，为诸淋的证候特征，淋证病在膀胱和肾，且与肝脾有关。其病机主要是湿热蕴结下焦，导致膀胱气化不利。《金匮要略·五脏风寒积聚病脉证并治》认为是"热在下焦"，《丹溪心法淋》说"淋有五，皆属乎热"，其所论皆偏于热证、实证一面，而忽视了虚的方面。《景岳全书淋浊》则在叙述"淋之初病，则无不由乎热剧"的同时，提出"淋久不止"有"中气下陷"及"命门不固"的转变。说明淋证初起多属湿热蕴结膀优，若病延日久，热郁伤阴，湿遏阳气，或阴伤及气，则可导致脾肾两虚，膀胱气化无权，因而病证可由实转虚，虚实夹杂。实则清利，虚则补益，是治疗淋证的基本原则。实证以膀胱湿热为主者，治宜清热利湿；以热灼血络为主者，治宜凉血止血；以砂石结聚为主者，治宜通淋排石；以气滞不利为主者，治宜利气疏导。虚证以脾虚为主者，治宜健脾益气；以肾虚为主者，治宜补虚益肾。

淋证包括西医之泌尿系统感染、结核、肿瘤、结石等多种疾病。在儿科泌尿系统感染最常见。泌尿系统感染是小儿时期的常见病，国内统计占儿科住院患者的0.46%～3.5%，女多于男，婴幼儿使其发病率较高，其中婴儿期约占总数的40%。

八正散

【来源】《太平惠民和剂局方》

【组成】车前子、瞿麦、萹蓄、滑石、山栀子仁、甘草、木通、大黄面裹煨，去面，切，焙，各一斤（500克）

【用法】上为散，每服二钱，水一盏，入灯心，煎至七分，去滓，温服，食后临卧。小儿量力少少与之（现代用法：散剂，每次服6～10克，灯心煎汤送服，或汤剂，加灯心，每日1剂，日3服，小儿用量根据病情酌定）。

【功用】清热解毒，利水通淋。

【主治】湿热淋证。尿频尿急，溺时涩痛，淋沥不畅，尿色浑赤，甚则癃闭不通，小腹急满，口燥咽干，舌苔黄腻，脉滑数，指纹紫。

【方解】本方为治疗热淋的常用方，其证因湿热下注膀胱所致。湿热下注蕴于膀胱，水道不利，故尿频尿急、溺时涩痛、淋沥不畅，甚则癃闭不通；湿热蕴蒸，故尿色浑赤；湿热郁遏，气机不畅，则少腹急满；津液不布，则口燥咽干。治宜清热利水通淋。方中以滑石、木通为君药。滑石善能滑利窍道，清热渗湿，利水通淋，《药品化义》谓之："体滑主利窍，味淡主渗热"；木通上清心火，下利湿热，使湿热之邪从小便而去。萹蓄、瞿麦、车前子为臣，三者均为清热利水通淋之常用品。佐以山栀子仁清泄三焦，通利水道，以增强君、臣药清热利水通淋之功；大黄荡涤邪热，并能使湿热从大便而去。甘草调和诸药，兼能清热、缓急止痛，是为佐使之用。煎加灯心以增利水通淋之力。

《太平惠民和剂局方》原用本方"治大人、小儿心经邪热，一切蕴毒……"乃取方中木通、山栀子仁、大黄、车前子、灯心诸药，皆入心经，俱有清心泻火解毒之功。同时，还能通利小肠，导湿热下行，合滑石、萹蓄、瞿麦以增利水通淋之效，故又云："治小便亦涩，或癃闭不通，及热淋、血淋。"

【临床应用】

1. 用方要点　本方为主治湿热淋证之常用方。临床应用以尿频尿急，溺时涩痛，舌苔黄腻，脉滑数为用方要点。

2. 随症加减　若属血淋者，宜加生地、小蓟、白茅根以凉血止血；石淋，可加金钱草、海金沙、石韦等以化石通淋；膏淋，宜加萆薢、菖蒲以分清化浊。热毒炽盛，发热寒战宜加蒲公英、金银花以清热解毒。腰痛者，可加牛膝补益肝肾兼通淋。

3. 使用注意　本方为苦寒通利之剂，小儿多服则损伤阳气，耗伤阴津，引起虚弱证候，头晕、心跳、四肢无力，胃口欠佳，故宜于实证，若虚弱者慎用。

4. 现代应用　常用于膀胱炎、尿道炎、急性前列腺炎、泌尿系结石、肾盂肾炎、术后或产后尿潴留等属湿热下注者。

5. 历代名家的应用经验

（1）京都名医著名中医儿科专家宋祚民善用"八正散"合用二妙散、六一散治疗膀胱湿热型夜间遗尿，全方共奏清热除湿、健脾止遗之功效。

（2）杨吉相老教授应用"八正散"治疗泌尿系感染，急性前列腺炎，泌尿系结石。症见尿痛，尿急，尿频，尿常规检查有白细胞。非下焦湿热证忌用。

（3）印会河老中医善用"八正散"加减治疗泌尿系统感染属湿热者，症见小便进阴中涩痛，或见寒热，尿黄赤而频，舌红苔黄，脉数。痛甚者加琥珀末3克，吞服。

五淋散

【来源】《太平惠民和剂局方》

【组成】 茯苓六两（180克）　当归去芦、甘草生用，各五两（150克）　赤芍药

去芦、山栀子仁各二十两（600克）

【用法】 每服三钱，水一盏，煎至八分，空心服（现代用法：作汤剂，水煎服，小儿用量据病证酌情增减）。

【功用】 清热利湿，通淋化浊。

【主治】 膀胱有热，水道不通，尿少次频，脐腹急痛，作止有时，劳倦即发，或尿如豆汁，或尿有砂石，或尿淋如膏，或热淋尿血。

【方解】 方中赤茯苓利水渗湿，当归补血活血，甘草补脾益气，缓和药性，赤芍清热凉血，栀子泻火除烦，清热利湿，凉血解毒全方共奏清热凉血，利水通淋之功。

【临床应用】

1. 用方要点 本方主治湿热血淋证，亦可用于其他湿热淋证。主症为小便短数，小便时灼热刺痛，少腹拘急胀痛，尿黄赤，大便秘结，舌苔黄腻为用方要点。

2. 随症加减 若出血明显，可加白茅根、大小蓟等以凉血止血；若治石淋，可加金钱草、海金沙以化石通淋。湿热盛者加黄柏，瞿麦穗；腰痛剧者加延胡索，川牛膝；肾阴不足、虚火内灼者加知母，生地。

3. 使用注意 遗沥日久，属虚寒病症者，不宜使用本方，以免伤正气。

4. 现代应用 本方现代可用于尿道炎、膀胱炎、膀胱结石、肾结石、淋病等属湿热下注，迫血妄行者。

5. 历代名家的应用经验

（1）古今医籍以五淋散为方名者不止一见，据彭怀仁先生主编的《中医方剂大辞典》记载至少有9家之多，张锐《鸡峰普济方》30卷，大约序刊于绍兴三年（1133年）。其书卷十八·淋中关于山栀子汤的行文简省："山栀子汤：治五淋及血淋。当归、芍药（赤者）、茯苓（赤者）、甘草、山栀子，右等分为细末，每服二钱，水一盏，煎至八分，温服。"《局方》收录时更名"五淋散"，且对其主治功用加以规范和推衍。其文曰"五淋散，治肾气不足，膀胱有热，水道不通，淋沥不宣，出少起多，脐腹急痛，蓄作有时，劳倦即发；或尿如豆汁，或如砂石，或冷淋如膏，或热淋便血，并皆治之。赤茯苓六两，当归（去芦）、甘草（生用）各五两，赤芍药（去芦）、山栀子仁各二十两。上为细末，每服二钱，水一盏、煎至八分，空心食前服。功能"清热凉血，利水通淋"。后世医家力倡五淋散的临床医家有陈修园和张子琳二位。

（2）第四批全国老中医药专家学术经验继承工作指导老师赵尚华教授，在临床中观察患者的症状多与湿热有关系，根据传统用八正散和五淋散治疗，而多有疗效欠佳者，结合具体病例加减化裁自拟经验方柴翘五淋散更能提高疗效。

小蓟饮子

【来源】《济生方》，录自《玉机微义》

【组成】生地黄、小蓟、滑石、木通、蒲黄、藕节、淡竹叶、当归、山栀子、甘草各等份（各9克）

【用法】上㕮咀，每服半两（15克），水煎，空心服（现代用法：作汤剂，水煎服，小儿用量据病证酌情增减）。

【功用】凉血止血，利水通淋。

【主治】热结下焦之血淋、尿血。尿中带血，小便频数，赤涩热痛，舌红，脉数。

【方解】本方证因下焦瘀热，损伤膀胱血络，气化失司所致。热聚膀胱，损伤血络，血随尿出，故尿中带血，其痛者为血淋，若不痛者为尿血；由于瘀热蕴结下焦，膀胱气化失司，故见小便频数、赤涩热痛；舌红脉数，亦为热结之征。治宜凉血止血，利水通淋。方中小蓟甘凉入血分，功擅清热凉血止血，又可利尿通淋，尤宜于尿血、血淋之症，是为君药。生地黄甘苦性寒，凉血止血，养阴清热；蒲黄、藕节助君药凉血止血，并能消瘀，共为臣药。君臣相配，使血止而不留瘀。热在下焦，宜因势利导，故以滑石、竹叶、木通清热利水通淋；栀子清泄三焦之火，导热从下而出；当归养血和血，引血归经，尚有防诸药寒凉滞血之功，合而为佐。使以甘草缓急止痛，和中调药。诸药合用，共成凉血止血为主，利水通淋为辅之方。

本方是由导赤散加小蓟、藕节、蒲黄、滑石、栀子、当归而成，由清心养阴，利水通淋之方变为凉血止血，利水通淋之剂。其配伍特点是止血之中寓以化瘀，使血止而不留瘀；清利之中寓以养阴，使利水而不伤正。这是治疗下焦瘀热所致血淋、尿血的有效方剂。

【临床应用】

1. 用方要点 本方为血淋、尿血之要方。临床使用当以尿中见血，血色鲜红，舌红，脉数为用方要点。

2. 随症加减 若热甚淋重，加萹蓄、瞿麦以助清利通淋之效；血量较多，加大蓟、白茅根以增强凉血止血；若瘀阻尿道痛甚，加少量琥珀、牛膝以化瘀止痛；若有结石而见本方者，可加金钱草、海金沙、石韦，以化石通淋；若兼尿有膏脂，加萆薢以分清别浊。

3. 使用注意 方中药物多属寒凉通利之品，只宜于实热证。若血淋、尿血日久兼寒或阴虚火动或气虚不摄者，均不宜使用。

4. 现代应用 主要用于急性尿路感染，急性肾小球肾炎、肾盂肾炎、蛋白尿、乳糜尿、精囊炎之血精等证属热结下焦者。

5. 历代名家的应用经验 小蓟饮子首载于宋代严用和所撰之《严氏济生方》。《严氏济生方》简称《济生方》，成书于公元125年，原本久已散佚。现行本为清人从明代《永乐大典》中辑出。小蓟饮子是其中较为著名的一首方剂。由严氏从《小儿药证直诀》之"导赤散"中加小蓟、滑石、炒蒲黄、藕节、当归、山栀而成。严氏在导赤散清心利水养阴的基础上加味，变成凉血止血、利尿通淋之剂，用以治疗下焦结热之血淋。原方本是煮散剂。后世医家改为汤剂应用，但各药用量多有不同。

石韦散

【来源】《证治汇补》

【组成】 通草二两（60克）   石韦去毛，二两（60克）   王不留行一两（30克）滑石二两（60克）   甘草炙、当归各二两（60克）   白术、瞿麦、芍药、葵子各三两（90克）

【用法】 上为粗散（现代用法：作汤剂，水煎服，小儿用量据病证酌情增减）。

【功用】 清热利水，活血通淋。

【主治】 膀胱有热，致患石淋、劳淋、热淋，小便不利，淋沥频数，胞中满急，脐腹疼痛。症见尿中有时挟有砂石，或排尿时突然中断，小便艰涩疼痛，淋沥不畅，腰痛难忍，少腹拘急，身热不扬，口苦口干等。舌质偏红，舌苔白腻或黄腻，脉滑数。

【方解】 方中石韦苦甘微寒，为清热利尿通淋的常用药，多用于湿热淋证；冬葵子甘寒滑利通窍，有清热利湿通淋之功；滑石甘淡寒，能清膀胱热结，通利水道；瞿麦苦寒降泄，利尿通淋，为治淋要药。以上诸药性味功用相似，合用则相得益彰，效增而力宏，使湿热去则砂石难以成聚，小便利则砂石难以停留，为治病求本之法。

【临床应用】

1. 用方要点 尿中有时挟有砂石，或排尿时突然中断，小便艰涩疼痛，淋沥不畅，少腹拘急，口苦口干等。舌质偏红，舌苔白腻或黄腻，脉滑数。

2. 随症加减 疼痛甚者加元胡，芍药，木香行气缓急止痛；尿潜血阳性加小蓟、三七粉凉血化瘀止血；老年、久病体虚者加黄芪、天冬益气滋肾。

3. 现代应用 各种泌尿系结石。

4. 历代名家的应用经验 湖北省中医院肾内科主任医师、全国第二批老中医药专家学术经验继承人巴元明教授认为，肾为先天之本、水火之脏，内寓有元阴元阳，为精之处、气之根，是人体中最重要的脏器之一，加之肾脏疾患大多病程较长，以虚损多见。若肾虚，则膀胱气化不利，湿浊内停，久蕴化热，湿热久蕴——尿液煎熬成石。另外，结石日久不愈，必耗肾气，故在治疗中，巴师以鼓舞肾气为本，再在此基础上施以祛湿化浊、利水通淋、活血化瘀等法，这样标本兼治，往往可收到事半功倍之捷效。临床上，巴师以经方治疗为主，常用石韦散、五苓散、六味地黄丸等方剂加减，以鼓舞肾气，增强膀胱气化功能，促进结石的排出。[袁芬，李成银. 巴元明治疗尿路结石经验. 河南中医，2012，32（1）：108－109.]

三仁汤

【来源】《温病条辨》

【组成】 杏仁五钱（15克）　飞滑石六钱（18克）　白通草二钱（6克）　白蔻仁二钱（6克）　竹叶二钱（6克）　生薏仁六钱（18克）　半夏五钱（15克）

（小儿用量酌减）

【用法】 以甘澜水八碗，煮取三碗，服一碗，日三服。

【功用】 清利湿热，宣畅气机。

【主治】 小儿热淋之暑温夹湿证。症见小儿小便短赤而急伴有头痛如裹，恶寒，身重疼痛，肢体倦怠，午后身热，口干不渴，或渴不欲饮，痞闷胀满，或胀或痛，纳差，便溏不爽，面色淡黄，舌苔白腻，脉弦细而濡等，指纹紫滞。

【方解】 方中杏仁宣利上焦肺气，气行则湿化；白蔻仁芳香化湿，行气宽中，畅中焦之脾气；薏苡仁甘淡性寒，渗湿利水而健脾，使湿热从下焦而去。三仁合用，三焦分消，是为君药。滑石、通草、竹叶甘寒淡渗，加强君药利湿清热之功，是为臣药。半夏、厚朴行气化湿，散结除满，是为佐药。综观全方，体现了宣上、畅中、渗下，三焦分消的配伍特点，气畅湿行，暑解热清，三焦通畅，诸症自除。

【临床应用】

1. 用方要点　本方主治湿温初起，或暑温夹湿，湿重于热之证。临床以小便短赤，午后身热，体倦身重，脘腹不适，舌苔白腻，脉濡为用方要点。

2. 随症加减　湿温初起，卫分证未罢，有恶寒现象者，可加藿香、香薷、佩兰以解表化湿。

3. 使用注意　本方式宣、化、利并举之剂，常有邪尽遂伤气阴之虞，故中病即止，不宜久服，若湿已化燥者，亦不宜服用。

4. 现代应用　本方现代常用治疗浅表性胃炎，胃窦炎，胆囊炎，急、慢性结肠炎，黄疸型肝炎，肠伤寒，肾盂肾炎，布鲁菌病，关节炎等见有湿热证候者。

5. 历代名家的应用经验

（1）中国工程院院士、著名的中医学家董建华教授善用"三仁汤"治疗小儿肠伤寒，颇有创见，多获速效，董老认为：肠伤寒为湿热弥漫三焦所致，故其治法应是辛宣清利，芳香化湿，方用三仁汤加减，体现了"气化则湿化"。

（2）朱秀峰教授系国家人事部、卫生部、中医药管理局遴选的首批师承工作指导老师，认为"三仁汤"是吴鞠通治疗湿温初起，邪在气分，湿重于热的良方，在临床上也用于治疗湿痹，水肿及乙型肝炎等，证属湿阻气机者。外感风寒，风热表证，应首先解表。如误用则表邪不解而伤阴，尤其是风热表证，素体阴虚者。

清淋合剂

【来源】 朱良春方

【组成】 生地榆 30 克　生槐角 30 克　半枝莲 30 克　蛇舌草 30 克　大青叶 30 克　白槿花 15 克　飞滑石 15 克　生甘草 6 克　（小儿用量据病证酌情增减）

【用法】 煎制成合剂 100 毫升，一日口服 2 次，每次 50 毫升，重症剂量加倍，急性者疗程为 1 周，慢性急发者疗程为 2 周。

【功用】 清热解毒，利湿通淋。

【主治】 急性泌尿系感染辨证属于湿热下注型。症见小便频数而痛，尿色黄赤，口中黏腻不爽，舌苔根微腻之泌尿系感染。

【方解】 方中生地榆清热、凉血、化瘀，又能利小便、为治急慢性尿路感染之妙品。生槐角活血化瘀，半枝莲、蛇舌草、飞滑石、甘草清利湿热，大青叶清热解毒，白槿花活血凉血。诸药合用，共奏清热利湿，凉血、通淋之功。

【临床应用】

1. **用方要点**　症见小便灼热涩痛，溺色黄赤，舌红，苔黄厚，脉弦数或滑数者为用方要点。

2. **随症加减**　若大便秘结，腹胀，可以加生大黄、枳实以通腑泄热；若口苦、呕吐恶心，可以加小柴胡汤以和解少阳。若湿热伤阴，去大黄加生地、知母、白茅根以养阴清热。高热者加服软柴胡 20 克、炒黄芩等 15 克。

3. **现代应用**　急性泌尿系感染。

4. **历代名家的应用经验**　国医大师、首批全国继承老中医药专家学术经验导师朱良春教授根据临床表现，认为急性泌尿系感染相似于中医的热淋、血淋，慢性者相似于劳淋等证，由于感受湿热是本病的主要原因，而且湿热在疾病的全过程均存在，"清淋合剂"即据此而制订。急性泌感或慢性急发者均是湿热下注的症象，所以本品组成药物多为苦寒之品，有清热泻火，凉血止血，渗利湿毒之功。至于甘草，取其缓急止痛，调和诸药。从现代药理实验证明，本方中绝大多数药物均有抑制多种杆菌、球菌的作用，而联合使用，相辅相成，可以提高疗效。

邓氏通淋汤

【来源】 邓铁涛方

【组成】 金钱草 30 克　海金沙 18 克　白芍 10 克　生地 12 克　鸡内金 6 克　琥珀末 3 克（冲服）　广木香 4.5 克（后下）　甘草 4.5 克　（儿童用量酌减）

【用法】 水煎服，每日 1 剂。

【功用】 清热利湿，通淋逐石。

【主治】 泌尿系结石。症见泌尿系结石伴有腰酸痛，口苦，小便频数、色黄，大便干舌质红，苔薄黄，脉数有力。

【方解】 本病属中医砂淋、石淋、血淋范围，以腰腹酸痛、尿血、排尿不畅为主症。其病机多为湿热蕴结下焦，热灼津液，凝结成块，小者为砂，大者为石，砂石停蓄水道，阻碍气机，膀胱气化不利，故腰腹绞痛，排尿困难；气郁化热，热伤血络，则见发热、尿血。方中金钱草清热利湿，为排石化石之上品，海金沙、鸡内金、琥珀利尿排石、溶石，广木香理气，甘草调和诸药；而白芍加量，配合甘草缓急止痛；小蓟清热凉血止血，滑石、白茅根清热通淋；诸药合用，共奏清热利湿，排石溶石之功。

【临床应用】

1. 用方要点　临床见小便短数，灼热刺痛，溺色黄赤，少腹拘急胀痛，口苦，苔黄腻脉滑数为用方要点。

2. 随症加减　如果大便秘结，可以加生大黄并重用；若湿热伤阴，加生地、知母、白茅根以养阴清热。

3. 现代应用　泌尿系统结石。

4. 历代名家的应用经验　国医大师邓铁涛创立了邓氏通淋汤，以下焦湿热为契机，选用甘寒之品清热化湿、化石、溶石、排石药组合一方。清热化湿不伤阴，化石排石不伤正，配伍灵活，疗效确切。

第三节 急性肾小球肾炎

急性肾小球肾炎简称"急性肾炎"，为儿科常见的免疫反应性肾小球疾病。临床表现为急性起病，以血尿、尿蛋白、水肿、高血压、少尿及肾功能损伤为主要特征。因其表现为一组临床综合征，固有称之为急性肾炎综合征。本病常出现于感染之后，目前仍以链球菌感染后急性肾炎最为常见。此外可由多种原因引起，如其他细菌或病原微生物感染之后等。

本病是小儿时期最常见的一种肾脏疾病。多发生于 5～14 岁儿童，男女发病比率约为 2:1，发病前 1～4 周多有前驱感染史。发病后病情轻重悬殊，轻者除实验室检查异常外，临床无明显症状，重者则并发高血压脑病、心力衰竭及急性肾衰竭。绝大多数患儿 2～4 周内肉眼血尿消失，利尿消肿，血压逐渐恢复，残余少量蛋白尿及镜下血尿多于 6 个月内消失，少数迁延 1～3 年，但其中多数仍可恢复。近年来，由于早期采取中西医结合的治疗措施，严重并发症明显减少，预后大多良好。95% 的病例能完全恢复，小于 5% 的病例可有持续尿检异常。

中医古代文献中，无肾炎病名记载，但据其临床表现，多属"水肿"、"尿血"范畴。张仲景在《金匮要略·水气病脉证并治》中载有风水、皮水的症状及病因，均与急性肾炎极为相似。《小儿药证直诀·肿病》曰："肾热传于膀胱，膀胱热盛，逆于脾胃，脾胃虚而不能制肾。水反克肾，脾随水行，脾主四肢，故流走而身面皆肿也。若大喘者重也，何以然，肾大盛而克退脾土，上胜心火，心又胜肺，肺为心克，故喘。"强调了脾土不能制肾水在水中发生中的机制，并初步描述了水肿的变证，此与小儿急性肾炎合并心衰的症状相类似。

麻黄连翘赤小豆汤

【来源】《伤寒论》

【组成】麻黄去节，二两（6 克）　连翘二两（6 克）　杏仁去皮尖，四十个（6 克）　赤小豆一升（15 克）　大枣擘，十二枚（4 枚）　生梓白皮切，一升（桑白皮 15 克）　生姜二两（6 克）　甘草炙，二两（6 克）

【用法】 上八味，以潦水一斗，先煮麻黄，再沸，去上沫；内诸药，煮取三升，去滓，分温三服，半日服尽（现代用法：水煎 2 次温服，小儿用量据病证酌情增减）。

【功用】 疏风清热，宣肺行水。

【主治】 急性肾小球肾炎，症见起病迅速，眼睑先肿，继而四肢及全身水肿，皮肤光亮，压之凹陷，随手即起，小便短黄或有血尿，并有发热，恶风，咳嗽，苔薄白，脉浮。

【方解】 方中以麻黄开郁宣肺，使邪从表而解；配合连翘、赤小豆清热利湿；桑白皮清热利水、宣达肺气，所谓"提壶揭盖"，使湿热之邪从小便而解；生姜、大枣顾护胃气，使脾土健旺，制水有主。全方合用，共奏宣表散邪、清热利水之功，故治之获验。

【临床应用】

1. 用方要点 症见水肿、恶风、舌红、苔黄、脉浮数等为用方要点。

2. 随症加减 尿少肿甚合五苓散或加重白术分量，加大腹皮、茯苓皮；血尿明显加白茅根、小蓟；扁桃体炎等感染严重者酌加蒲公英、金银花、紫花地丁、白花蛇舌草、牛蒡子、玄参等；发热、咳嗽、气促加鱼腥草；蛋白持续难消且体实者加丹参，重用益母草，体虚加生黄芪、党参。

3. 使用注意 服药期间宜低盐、低蛋白饮食，少活动。

4. 现代应用 以发热、水肿为表现的泌尿系疾病，如急慢性肾小球肾炎、肾盂肾炎、尿毒症、非淋球菌性尿道炎、淋病、膀胱炎等，及湿热黄疸、小便不利者，见于急性传染性黄疸型肝炎、重型病毒性肝炎、肝硬化腹水、术后黄疸、胰头癌、妊娠期黄疸等。

5. 历代名家的应用经验

（1）贵阳中医学院内科教授、国内知名的内科肾脏病学家陆鸿滨教授认为，急性肾小球肾炎以湿热为主，芳化清利法是主要治疗原则。急性肾炎初起，虽由风寒风热或寒湿所致，但水湿内停，逐渐转化为湿热蕴结，治疗宜宣肺发表，芳化清利为主，可予麻黄连翘赤小豆汤，用自拟芳化清利汤（由佩兰、连翘、黄芩、郁金、薏苡仁、木通、石韦等组成）加减。宣肺发表可祛除外邪，芳化清扬可宣通上焦，透湿于外，又可醒脾，有利于水湿的运化。

(2) 著名中医学家谢昌仁善用"麻黄连翘赤豆汤"治疗小儿肾病综合征，此患儿多因化脓性扁桃体炎，或湿毒内功而引起肾炎，以清利湿热而安其肾，每多奏效。

越婢加术汤

【来源】《金匮要略》

【组成】麻黄六两（18克）　　石膏半斤（24克）　　生姜三两（9克）　　甘草三两（6克）　　白术四两（12克）　　大枣（15枚）　　（小儿用量据病证酌情增减）

【用法】上药6味，以水1.2升，先煮麻黄，去上沫，纳诸药，煮取600毫升，分3次温服。

【功用】疏风泄热，发汗利水。

【主治】急性肾小球肾炎。症见水肿，尤以面目悉肿，发热恶风，小便不利，苔白，脉沉者。

【方解】方中以麻黄配生姜宣散水湿，配石膏清肺胃郁热而除口渴，配甘草、大枣以补益中气，加白术健脾除湿，表里同治，以增强消退水肿的作用。

【临床应用】

1. 用方要点　水肿尤以面目悉肿，伴恶寒、发热为用方要点。

2. 随症加减　发热加柴胡、黄芩；咽痛加一枝黄花、金银花、连翘；血尿加益母草、白茅根、大蓟、小蓟；血压高加黄芩、草决明；蛋白尿加玉米须、车前草、车前子。

3. 使用注意　者卧床休息，低盐饮食。

4. 现代应用　单纯性血尿、急性肾小球肾炎、慢性阻塞性肺疾病、急性痛风性关节炎、类风湿性关节炎、糖尿病等疾病。

5. 历代名家的应用经验　云南省新平县人民医院中医科龚毅医生用越婢加术汤加减治疗小儿水肿风水泛滥型。治疗以《素问·汤液醪醴论》"平治于权衡去菀陈，开鬼门，洁净府"和仲景之"诸有水者，腰以下肿，当利小便；腰以上肿，发行汗乃愈"为原则；牢牢抓住"肾为本，以肺为标，以脾为制之脏"的机制；视兼杂症之不同而灵活随证加减，选用发越阳气，散水清热之越婢加术汤为主；用越婢激发发汗行水，兼清内热，加白术以除肌表之湿，在此基础上，适当再加一些解表，利尿，凉血止血等药物。临床工作中贵在灵活权变，切忌草率拾标遗本，猛浪从之；从而达到较好治疗本病的目的。[龚毅. 小儿水肿风水泛滥型的治疗体会，中国医师杂志2004，增刊：166]

己椒苈黄丸

【来源】《金匮要略》

【组成】 防己四钱　椒目一钱七分　葶苈子炒，三钱一分　大黄三钱一分　（小儿用量据病证酌情增减）

【用法】 上四味，末之，蜜丸如梧子大，先食，饮服一丸，日三服。稍增，口中有津液。渴者，加芒硝半两。

【功用】 泻热逐水，通利二便。

【主治】 急性肾炎。症见全身浮肿明显，腹满便秘，溲少色赤，口干舌燥，头痛头晕，低热，嗜睡，呕恶欲吐，纳呆腹胀，脉沉弦。

【方解】 本方病证以水饮内停，郁而化热为主要病机。水走肠间，一则阻滞气机，使腑气不通；二则使水不化津，津不上传；三则病及肺，使肺不能通调水道，往下输送到膀胱，故病人腹满便秘。本方中防己、椒目、葶苈子均可以利水。其中防己长于清湿热，椒目消除腹中水气，葶苈子能泄降肺气，消除痰水，另外大黄能泻热通便。

【临床应用】

1. 用方要点　腹满便秘，溲少色赤，嗜睡，呕恶欲吐，纳呆腹胀，脉沉弦。

2. 随症加减　如水饮犯肺，兼见喘咳，加麻黄4克，杏仁12克。如痰涎壅盛，加紫苏子12克，莱菔子10克。气滞较甚，腹满较重，加川朴12克，槟榔10克。如果病人久病体虚，中气不足者，加人参10克（另炖服），白术15克，黄芪24克。

3. 使用注意　孕妇忌用。

4. 现代应用　胃癌腹水、胸腔积液、肺源性心功能不全、肝硬化腹水、慢性泄泻、小儿哮喘、结核性腹膜炎。

5. 历代名家的应用经验　云南省名中医陈乔林老中医利用"已椒苈黄汤"治疗肺源性心脏病急性发作期，急性呼吸道感染合并心肺功能不全，甚或肾功能不全者，中医辨证属痰热水瘀，拥塞三焦。该本方证多为本虚标实，使用时宜注意气阴两虚、气虚、阴虚、阴阳两虚等本虚证，应配合参芪、麦附、黄芪注射液等应用，以标本兼治为妥。

五草汤

【来源】刘弼臣方

【组成】倒叩草 30 克　鱼腥草 15 克　半枝莲 15 克　益母草 15 克　车前草 15 克　白茅根 30 克　灯草 1 克

【用法】每日 1 剂，水煎分服。

【功用】清热解毒、利尿渗湿、活血降压。

【主治】小儿急、慢性肾炎，肾病综合征，泌尿系感染。

【方解】方中鱼腥草、半枝莲性味辛寒，功能清热解毒、活血渗湿，倒叩草、灯草清心解毒、利水消肿；益母草可活血通络、去瘀生新；车前草甘寒滑利，可清热渗湿、利水消肿；白茅根清热凉血止血。诸药合伍，有很强的清热利水，活血解毒作用。同时可根据临床不同证情，分别配合"发汗、利尿、逐水、燥湿、理气、清解、健脾、温化"等诸法，灵活配伍，辨证论治。

【临床应用】

1. 用方要点　小儿肾炎，临床主要表现为全身水肿、蛋白尿、血尿及高血压等为本方用方要点。

2. 随症加减　如发热恶寒者加麻黄 3 克，浮萍 3 克；身痛倦怠者加秦艽 10 克，羌活 5 克；发热、心烦、口干者加生石膏 25 克（后下），黄连 1.5 克，山栀 2 克；小便不利者加猪苓 10 克，茯苓 10 克，泽泻 1 克，姜皮 1 克；浮肿甚者加川椒目 3 克，防己 1 克，陈皮 3 克；二便不利加商陆 1.5 克，葶苈子 3 克，大黄 5 克（后下），黑白丑各 3 克；面黄肌瘦者加党参 10 克，黄芪 10 克，白扁豆 10 克，怀山药 15 克；胸闷面黄，腹胀便溏加苍术 3 克，炒川厚朴 3 克，藿香 10 克，煨木香 3 克；便稀者加肉桂 10 克，附子 10 克，干姜 1 克；

血尿久而不愈者加琥珀 1 克（冲服），女贞子 10 克，旱莲草 15 克。

3. 现代应用　小儿肾炎，泌尿系感染及肾病综合征。

4. 历代名家的应用经验　北京中医药大学终身教授、全国首届继承中医工作的 500 位名老中医之一、全国名老中医之一刘弼臣教授观察五草汤对湿毒、风邪阻遏所致的水肿、血尿疗效显著。一般 1 周左右水肿消失，2 周左右肉眼血尿消失，镜下血尿经 3 个月后治疗，均可消除。

强金利尿汤

【来源】李宝珍方

【组成】麻黄、生姜皮、白茅根各 6 克　杏仁、桔梗、茯苓皮、牛蒡子、麦冬各 10 克　桑白皮、赤小豆各 15 克

【用法】每日 1 剂，水煎 2 次为 100～150 毫升，分服。连服 6 周。

【功用】开宣肺气，强金利尿。

【主治】急性肾小球肾炎。临床表现为水肿、血尿、蛋白尿、高血压等。

【方解】方中麻黄、杏仁、桔梗可开宣肺气；茯苓皮、桑白皮、生姜皮以泄肺水；白茅根、赤小豆清利肺水；牛蒡子、麦冬清肺泻热。诸药配伍可恢复肺气宣降之功能，以利尿消肿，临床收到满意的疗效。

【临床应用】

1. 用方要点　临床表现为水肿、血尿、蛋白尿、高血压等为本方用方要点。

2. 随症加减　若肺气闭郁，咳嗽喘急者加葶苈子 6 克、前胡 6 克、炙枇杷叶 9 克；湿热毒盛者加金银花 15 克、连翘 10 克、蒲公英 6 克、紫花地丁 6 克；热伤血络，血尿甚者加大小蓟各 10 克、藕节 6 克；头痛目眩加桑叶 12 克、菊花 12 克、黄芩 6 克；咽痛不利明显者加生地黄、蝉蜕、生甘草各 6 克；肾虚明显者加女贞子 10 克、墨旱莲 10 克、山药 6 克、生地黄 6 克；下焦湿热，尿涩痛者加车前子 10 克。

3. 现代应用　急性肾小球肾炎。

4. 历代名家的应用经验　天津中医学院第一附属医院李宝珍教授根据从肺论治的理论，应用自拟"强金利尿汤"治疗小儿急性肾炎，获得较好疗效，

李老师认为从其发病特点可以看出，小儿急性肾炎病位虽然在肾，但与外邪侵袭、肺卫不固关系密切。临床所见，小儿不仅每因外感而导致本病，而且本病亦极易复感外邪，进而加重病情。因此，从肺论治不仅可有效地控制临床症状，而且可固护肺卫之气，预防和抗御外邪侵袭，降低感染机会。[李宝珍. 强金利尿汤治疗小儿急性肾炎临床观察，中国中医药信息杂志，2005，12（9）：55－56.]

安肾汤

【来源】盛国荣方

【组成】莲子20克　肉芡实20克　山药20克　党参20克　黄芪20克　冬虫夏草10克　杜仲猪腰1~2个　（小儿用量据病证酌情增减）

【用法】上药与猪腰共炖服。

【功用】滋养脾肾，补益气血，消蛋白尿。

【主治】慢性肾炎恢复期，症见食欲不振，疲乏无力，腰酸腿软，头晕眼花，尿蛋白持久不消者。

【方解】方中莲子养心、益肾、补脾，芡实固肾补脾，山药健脾、补肺、固肾，茯苓渗湿利水，益脾和胃，四味相伍，有补肺肾健脾胃，在闽南民间常用于病后滋补之用，并有"四神"之美誉。配以参、芪益气健脾之力尤著，伍以冬虫夏草保肺益肾，补精髓。杜仲补肝益肾，辅以猪腰化膀胱之气，气化则小便自利。

【临床应用】

1. 用方要点　慢性肾炎，食欲不振，疲乏无力，腰酸腿软，头晕眼花，尿蛋白持久不消者为本方用方要点。

2. 随症加减　若水肿明显，可加以猪苓、茯苓、泽泻；水肿兼有表证者，可与越婢汤合用。

3. 使用注意　本方尤适用于脾肾两虚证。

4. 现代应用　各种慢性肾炎。

5. 历代名家的应用经验　八代中医学家、全国首批老中医药专家学术经验指导老师、福建中医学院盛国荣中医药研究所所长、中国百年百名中医临床家之一盛国荣认为慢性肾炎以脾肾为主，肾为先天之源，脾为后天之本，不论急慢性肾病到了末期，非从脾肾论治不为功。自拟安肾汤以配合慢性肾炎恢复期的治疗。

裘沛然简验方

【来源】裘沛然方

【组成】黄芪　牡蛎　巴戟肉　黄柏　泽泻　土茯苓　黑大豆　大枣（药量随小儿年龄而定）

【用法】每天1剂，水煎服。

【功用】补气健脾益肾，利水泄浊解毒。

【主治】慢性肾炎见头晕头痛、嗜卧、神疲乏力、食欲不振、恶心呕吐、呃逆、浮肿、尿少、小便混浊甚至昏迷等症。

【方解】方中黄芪具有补气、固表、摄精、祛毒、和营、利尿之功，且无滞留之弊。巴戟肉与黄柏相伍，一阳一阴，皆为补肾要药。前者温而不热，益元阳、补肾气。后者苦寒，滋益肾阴。上二味与黄芪相合，生用有利水气之功，且能潜阳，所谓"壮水之主，以制阳光"。煅用敛精，对长期蛋白尿流失者，颇为适用。黑大豆入脾肾二经，《本草纲目》载其"治肾病，利水下气，治诸风热，活血解毒"。对消除蛋白尿及纠正低蛋白血症有一定功效。土茯苓清泄温毒，泽泻善利水湿，大枣健脾胃、和营血。全方标本兼治，有补气健脾益肾，利水泄浊解毒之功。

【临床应用】

1. 用方要点　慢性肾炎，食欲不振，疲乏无力，腰酸腿软，头晕眼花，尿蛋白持久不消者。

2. 随症加减　风寒入侵者去忍冬藤、黄芩、连翘。外感风热者去苏叶、荆芥、防风、麻黄、加大青叶、板蓝根。湿毒侵淫者加黄柏、薏仁、苍术、公英、白花蛇舌草。气阴两虚者加玉屏风散、太子参、党参、黄精、北沙参。肝肾阴虚者加生地、玄参、麦冬、玉竹、二至丸。脾肾阳虚者加仙灵脾、仙茅、附子、干姜、菟丝子。水肿甚加五皮饮、五苓散。血瘀者加桃仁、红花、丹皮、丹参、泽兰、益母草。脾胃虚弱者加四君子汤，淮山药、山楂、谷芽、麦芽。

3. 使用注意 本方尤适用于脾肾两虚证。

4. 现代应用 各种小儿慢性肾炎。

5. 历代名家的应用经验 国医大师裘沛然裘老认为，此病属免疫性疾病，由抗原抗体复合物引起，属中医"水肿"范畴。此乃三焦气虚又受水湿泛滥所致。肺虚不能制其上源，脾虚不能运化水湿，肾虚则其化物权，而致满溢，非攻、下、汗、利所至，亦非温阳滋补所能奏效。所以化裁仲景防己黄芪汤、牡蛎泽泻汤及景岳玄武豆三方，尽去原方种滋补及攻下之品，改为化裁方。

养阴消毒饮

【来源】姚正平方

【组成】生地黄 10 克　玄参 10 克　射干 10 克　锦灯笼 10 克　金银花 15 克　蒲公英 15 克　小蓟 15 克　板蓝根 12 克　鲜白茅根 30 克　生甘草 3 克　（小儿用量据病证酌情增减）

【用法】每天 1 剂，水煎服。

【功用】养阴清热解毒，凉血利尿。

【主治】急性链球菌感染后肾炎。症见咽峡充血，咽壁淋巴滤泡增生。扁桃体慢性炎性增大，可有轻度浮肿或不肿，口干，尿少短涩或为洗肉水色，舌苔薄白或无苔，质红，脉沉细或滑数。

【方解】生地黄、玄参、金银花、射干、板蓝根、甘草为养阴清热解毒之品，是治咽炎的要药；白茅根、小蓟为清热凉血利尿之剂。

【临床应用】

1. 用方要点 咽峡疼痛，可有轻度浮肿或不肿，口干，尿少短涩或为洗肉水色，舌苔薄白或无苔，质红，脉沉细或滑数。

2. 随症加减 咽炎明显滤泡增生者蒲公英加至 30 克，青果榄 10 克；细菌感染性扁桃体炎同时应警惕风湿性心肌炎、肾炎，应加重蒲公英的用量，大青叶 10 克；鼻炎者上方去射干改为苍耳子 10 克，辛夷花 5 克；若是皮肤脓疱后肾炎，加土茯苓 15 克，白鲜皮 10 克。

3. 使用注意 尤适用于阴虚邪恋证。

4. 现代应用 各种急性肾炎。

5. 历代名家的应用经验 北京市名老中医姚正平积极倡导命门—三焦气化学说，并用于指导肾炎水肿的治疗，确有许多创见，创立"养阴消毒饮"治愈了大量的肾炎病人。

加减导水茯苓汤

【来源】黄少华方

【组成】白术 10 克　连皮茯苓 20 克　猪苓 10 克　泽泻 10 克　车前草 10 克
六一散 12 克　陈皮 10 克　厚朴 10 克　大腹皮 10 克　苏叶 10 克　杏仁 10 克

【用法】每日 1 剂，水煎服。

【功用】健脾利湿，疏肺导水。

【主治】小儿急性肾炎，症见颜面或全身水肿伴有发热恶寒，咳嗽喘气，尿少便溏，食欲不振，恶心呕吐者，或伴扁桃体肿大，疮疡，脉沉或滑数，舌苔薄白或白滑。

【方解】小儿急性肾炎属于"阳水"范畴。本方是依据《奇效良方》中导水茯苓汤之意化裁而成。根据小儿脾常不足的特点，重在健脾利湿传输肺肾二脏之气机，疏肺导水以消肿。方中以白术、连皮茯苓为君，因为白术既能燥湿以实脾，且有强心宁神之功。两药合用既可利水消肿，又不伤津。猪苓、泽泻、车前子、六一散为臣，利水消肿，下气通窍，配以大腹皮除肌肤间风水结肿；佐以陈皮、厚朴理气健脾，以合气行则水行之理；苏叶疏肺入脾祛湿，且有抗过敏之作用；杏仁宣肺气，解肺郁，降肺气，通调水道，肺气顺则膀胱之气化而水自行，水去则肿消，故为使药。诸药合用，共奏健脾利湿、疏肺导水之功。

【临床应用】

1. 用方要点 颜面或全身水肿伴有发热恶寒，咳嗽喘气，舌苔薄白或白滑为本方用方要点。

2. 随症加减 脾虚气弱者，加条参或太子参、薏苡仁、炙甘草，去六一散；并发高血压者，加防己；心力衰竭者，可倍用茯苓，加朱砂拌柏子仁；气喘者，加苏子、葶苈子、炒莱菔子；腹水者，加葫芦瓢；扁桃体肿大者，加板蓝根；疮疡者，合五味消毒饮、土茯苓等。

3. 使用注意 尤适用于风水相搏，水湿泛滥证。

4. 现代应用 急性肾炎。

5. 历代名家的应用经验 黄少华主任医师业医五十余年，擅治内、妇、儿科疑难杂证。黄师认为急性肾炎，是为风水，由于治疗不彻底，导致反复发作，日久脾虚及肾，以致土不制水，肾不主水，转为阴水。病久气虚，卫外不固，时发感冒，诱发水肿。故黄师首用加减导水茯苓汤宣肺利水，标证罢后复用参芪实脾饮加味配合鱼姜汤，既扶脾，又代盐以治其本病。[熊红. 黄少华治疗水肿经验拾萃，湖北中医学院学报，2000，2（2）：38.]

桃花止血汤

【**来源**】张琪方

【**组成**】桃仁15克 大黄7~10克 桂枝10克 赤芍10克 生地黄20克 白茅根50克 茜草20克 黄芩15克 侧柏叶20克 甘草10克 （小儿用量据病证酌情增减）

【**用法**】每日1剂，水煎服。

【**功用**】泻热逐瘀，凉血止血。

【**主治**】急慢性肾小球肾炎、过敏性紫癜肾炎、急慢性肾盂肾炎及膀胱炎，症见尿血色紫，或尿如酱油色，或镜下血尿，排尿涩痛不畅，小腹胀闷或胀痛，腰痛，便秘，手足心热，舌暗红或少津，苔白而干，脉滑或滑数。

【**方解**】肾病尿血，可见于各种肾病。本方为《伤寒论》桃核承气汤去芒硝，加入凉血止血之剂而成，具有泻热逐瘀止血之功。方中用桃仁活血祛瘀，大黄泻下祛瘀，桂枝疏通经血从肠腑而出。配伍赤芍、生地黄、白茅根、茜草、侧柏叶凉血止血之品，以增强泻热逐瘀止血之力。应用本方的要点在于有"瘀热互结"之征象，如下腹满痛，小便赤涩，大便秘结，舌红苔干等。临床观察各类尿血，日久不愈，而有瘀热之象者，用之多可收效。

【**临床应用**】

1. 用方要点 临床见少腹急结，小便自利，神智如狂，躁烦谵语，以及唇目暗黑，舌质暗红，或是舌有瘀斑瘀点，脉涩或弦紧为用方要点。

2. 随症加减 若血瘀经闭、痛经，可以加桔梗、香附、益母草等活血调经；若胁下有痞块，可以加丹参、郁金、䗪虫、水蛭等活血破瘀，消结化滞。

3. 使用注意 大黄用于凉血止血，用量不宜大，量大则易导致腹泻。

4. 现代应用 各种疾病导致的血尿。

第四节 肾病综合征

肾病综合征是由于肾小球滤过膜对血浆白蛋白通过性增高，大量血浆白蛋白自尿中丢失，并引起一系列病理生理改变的临床综合征。以大量蛋白尿、低蛋白血症、高胆固醇血症及不同程度的水肿为主要特征。其病程长，发病率高。肾病综合征发病年龄多见于 3～6 岁的幼儿，且男孩多于女孩，其病因不详，易复发和迁延，病程长。小儿肾病综合征的突出特点是高度浮肿，患儿下肢、头面、躯干都可有浮肿，特别是组织疏松的部位更明显，如眼睑。男孩的阴囊可肿得像灯泡，同时还有内脏浆膜腔的积液，如胸腔积液及腹水。浮肿严重者皮肤薄而透亮，皮肤稍有损伤便会渗水。水肿影响血液循环，使局部抵抗力降低，极易发生感染。肾病综合征的尿液含有大量的蛋白质，尿常规检查发现尿蛋白可达＋＋＋至＋＋＋＋，24 小时尿蛋白排出量增高。血化验检查可发现血浆白蛋白减少，使正常的白、球蛋白的比例由 1～1.5 变为 0.5，发生比例倒置，血浆胆固醇增高。有些病儿可在大腿及上臂内侧、腹部及胸部出现和孕妇相似的皮肤白纹或紫纹，尿量明显减少。由于长期从尿中丢失大量蛋白质，可出现蛋白质营养不良表现，毛发干枯萎黄、毛囊角化、皮肤干燥、指（趾）甲出现白色横纹，发育迟缓、贫血并易感染。有的病儿有血尿及高血压肾病综合征病程较长，极易反复发作。最大的危险是继发感染，如皮肤丹毒、肠道感染、肺炎、原发性腹膜炎和败血症等，任何继发感染都可引起死亡。

小儿肾病属于中医"水肿"范畴。《黄帝内经》一书最早论述了水肿病症特点，详细阐述了水肿的病因病机。如《素问·水热穴论》指出："肾者胃之关也，关门不利，故聚水而从其类也，上下溢于皮肤，故为浮肿。"《素问·至真要大论》指出："其本在肾，其末在肺，皆积水也。"并提出"诸湿肿满，皆属于脾"，指出水肿的发病与外感及肺脾肾功能失调有关。在此基础上《金匮要略》等历代医籍对水肿的认识归纳为"阳水"、"阴水"两大类，从而使水肿的症候及病因病机学说渐趋完善。

真武汤

【来源】《伤寒论》

【组成】茯苓三两（9克） 芍药三两（9克） 白术二两（6克） 生姜切，三两（9克） 附子一枚，炮，去皮，破八片 （小儿用量据病证酌情增减）

【用法】上五味，以水八升，煮取三升，去滓，温服七合，日三服。

【功用】温阳利水。

【主治】肾病综合征辨证属于脾肾阳虚，水气内停证。症见患儿全身浮肿明显，下肢尤甚，按之深陷难起，小便不利，四肢沉重疼痛，腹痛下利，苔白不渴，脉沉。

【方解】本方以附子为君药，本品辛甘性热，用之温肾助阳，以化气行水，兼暖脾土，以温运水湿。臣以茯苓利水渗湿，使水邪从小便去；白术健脾燥湿。佐以生姜之温散，既助附子温阳散寒，又合苓、术宣散水湿。白芍亦为佐药，其义有四：一者利小便以行水气，《本经》言其能"利小便"，《名医别录》亦谓之"去水气，利膀胱"；二者柔肝缓急以止腹痛；三者敛阴舒筋以解筋肉瞤动；四者可防止附子燥热伤阴，以利于久服缓治。如此组方，温脾肾以助阳气，利小便以祛水邪。

【临床应用】

1. 用方要点 本方为温阳利水的著名方剂。以小便不利，肢体沉重或浮肿，苔白脉沉为用方要点。

2. 随症加减 若水寒射肺而咳者，加干姜、细辛温肺化饮，五味子敛肺止咳；阴盛阳衰而下利甚者，去芍药之阴柔，加干姜以助温里散寒；水寒犯胃而呕者，加重生姜用量以和胃降逆，可更加吴茱萸、半夏以助温胃止呕。

3. 使用注意 本方适宜于脾肾阳虚程度不著，不能温煦肌肤，寒邪乘袭，水湿流注，小便不利者。对阳虚明显而血脉瘀阻较著者，本方不宜。

4. 现代应用 适用于慢性肾小球肾炎、心源性水肿、甲状腺功能低下、慢性支气管炎、慢性肠炎、肠结核、梅尼埃病等，属脾肾阳虚，水湿内盛者。

5. 历代名家的应用经验

（1）重庆三峡中心医院中医科李寿彭主任医师善用"真武汤"治疗各种小儿慢性肾炎、肾病综合征、腰痛、不孕、风湿性关节炎等见虚寒证者。实热证者不宜使用，误用则出现唇焦口燥，便秘烦热等症。

（2）王自立老中医认为脾肾阳虚，水湿内停必用"真武汤"，肾阳不足，不能化气行水；脾阳虚弱，不能运化水湿，以致水停三焦，是本方的主要病机。故治疗应重在问壮肾阳而治其本，兼健脾利湿以治其标。方中生姜量不可太轻，以免影响发散之力。

（3）邹学熹老教授治疗肝肾疾病、痹证、肿瘤化疗等所致的阳虚水肿，常用"真武汤"，症见四肢厥冷、神疲食少，脉微无力。重症水肿可将方中剂量加大一倍。非脾肾阳虚不宜。

防己黄芪汤

【来源】《金匮要略》

【组成】 防己一两（12克）　黄芪一两一分（15克）　去芦　甘草半两（6克）炒白术七钱半（9克）　（小儿用量据病证酌情增减）

【用法】 上锉麻豆大，每抄五钱匕（15克），生姜四片，大枣一枚，水盏半，煎八分，去滓温服，良久再服。服后当如虫行皮中，以腰下如冰，后坐被上，又以一被绕腰以下，温令微汗，瘥。

【功用】 益气祛风，健脾利水。

【主治】 肾病综合征之肺脾气虚证。症见患儿全身浮肿，面目尤甚，汗出恶风，小便短少，气短乏力，纳呆腹胀，舌淡苔白，脉浮。

【方解】 方中以防己、黄芪共为君药，防己祛风行水，黄芪益气固表，兼可利水，两者相合，祛风除湿而不伤正，益气固表而不恋邪，使风湿俱去，表虚得固。臣以白术补气健脾祛湿，既助防己祛湿行水之功，又增黄芪益气固表之力。佐入姜、枣调和营卫。甘草和中，兼可调和诸药，是为佐使之用。诸药相伍，祛风与除湿健脾并用，扶正与祛邪兼顾，使风湿俱去，诸症自除。

【临床应用】

1. 用方要点 本方是治疗脾虚气弱，风湿郁滞之风水、风湿症的药方。

临床当以汗出恶风，小便不利，苔白，脉浮为用方要点。

2. 随症加减 肺气、不宣而喘者，加麻黄、苏叶以宣肺；兼肝脾不和而腹痛者，加白芍以调肝；风水偏胜，全身浮肿者，加茯苓，泽泻以利水消肿。

3. 使用注意 若水湿壅盛，汗不出者，虽有脉浮恶风，亦非本方所宜。风邪在表，自当解外，外不解则邪不去，而湿不消；欲解其外，卫又不固时，不可过发其汗，且须益气固表。

4. 现代应用 主要用于风湿性关节炎，类风湿性关节炎、心性水肿、营养不良性水肿、肾性水肿等证属肾气不固，风湿郁滞者。

5. 历代名家的应用经验

（1）李莹教授善用"防己黄芪汤"治疗风水表虚证，症见汗出恶风，脉浮身肿者，如急性肾小球肾炎，慢性肾小球肾炎急性发作，起病之初有表证表现着均宜用之。水肿不伴表证者不宜使用本方。

（2）国内著名中医、中医内科专家蔡友敬老中医利用"防己黄芪汤"治疗风湿性心脏病，慢性肾炎。症见汗出恶风，四肢水肿，小便短少，肢体重着。小便通利，无水肿，无汗出心悸者，不宜使用本方。应用本方时应灵活配伍，如气上冲者，加桂枝；喘者，加炙麻黄；下肢阵寒者，加细辛。

实脾饮

【来源】《重订严氏济生方》

【组成】厚朴去皮、姜制炒、白术、木瓜去瓤、木香不见火、草果仁、大腹子、附子炮，去皮脐、白茯苓去皮、干姜炮，各一两（各30克） 甘草炙，半两（15克）

【用法】上㕮咀，每服四钱（12克），水一盏半，生姜五片，大枣一枚，煎至七分，去滓，温服，不拘时服（现代用法：加生姜、大枣，水煎服，小儿用量按原方比例酌减）。

【功用】温阳健脾，行气利水。

【主治】肾病综合征辨证属于脾肾阳虚，水气内停证。症见患儿身半以下肿甚，手足不温，口中不渴，胸腹胀满，大便溏薄，舌苔白腻，脉沉弦而迟者。

【方解】方中以附子、干姜为君，附子善于温肾阳而助气化以行水；干姜偏于温脾阳而助运化以制水，二药相合，温肾暖脾，扶阳抑阴。臣以茯苓、白术渗湿健脾，使水湿从小便去。佐以木瓜除湿醒脾和中；厚朴、木香、大腹子（槟榔）、草果行气导滞，令气化则湿化，气顺则胀消，且草果、厚朴兼可燥湿，大腹子且能利水。甘草、生姜、大枣益脾和中，生姜兼能温散水气，甘草还可调和诸药，同为佐使之用。诸药相伍，脾肾同治，而以温脾阳为主；寓行气于温利之中，令气行则湿化。

真武汤与实脾饮均治阳虚水肿，具温补脾肾，利水渗湿之功。前者以附子为君，不用干姜，故偏于温肾，温阳利水之中又佐以芍药敛阴柔筋，缓急止痛，故其主治阳虚水肿见腹痛下利、四肢沉重疼痛等；实脾饮以附子、干姜共为君药，故温脾之力胜于真武汤，且佐入木香、厚朴、大腹子、草果等行气导滞之品，主治阳虚水肿兼有胸腹胀满等气滞见症者。

【临床应用】

1. 用方要点 本方为治疗脾肾阳虚水肿之常用方。临床应用以身半以下肿甚，胸腹胀满，舌淡苔腻，脉沉迟为用方要点。

2. 随症加减 若气短乏力，倦惰懒言者，可加黄芪补气以助行水；小便不利，水肿甚者，可加猪苓、泽泻以增利水消肿之功；大便秘结者，可加牵牛子以通利二便。

3. 使用注意 若属阳水者，非本方所宜。

4. 现代应用 本方常用于慢性肾小球肾炎、心源性水肿、肝硬化腹水等属于脾肾阳虚气滞者。

5. 历代名家的应用经验 国家级名老中医、辽宁省名中医洪郁文老教授认为"实脾饮"补气健脾，行气利水，为治阴水要方，对兼有气滞者尤为适宜。故常用于治疗肝硬化（肝功能失代偿期），慢性肾炎或心力衰竭水肿属阳虚者。

甘露消毒丹

【来源】《医效秘传》

【组成】飞滑石十五两（450克）　绵茵陈十一两（330克）　淡黄芩十两（300克）　石菖蒲六两（180克）　川贝母五两（150克）　木通五两（150克）　藿香四

两（120克）　　射干四两（120克）　　连翘四两（120克）　　薄荷四两（120克）　　白豆蔻四两（120克）　　（小儿用量据病证酌情增减）

【用法】原方上药生晒研末，每服三钱，开水调下，或神曲糊丸，如弹子大，开水化服即可。

【功用】清热解毒，利湿化浊。

【主治】肾病综合征辨证属于湿郁化热证。症见头面及全身水肿，面赤胸闷、烦躁呕吐，便秘溲黄，舌红苔薄黄或黄腻，脉细数。

【方解】方中重用滑石、茵陈、黄芩，其中滑石利水渗湿，清热解暑，两擅其功；茵陈善清利湿热而退黄；黄芩清热燥湿，泻火解毒。三药相合，正合湿热并重之病机，共为君药。湿热留滞，易阻气机，故臣以石菖蒲、藿香、白豆蔻行气化湿，悦脾和中，令气畅湿行；木通清热利湿通淋，导湿热从小便而去，以益其清热利湿之力。热毒上攻，颐肿咽痛，故佐以连翘、射干、贝母、薄荷，合以清热解毒，散结消肿而利咽止痛。纵观全方，利湿清热，两相兼顾，且以芳香行气悦脾，寓气行则湿化之义；佐以解毒利咽，令湿热疫毒俱去，诸症自除。

【临床应用】

1. 用方要点　本方治疗湿温时疫，湿热并重之证，为夏令暑湿季节常用方，故王士雄誉之为"治湿温时疫之主方"。临床应用以头面及全身水肿，面赤胸闷、烦躁呕吐，便秘溲黄，舌红苔薄黄或黄腻，脉细数。

2. 随症加减　若高热口渴，身目发黄，肢体酸痛，二便不畅属于湿热并重者，可加栀子、大黄、白茅根以清热泻火，解毒退黄。若低热不退，胸闷、纳呆，肢体困倦，口苦、口黏，小便短赤，脉滑数者，可加秦艽、金钱草、柴胡、青蒿以疏泄肝胆，祛除热邪。

3. 使用注意　本方清利湿热，易伤阴液，凡阴虚者不宜使用。

4. 现代应用　本方现代常用其治疗肠伤寒、斑疹伤寒、钩端螺旋体病、黄疸型传染性肝炎、胆囊炎、急性胃肠炎、细菌性痢疾、风湿热、过敏性紫癜、病毒性心肌病、腮腺炎、肾盂肾炎等属湿热并重者。

5. 历代名家的应用经验

（1）国家第一、二批名老中医药专家学术经验继承导师、四川省第一批

"十大名中医"李孔定老教授应用"甘露消毒丹"治疗扁桃体炎，咽喉炎，气管炎，症见肺系疾病，兼发热倦怠、胸闷、舌红、苔黄腻或白滑，脉玄滑。舌淡苔白，阳虚肺寒或舌红苔少乏津、阴虚肺燥者均不宜用。

（2）杰出的中医教育家、伤寒医家刘渡舟擅用"甘露消毒丹"治疗小儿咳嗽，症见发热怠倦，胸闷腹胀，肢酸咽肿，斑疹身黄，颐肿口渴，溺赤便闭，吐泻痢疾，淋浊疮疡等证。刘渡舟教授匠心独运，紧切病机，用本方稍事变通治疗小儿咳嗽属湿热者，屡获良效。

小儿肾病合剂

【来源】李少川方

【组成】苏梗9克　制厚朴10克　陈皮9克　炒白术6克　知母9克　茯苓9克　抽葫芦10克　炒枳壳9克　麦冬9克　猪苓9克　泽泻10克　甘草6克

【用法】将上药先用冷水浸泡20分钟，然后用微火煎30分钟，取120～150毫升分2次温服。

【功用】疏解清化，健脾利湿。

【主治】小儿肾病综合征及脾虚不运所致的肿胀。临床见大量的蛋白尿、低蛋白血症、高脂血症和水肿。临床特点：三高一低，即大量蛋白尿（≥3.5克/天）、水肿、高脂血症，血浆蛋白低（≤30克/升）。病情严重者会有浆膜腔积液、无尿表现。

【方解】苏梗、制厚朴、炒枳壳理气行水；炒白术健脾燥湿，抽葫芦、茯苓、泽泻、猪茯苓利水祛湿消肿；知母、麦冬滋阴清热；甘草调和诸药。

【临床应用】

1. 用方要点　临床见大量的蛋白尿、低蛋白血症、高脂血症和水肿。临床特点：三高一低，即大量蛋白尿（≥3.5克/天）、水肿、高脂血症，血浆蛋白低（≤30克/升）。病情严重者会有浆膜腔积液、无尿表现。

2. 随症加减　感受风热，发热咳嗽者，减白术、厚朴、苏梗叶，加银花、连翘、芥穗等；外感风寒者，加羌活、防风、生姜；体弱感冒者，加葛根、柴胡、羌活、党参等。患儿兼有表证，风水相搏者，随证配合银翘四苓散、麻黄连翘赤小豆汤等化裁的中药汤剂以疏风解表、宣肺利水；水湿浸渍，水肿明显者，可配合胃苓汤、五皮饮等化裁；湿热内蕴，或热毒内扰者，可随证配合甘露消毒丹、黄连解毒汤等。

3. 使用注意 肾病合剂用量：＜3 岁者每次 10 毫升，每日 3 次；3~6 岁者每次 20 毫升，每日 2 次；＞6 岁者每次 25 毫升，每日 2 次。3 个月为 1 个疗程，共 4 个疗程

4. 现代应用 肾病综合征。

5. 历代名家的应用经验 天津市中医药学会名誉会长、天津著名儿科专家李少川认为小儿肾病综合征之病机在于脾虚湿困，治疗以疏解清化（疏利少阳、清热解毒、活血化瘀）、健脾利湿为大法，据此研制了中药肾病合剂。明显提高了该病疗效。

鱼腥草汤

【来源】刘弼臣方

【组成】鱼腥草 15 克　豆蔻草 30 克　半枝莲 15 克　益母草 15 克　车前草 15 克　白茅根 30 克　灯心草 1 克

【用法】每日 1 剂，水煎服。

【功用】清热利水，活血解毒。

【主治】小儿肾病综合征。临床症见全身水肿，小便不利，口渴或兼有口渴、呕恶、下利，舌红苔白或是微黄，脉细数。

【方解】鱼腥草、半枝莲性味辛寒，功能清热解毒，活血渗湿；草豆蔻、灯心草清心解热，利水消肿；益母草活血通络，祛瘀生新；车前草甘寒滑利，可以清热渗湿，利水消肿；白茅根功能清热凉血止血。诸药配伍，有很强的清热利水，活血解毒作用，对湿毒、风邪阻遏导致的浮肿，疗效显著。

【临床应用】

1. 用方要点 临床症见全身水肿，小便不利，口渴，舌红苔白或是微黄，脉细数等，为本方用方要点。

2. 随症加减 发热恶风寒，加麻黄、浮萍各 3 克，开提肺气，发汗消肿；身痛倦怠，加秦艽 10 克，羌活 5 克，散风通络，以胜湿邪；发热、心烦口干，加生石膏 25 克（先下），黄连 1.5 克，栀子 2 克，辛苦寒凉，解热除烦；

小便不利，加猪苓、茯苓、泽泻、姜皮各10克，渗湿利水；浮肿甚者，加椒目3克，防己10克，陈葫芦瓢30克，利水消肿；血尿腰酸者，加女贞子、旱莲草各15克，益肾止血，常可收到预期效果。

3. 现代应用 小儿肾病综合征。

4. 历代名家的应用经验 北京中医药大学终身教授、全国名老中医刘弼臣教授从医五十年，临床经验丰富，对小儿肾病综合征的认识及中医辨证施治有独到之处，刘弼臣教授根据小儿肾病的病因、病机、临床表现、实验室检查，自拟一方九法。一方为鱼腥草汤，有很强的清热利尿，活血解毒作用。同时在此方的基础上，分别运用利尿、发汗、健脾、温化、燥湿、逐水、理气、清解、活血化瘀九法，以适应肾病不同阶段的表现，及具体每个病人的特殊变化。

肾病综合证水肿方

【来源】何世英方

【组成】桑白皮15.6克　大腹皮18.8克　陈皮9克　生姜皮9克　麻黄9克
冬瓜皮25克　茯苓皮25克

【用法】水煎待温频服或分2次服。

【功用】利湿消肿。

【主治】肾病综合征，症见面目四肢悉肿，脘腹胀满，上气喘急，小便不利，阴囊肿甚者。

【方解】本方系由五皮饮加麻黄、冬瓜皮而成。麻黄宣肺平喘利水，配桑白皮宣泄肺气，通调水道。生姜皮辛散水邪，大腹皮下气利水，茯苓皮渗湿健脾，陈皮理气和中，冬瓜皮利水消肿。

【临床应用】

1. 用方要点 临床症见水肿明显，饮食不化，胸脘痞闷，肠鸣泄泻，四肢乏力，形体消瘦，面色萎黄，舌淡苔白腻，脉虚缓，为本方用方要点。

2. 随症加减 如果肺气不利明显，可以加桔梗宣肺利气，如果脾虚明显，可以加山药、薏苡仁、白术以健脾渗湿；若兼里寒而腹痛者，加干姜、肉桂以温中祛寒止痛。

3. 使用注意 尤适用于脾虚湿困证。

4. 现代应用 肾病综合征。

益肾健脾汤

【来源】 马莲湘方

【组成】 黄芪12克 党参炒，9克 白术9克 炒山药9克 甘草4克 茯苓9克 泽泻9克 石韦9克 野山楂9克 丹参9克 制山萸肉9克

【用法】 每日1剂，煎取头煎、二煎，分早晚2次温服，10天为1疗程。

【功用】 益气健脾，利水消肿。

【主治】 小儿肾病综合征。症见：全身浮肿，按之凹陷，腹部胀大，腰酸肢倦，神疲纳差，便溏尿少，面色不华，舌苔白，脉沉细。

【方解】 本病由于肾气亏虚不能行水，水湿泛滥，脾运失职导致遍身浮肿，乃正虚邪实之侯。本方重用黄芪益气利水，助脾恢复其运化功能，水制而肿消矣。党参、白术、甘草补脾益气，与黄芪同为扶正固本要药。泽泻、石韦、车前子协助利水化湿以通络脉。丹参补血行瘀，以水能伤血。肾病若伴贫血，常致迁延不易痊愈，山萸肉益肾，利水而不伤阴。淮山药与野山楂能协助恢复脾之运化，促进病体早日康复。

【临床应用】

1. 用方要点 症见全身浮肿，按之凹陷，腰酸肢倦，神疲纳差，便溏尿少，面色不华，舌苔白、脉沉细为本方用方要点。

2. 随症加减 若见面色㿠白、怕冷、四肢不温，属肾阳偏虚，加仙灵脾、女贞子、巴戟天肉、淡附片；见咽干、头晕、目涩为肾阴偏虚，加墨旱莲、女贞子、枸杞子、生熟地黄。

3. 现代应用 小儿肾病综合征。

芪术地黄汤

【来源】 钱育寿方

【组成】 黄芪 白术 茯苓 生地黄 知母 菟丝子 山萸肉 陈皮 玉米须 芥菜花

【用法】每日1剂，水煎服。

【功用】补益脾肾，滋阴固精，清利湿热。

【主治】小儿肾病综合征辨证属于脾肾亏虚、阴虚精泄，夹有湿热内蕴。症见高度浮肿，尿少，尿蛋白，腰膝酸软，面色㿠白，头晕目眩，自汗盗汗。舌红，苔薄白，脉细数。

【方解】本方由知柏地黄汤合玉屏风散化裁而来。方中黄芪、白术、茯苓益气健脾，利水消肿。生地、知母滋养肾阴，佐清虚热；菟丝子、山萸肉益肾固精；陈皮燥湿健脾行气，使补而不滞，且气行则水行，水行则肿自消；玉米须、芥菜花清热利水消肿；甘草调和诸药。诸药共奏健脾益肾，滋阴固涩，利水消肿之功，全方具有补而不滞腻，利而不伤正，寓涩于补，气阴兼顾的特点。

【临床应用】

1. 用方要点 临床症见高度浮肿，尿少，尿蛋白，头晕目眩，自汗盗汗为本方用方要点。

2. 随症加减 若见蛋白尿，加芡实、金樱子；若尿见白细胞，加金银花、六月雪、黄柏；若尿见红细胞，加大蓟、小蓟、蒲黄炭；若见上半身肿甚，加防己、浮萍；若见下半身肿甚，加大腹皮、猪苓；若见腹水明显者，加商陆、葫芦壳、冬瓜皮；若兼有外感者，加连翘、紫花地丁、白茅根；若食欲不振者，加砂仁、鸡内金；若平素多汗，易感冒者，可加桂枝、白芍、煅龙牡；高血压者，加白芍、夏枯草、石决明。

3. 现代应用 小儿肾病综合征。

4. 历代名家的应用经验 钱育寿主任医师是江苏省著名老中医，出身中医世家，尤其对小儿肾病综合征的治疗有较深造诣。钱老指出：本病以正虚为本，以脾肾虚亏，阴虚精泄为主要病机，宗"治病求本"之旨，治疗不仅要健脾益肾以开源，更要滋阴涩精以节流，同时，本病又以水湿潴留、湿热内蕴为标，故治疗亦当兼顾清利，以疏通沟渠，因势利导，祛邪外出。此外，本病每易迁延反复，这与肺脾亏虚，抗力不足，卫表不固，易于感染有关，平时当重视调补肺胃，斡旋中运，以畅气血生化之源，增强体质，固表实卫以减少复发，此即"必伏其所主必先其所因"之理。因此钱老主张用知柏地黄汤合玉屏风散化裁为芪术地黄汤。

益肾汤

【来源】 李晏龄方

【组成】 生黄芪15～30克　石韦15～30克　玉米须30克　白茅根30克　川芎9克

【用法】 每日1剂，水煎服。

【功用】 益气利湿活血。

【主治】 脾气虚弱、水湿停滞、瘀血阻络的难治性肾病综合征及慢性肾炎。症见手足不温，口中不渴，胸腹胀满，大便溏薄，内热憋闷，急躁易怒，舌淡苔腻，脉沉迟。

【方解】 方中黄芪甘微温入脾肺，补气升阳，益气固表，利水消肿。石韦苦微寒入肺、膀胱经，利水通淋，凉血止血。玉米须，甘平入膀胱、肝、胆经，利水消肿，止血。白茅根甘寒如肺、胃、膀胱经，凉血止血，清热利尿。川芎辛温归肝、胆、心包经，活血行气，祛风止痛。五药合用，甘温补气，苦寒利水，寒热并调，补虚扶正，故可达到益气利湿活血之作用。

【临床应用】

1. 用方要点　临床以手足不温，口中不渴，胸腹胀满，大便溏薄，舌淡苔腻，脉沉迟为用方要点。

2. 随症加减　尿蛋白多者，加党参、蝉蜕、土茯苓；尿中红细胞多者，加茜草根、肉苁蓉、旱莲草；尿中白细胞多者，加金钱草、车前草、金银花、蒲公英；水肿甚者，加茯苓、薏苡仁；舌苔厚腻者，加藿香、佩兰；水肿消退后出现阴虚者，加女贞子、知母、山萸肉、枸杞子。

3. 使用注意　尿蛋白消失后2周，可用生黄芪15～30克，石韦、玉米须各30克，水煎服，每日1剂，连服3～6个月，以巩固疗效，预防复发。

4. 现代应用　小儿肾病综合征。

5. 历代名家的应用经验　河南中医学院教授、中西医结合专家李晏龄教授认为难治性肾病、慢性肾炎属于中医水肿范畴，一般以脾气虚弱，脾肾阳虚，肝肾阴虚为多见。但由于小儿为稚阴稚阳之体且脾常不足，所以临床上常表现为寒热错综、虚实夹杂。故立法除重用黄芪补气以治其本之外，还加用活血利水之品以治其标。因本病发病机制复杂，病程冗长，单用中药治疗，效果较慢，故临床上多采用中西医结合的治疗方法，以迅速控制病情，尔后单用中药调理以防复发。临床观察百余病例缓解 10 余年，未再复发，此乃针对病机，标本兼治之功效。

第五节 尿 频

尿频是以小便频数为特征的疾病，是儿科临床的常见病。婴儿时期因脏腑之气不足，气化功能尚不完善，若小便次数较多，无尿急及其他所苦，不为病态。尿频早在《内经》中即有论述，如《灵枢·口问》曰："中气不足，溲便为之变。"《素问·脉要精微论》亦云："水泉不止者，膀胱不藏也。"隋唐时期多将尿频混于淋证中论述，如《诸病源候论》、《备急千金要方》等。宋代的儿科专著《幼幼新书》已将小儿尿频与淋证分节讨论，说明对尿频的认识已较深入。

尿频属于儿科常见病，一年四季均可发病，多发于学龄前儿童，尤以婴幼儿时期发病率较高，年长儿发病率较低。从性别看，女孩子发病率高于男孩。本病经过恰当治疗，预后良好。但若迁延日久，则可影响小而身心健康。尿频属于中医淋证范畴，其中有相当一部分属于热淋证，西医所论之泌尿系感染、结石、肿瘤、白天尿频综合征等疾病均可出现尿频。泌尿系结石、感染已在热淋中述及，本节所讨论的主要是白天尿频综合征。

桑螵蛸散

【来源】《本草衍义》

【组成】桑螵蛸、远志、菖蒲、龙骨、人参、茯神、当归、龟甲酥炙，各一两（各30克）

【用法】上为末，夜卧人参汤调下二钱（6克）（现代用法：除人参外，共研细末，每服6克，睡前以人参汤调下；亦作汤剂，水煎，睡前服，小儿用量按原方比例酌定）。

【功用】调补心肾，涩精止遗。

【主治】心肾两虚证。小便频数，或尿如米泔色，或遗尿，或遗精，心神恍惚，健忘，舌淡苔白，脉细弱。

【方解】本方证乃心肾两肾，水火不交所致。肾与膀胱相表里，肾气不摄则膀胱失约，以致小便频数，或尿如米泔色，甚或遗尿；肾藏精，主封藏，肾虚精关不固，而致遗精；心藏神，肾之精气不足，不能上通于心，心气不足，神失所养，故心神恍惚、健忘。治宜调补心肾，涩精止遗。方中桑螵蛸甘咸平，补肾固精止遗，为君药。臣以龙骨收敛固涩，且镇心安神；龟甲滋养肾阴，补心安神。桑螵蛸得龙骨则固涩止遗之力增，得龟甲则补肾益精之功著。佐以人参大补元气，配茯神合而益心气、宁心神；当归补心血，与人参合用，能补益气血；菖蒲、远志安神定志，交通心肾，意在补肾涩精、宁心安神的同时，促进心肾相交。诸药相合，共奏调补心肾、交通上下、补养气血、涩精止遗之功。

原方作散剂，各药用量相等，而在服用时，又以人参汤调服，说明人参用量独大，于方中寓意有二：一为益心气以安心神，一为补元气以摄津液。

【临床应用】

1. 用方要点 本方为治心肾两虚，水火不交证的常用方。临床应用以尿频或遗尿，心神恍惚，舌淡苔白，脉细弱为用方要点。

2. 随症加减 方中加入益智仁、覆盆子等，可增强涩精缩尿止遗之力。若健忘心悸者，可加酸枣仁、五味子以养心安神；兼有遗精者，可加沙苑子、山萸肉以固肾涩精。

3. 使用注意 下焦湿热或相火妄动所致之尿频、遗尿或遗精滑泄，非本方所宜。

4. 现代应用 本方常用于小儿尿频、遗尿以及糖尿病、神经衰弱等属心肾两虚，水火不交者。

5. 历代名家的应用经验 上海市继承老中医学术经验继承班一、二、三届指导教师、"上海市名中医"秦亮甫教授利用"桑螵蛸散"合"缩泉丸"治疗遗尿，遗精，白带，脱肛。认为遗精有梦交者为相火旺盛，应去方中补骨脂，加黄柏、知母、川连。对于胃纳不佳，苔厚腻不宜使用，用后胃纳更差，引起胸脘饱闷；白带色黄腥臭者不用，应清洗下焦湿热。

缩泉丸

【来源】《校注妇人良方》

【组成】 天台乌药、益智子_{大者，去皮，炒，各等份}

【用法】 上为末，酒煎山药末为糊，丸桐子大，每服七十丸（9 克），盐、酒或米饮下。

【功用】 温肾祛寒，缩尿止遗。

【主治】 膀胱虚寒证。小便频数，或遗尿不止，舌淡，脉沉弱。

【方解】 本方中乌药温肾散寒，可除膀胱冷气，增强固摄约束之方；益智仁温补肾阳，能够固暖下元，故有收敛精气作用；用山药糊丸以补肾固精。共奏温肾缩尿之功。服本方，能使肾虚得补，精气益固，寒气温散，遗尿自止，好像泉水缩敛一般，故命名曰"缩泉丸"。

【临床应用】

1. 用方要点 本方主治膀胱虚寒，以尿频，遗尿，舌淡，脉沉弱为用方要点。

2. 随症加减 肾精不足，加鹿角胶、菟丝子以补肾填精；肾阳虚，加仙灵脾、山萸肉以温肾助阳；肾阴虚，加熟地、龟甲以滋阴潜阳；气虚，加黄芪、白术以益气；若嫌固涩之力不足，可酌加鹿角霜、桑螵蛸、乌贼骨、牡蛎等敛涩之品。

3. 使用注意 忌辛辣、生冷、油腻食物。感冒发热病人不宜服用。对湿热下注、下焦瘀血所致小便频数者当禁用。

4. 现代应用 现代多用于慢性尿路感染、膀胱调节失常、真性及应力性尿失禁者。

5. 历代名家的应用经验

（1）全国名中医、甘肃中医学院儿科学博士生导师张士卿教授治疗下焦湿热之遗尿。喜用桑螵蛸散合缩泉丸的基础上，酌加清利湿热之品，以达清热利湿、固涩小便之功。

（2）李文瑞教授李文瑞教授系全国首批老中医药专家学术经验继承工作指

导老师，李文瑞教授应用"缩泉丸"治疗尿崩症，前列腺增生，遗尿，滑泄等。李文瑞教授认为尿崩症、尿频多属肾气不足，膀胱虚冷，气化失司所致，故治以温肾益气，固精缩尿。证属阴虚火旺及湿热下注的情况下不宜用本方。

第六节　小儿消渴

小儿消渴是指以小儿较长时间的多饮、多食、多尿和形体消瘦为特征的慢性消耗性疾病。中医学对本病的认识较早，早在《内经》中就有"消中"、"风消"、"肺消"、"消渴"等病名，对其病因、治则、预防和护理等方面都已有记载。汉代张仲景在《金匮要略》中设专篇加以论述。其后历代医家对本病的认识逐渐的深入，如《诸病源候论》、《备急千金要方》对本病的并发症已有一定的认识，特别是《古今录验论》首立三消之论，并提出本病有尿甜的特点，对消渴的认识更加深刻。至此有关消渴的病因、病理、临床表现和并发症的认识已基本成熟，为进一步深入研究本病的治法方药奠定了基础。自宋至明清时期，很多医家围绕本病的治疗形成了百家争鸣的局面，总结出了很多切合临床实际的治法和方药，如《河间六书》、《儒门事亲》、《医学入门》、《医贯》、《景岳全书》、《幼幼集成》、《幼科铁镜》等医籍对本病都有比较精辟的论述。

西医学之糖尿病属于消渴的范畴，尿崩症也具有本病的某些特点，可以参考本病进行辨证论治。糖尿病属于成人的高发疾病，在儿科发病率较低，但却是内分泌代谢疾病中比较常见的一种。它是因体内胰岛素相对或绝对的不足而引起碳水化合物、脂肪、蛋白质、水及电解质代谢紊乱疾病，后期多伴有血管病变。糖尿病可分为两类：胰岛素依赖型（即 1 型，缩写为 IDDM）和非胰岛素依赖型（即 2 型，缩写为 NIDDM），国内小儿糖尿病占全部糖尿病患者的 5%，20 岁以前的发病率约为 5/10 万，明显低于欧美国家的 1.3% ~2.7%。

消渴方

【来源】谢昌仁方

【组成】石膏 20 克　天花粉 15 克　沙参、石斛、地黄、山药、茯苓、泽泻各 12 克　麦冬、知母各 10 克　鸡内金 6 克　甘草 3 克　（小儿用量据病证酌情增减）

【用法】水煎服，日2次。

【功用】清热养阴，滋肾生津。

【主治】小儿消渴，尤其对阴虚内热者有良效。症见消谷善饥，大便秘结，口干欲饮，形体消瘦。舌红苔黄，脉滑有力。

【方解】方中重用花粉以生津清热；佐黄连清热降火，苦为甜的对立，苦能降糖；生地黄、葛根、麦冬可养阴增液，生津止渴；黄精能补肾养阴；山药可补气养阴而止渴。诸药配伍，切合病机，集滋阴、清热、润燥、生津、止渴于一体。

【临床应用】

1. 用方要点 症见消谷善饥，大便秘结，口干欲饮，形体消瘦，舌红苔黄，脉滑有力为用方要点。

2. 随症加减 气虚者加白术、太子参；津伤重者加天冬、玄参；热甚者加山栀子、石膏；湿盛者加茯苓、苍术；血瘀者加丹参、赤芍。

3. 现代应用 1型糖尿病、2型糖尿病。

4. 历代名家的应用经验

（1）全国第二、三批名老中医药专家学术经验继承工作导师杨牧祥老教授结合多年临床经验，善于应用"消渴方"治疗糖尿病，疗效甚佳。

（2）我国著名的老中医药专家谢昌仁老中医善用"消渴方"治疗糖尿病，干燥综合征，尿崩症。认为本方以寒制热，育阴润燥，滋肾生津，达清热滋阴之目的。脾肾气虚者不宜使用本方。

玉女煎

【来源】《景岳全书》

【组成】石膏二至五钱（6～15克）　熟地黄三至五钱或一两（9～30克）　麦冬二钱（6克）　知母、牛膝各一钱半（4.5克）　（小儿用量据病证酌情增减）

【用法】上药用水一盏半，煎七分，温服或冷服（现代用法：水煎服）。

【功用】清胃热，滋肾阴。

【主治】小儿消渴辨证属于胃热阴虚证。症见消渴，消谷善饥，烦热干渴，舌红苔黄而干，亦治头痛，牙痛，齿松牙衄等。

【方解】方中石膏辛甘大寒，清阳明有余之火而不损阴，故为君药。熟地黄甘而微温，以滋肾水之不足，用为臣药。君臣相伍，清火壮水，虚实兼顾。知母苦寒质润、滋清兼备，一助石膏清胃热而止烦渴，一助熟地滋养肾阴；麦门冬微苦甘寒，助熟地滋肾，而润胃燥，且可清心除烦，二者共为佐药。牛膝导热引血下行，且补肝肾，为佐使药，以降上炎之火，止上溢之血。本方的配伍特点是清热与滋阴共进，虚实兼治，以治实为主，使胃热得清，肾水得补，则诸症可愈。

【临床应用】

1. 用方要点　该方是治疗胃热阴虚牙痛的常用方，以烦热干渴，牙痛齿松，舌红苔黄而干为用方要点。

2. 随症加减　火盛者，可加山栀子、地骨皮以清热泻火；血分热盛，齿衄出血量多者，去熟地，加生地、玄参以增强清热凉血之功。

3. 使用注意　脾虚便溏者，不宜使用本方。

4. 现代应用　牙龈炎、糖尿病、三叉神经痛、急性口腔炎、舌炎等属胃热阴虚者。

5. 现代应用　凡胃火炽盛，肾水不足之牙痛、牙衄、消渴等皆可用本方加减治疗。

6. 历代名家的应用经验

（1）当代中医儿科泰斗、全国首批500位名老中医药专家学术经验继承导师之一董廷瑶教授运用玉女煎加味治疗紫癜效果甚好。

（2）张季高是广东省阳江市中医院内科副主任医师、地区名老中医，出身于四代世医之家，认为血小板减少性紫癜的发生是由于少阴不足，阳明有余所致。阴虚则火旺，火旺更易伤阴，虚火伤及脉络，故可见血出，故其治疗当以清火与滋阴并用，擅用玉女煎加减清胃滋阴，治疗小儿血小板减少性紫癜。

生津止渴汤

【来源】任继学方

【组成】山药50克　生地50克　玉竹15克　石斛25克　蒺藜25克　知母20

克 附子 5 克 肉桂 5 克 红花 10 克 （儿童用量酌减）

【用法】 水煎服，每日 2 次，早饭前、晚饭后 30 分钟温服，猪胰腺切成小块生吞。服药期间，停服一切与本病有关的中西药物。

【功用】 滋阴清热，生津止渴。

【主治】 适用于消渴证。症见多饮、多尿、多食、形体消瘦、咽干舌燥、手足心热，舌质红、苔微黄，脉沉细者。

【方解】 方中生地、玉竹、石斛、山药、知母滋阴清热，红花养血活血，蒺藜滋阴平肝，猪胰腺以脏补脏，附子、肉桂微微生火，使"阴得阳助，而生化无穷"。诸药合用，共奏滋肾生津之功。

【临床应用】

1. 用方要点 临床见烦渴欲饮，口干舌燥，消谷善饥，大便秘结，手足心热，舌质红而干、苔微黄，脉沉细为用方要点。

2. 随症加减 若烦渴甚者，可以重用天花粉；若燥热内炎，口舌生疮，可以加黄连；若大便秘结，可以加大黄。

3. 现代应用 1 型糖尿病、2 型糖尿病。

第七节 五迟五软

五迟是指立迟、行迟、发迟、齿迟和语迟，为小儿生长发育迟缓的一种疾病。五迟，早在《诸病源候论·小儿杂病诸候》中就有"齿不生候"、"数岁不能行候"、"头发不生候"、"四五岁不能语候"等记载。嗣后，历代医家多有阐发，至清代，《张氏医通·婴儿门上》始将古代分述的各类迟候，归为"五迟"，他说："五迟者，立迟、行迟、发迟、齿迟、语迟是也。"并指出诸迟之候"皆胎弱也"。《医宗金鉴·幼科心法要诀》提出用苣胜丹和菖蒲丸治疗发迟和语迟，这些论述迄今仍具有指导意义。

西医学的小儿生长发育迟缓、大脑发育不全、佝偻病、脑性瘫痪等多种疑难、慢性疾病均可出现五迟的症状。

五软是指头项软、口软、手软、足软、肌肉软而言，是小儿时期的虚弱病症之一。五软在宋代之前，多与五迟并论，如谓"长大不行，行则脚软"，即有迟缓和痿软之意。五软，最早见于元代曾士荣《活幼心书·五软》："爱自降生之后，精髓不充，筋骨痿弱，肌肉虚瘦，神色昏暗，又为六淫所侵，便致头项手足身软，是名五软。"明代《婴童百问·二十六问》则提出："五软者，头软、项软、手软、脚软、肌肉软是也，"并沿用至今。嗣后，《保婴撮要》等对五软的论述日趋全面，认为本病之因与先天胎禀不足和后天邪毒感染有关，病变以脾气损伤为主，日久则累及肝肾、气血，治疗以补中益气汤、地黄丸为主方，至今仍为辨证论治本病之绳墨。清代《证治准绳·幼科·五软》中说："如投药不效，亦为废人。"说明本病部分患儿预后不佳。

西医学的先天性遗传神经肌肉疾病、脑性瘫痪等病症，出现五软的临床表现时，可参考本病进行辨证论治。

十全大补丸

【来源】《太平惠民和剂局方》

【组成】人参二两（6克）　白术三两（9克）　白芍三两（9克）　白茯苓三两（9克）　黄芪四两（12克）　川芎二两（6克）　熟地黄四两（12克）　当归三两（9克）　肉桂一两（3克）　甘草一两（3克）　（小儿用量据病证酌情增减）

【用法】每日一剂，加生姜三片，大枣二枚，煎温服。

【功用】温补气血。

【主治】小儿五迟或五软辨证属于肺脾不足，气血亏虚证。症见患儿发育迟缓，体倦食少，面色萎黄，少气懒言，饮食减少，腰酸腿软，舌淡苔薄，脉细弱。

【方解】本方乃四君子汤合四物汤加黄芪、肉桂而成。四君子汤和四物汤分别为补气补血之要方，二方相伍，共奏气血双补之功。黄芪甘温，为补气之要药，肉桂辛甘大热，补火助阳，温通经脉，与诸益气养血之品同用，可温通阳气，鼓舞气血生长，从而增强本方补益虚损之功，诸药相伍，补气之中有升阳之力，养血之中有温通之能，共收大补气血之效。

【临床应用】

1. 用方要点　临床见小儿五迟或五软伴有体倦食少，面色萎黄，少气懒言，饮食减少，腰酸腿软，舌淡苔薄，脉细弱为用方要点。

2. 随症加减　食欲不振，加焦山楂、鸡内金；目涩不明，加枸杞子、桑葚子、决明子；多汗易感，加防风、浮小麦、桂枝。

3. 使用注意 本方偏于温补，功能补气温阳，阴虚内热者不宜使用。

4. 现代应用 小儿五迟五软。

补肾地黄丸

【来源】《活幼心书》

【组成】 黄芪半两 甘草半两 芍药一钱 黄柏一钱（酒制，锉，炒黄） 人参半两 升麻三钱 葛根三钱 蔓荆子一钱半 （小儿用量据病证酌情增减）

【用法】 上㕮咀。每服三钱，水二盏，煎至一盏，去滓温服，临卧近五更再煎服之（现代用法：每日1剂，水煎服）。

【功用】 益气升清，聪耳明目。

【主治】 小儿五迟五软之肝脾不足证。症见患儿五迟或五软伴有体倦食少，面色萎黄，少气懒言，饮食减少，口干舌燥，口苦。舌淡苔薄，脉细弱为用方要点。

【方解】 方中人参、黄芪甘温益气，大补中气；升麻、葛根、蔓荆子升举清阳，白芍养阴柔肝，黄柏泻火，使清阳得升，虚火得降；炙甘草调和诸药，兼有补气作用。全方补中有散，升中寓降，达益气升清、聪耳明目之效。

【临床应用】

1. 用方要点 临床见体倦食少，面色萎黄，少气懒言，饮食减少，口干舌燥，口苦，舌淡苔薄，脉细弱为本方用方要点。

2. 随症加减 原方加减：如烦闷或有热，渐加黄柏，春、夏加之，盛暑夏月倍之，如脾胃虚去之。多汗易感者，加防风、浮小麦、桂枝；眩晕耳鸣者，加石菖蒲、天麻、钩藤；头昏眼花者，加枸杞子、何首乌。

3. 使用注意 忌烟火酸物。

4. 现代应用 小儿五迟五软、脑性瘫痪之肝脾不足证。

调元散

【来源】《活幼心书》

【组成】 干山药去黑皮，五钱（15克） 人参去芦，二钱半（7.5克） 白茯苓去皮，二钱半（7.5克） 茯神去皮木根，二钱半（7.5克） 白术二钱半（7.5克） 白

芍药二钱半 (7.5 克)　　熟干地黄酒洗, 2 钱半 (7.5 克)　　当归酒洗, 二钱半 (7.5 克)

黄芪蜜水涂炙, 二钱半 (7.5 克)　　川芎三钱 (9 克)　　甘草炙, 三钱 (9 克)　　石菖蒲二钱 (6 克)

【用法】上咬咀。每服二钱, 以水一盏, 生姜二片, 大枣一个, 煎七分, 温服, 不拘时候。如婴孩幼嫩, 与乳母同服。

【功用】补益脾肾, 滋阴养血。

【主治】禀受元气不足, 颅囟开解, 肌肉消瘦, 腹大如肿, 致语迟行迟, 手足如痫, 神色昏慢, 齿生迟者。

【方解】方中用人参、黄芪、甘草等健脾益气, 补后天以养先天之不足, 当归、地黄、白芍等培肾, 且滋养阴血。茯神安神健脾, 山药、茯苓、白术、补气健脾助运, 石菖蒲开窍醒神。

【临床应用】

1. 用方要点　临床见体倦食少, 面色萎黄, 少气懒言, 饮食减少, 腰酸腿软。舌淡苔薄白, 脉细弱或虚大无力为用方要点。

2. 随症加减　饮食较少者, 加砂仁、炒六曲; 脘腹胀满者, 加炒山楂、炙鸡内金; 大便溏泄者, 炒薏苡仁、焦山楂、焦六曲。

3. 使用注意　本方适宜脾肾虚弱, 阴血不足者, 对阳虚者不宜使用。

4. 现代应用　小儿五迟五软。

第六章　寄生虫病名方

使君子散

【来源】《杨氏家藏方》

【组成】使君子炮，去壳，二十个　芜荑仁别研，半两　槟榔一个　大腹子二个

【用法】每次3~5克，日1次空腹服。水丸：每次9克，日1次空腹服。服药后4小时再进食，勿食过饱。

【功用】杀虫消积。

【主治】小儿虫积引起的小儿饮食不调，恣食肥腻，虫作疼痛，唇面青白，呕吐痰沫，发歇往来。主要用于治疗蛔虫症、蛲虫病等。

【方解】方中使君子、苦楝子、槟榔、芜荑仁均有驱蛔杀虫之功。

【临床应用】

1. 用方要点　小儿饮食不调，恣食肥腻，虫作疼痛，唇面青白，呕吐痰沫，发歇往来。

2. 随症加减　若腹胀满，大便不畅加大黄、槟榔以行气通便；腹痛加木香、枳壳理气止痛；食欲不振，恶心呕吐加陈皮、半夏、山楂以健脾和胃止呕；形瘦体弱加用易功散或参苓白术散，调理脾胃。

3. 使用注意　本方有一定毒性，不宜连续使用，剂量要控制，如用量过大，可引起呃逆、眩晕等不良反应；忌食辛辣及不易消化之物。

4. 现代应用　蛔虫症、蛲虫病。

乌梅丸

【来源】《伤寒论》

【组成】乌梅三百枚　细辛六两（18克）　干姜十两（30克）　黄连十六两（48克）　当归四两（12克）　附子去皮，炮，六两（18克）　蜀椒四两（12克）　桂枝

去皮、人参、黄柏各六两（各18克）

【用法】以苦酒（即醋）渍乌梅一宿，去核，蒸熟，捣成泥；余药研为细末，与乌梅泥和匀，加密为丸，如梧桐子大。每服7～9g，日3服。

【功用】温脏驱蛔。

【主治】寒热夹杂的蛔厥证。症见脐腹时痛时止，纳谷不多，夜寐龂齿，喜俯卧。查体：面部白斑，白睛蓝斑，舌尖红，少苔。

【方解】本方由10味药组成。主治寒热错杂，蛔虫窜扰所致的蛔厥、久痢、厥阴头痛。方中乌梅味酸，苦酒醋渍而重用，既可安蛔，又能止痛，故为主药。蛔动因于脏寒，故以干姜、附子、细辛、蜀椒、桂枝温肾暖脾，以除脏寒；且五药皆辛，李可制蛔，其中细辛、蜀椒更具杀虫之用，故又可助乌梅安蛔止痛；素病蛔疾，必损气血，故又以人参益气，当归养血，合而扶正补虚；俱为辅药。佐以黄连、黄柏苦寒清热，兼制辛热诸药，以杜绝伤阴动火之弊，且味苦兼能下蛔。诸药合用，共奏温脏安蛔之功。

【临床应用】

1. 用方要点　脐腹时痛时止，纳谷不多，夜寐龂齿，喜俯卧。查体：面部白斑，白睛蓝斑，舌尖红，少苔。

2. 随症加减　本方重在安蛔，驱虫力弱，临证时宜加使君子、苦楝皮、槟榔等以杀虫驱虫；呕吐严重者，可加生姜、半夏、吴茱萸以降逆止呕；腹痛甚者，可加白芍、甘草以缓急止痛；为了加速驱虫之力，亦可加泻下药大黄、芒硝等。

3. 使用注意　禁生冷、滑物、臭食等；本方性质毕竟偏温，以寒重者为宜。

4. 现代应用　本方现常用于胆道蛔虫症、肠道蛔虫症、慢性细菌性痢疾、慢性肠炎等属于寒热错杂、正气虚弱者。

5. 历代名家的应用经验

（1）中国工程院院士、著名的中医学家董建华教授应用"乌梅丸加减"治疗蛔厥，方中必须配合槟榔、大黄等，既可加强杀虫之力，又能使蛔虫从大便而下，疗效显著。

（2）张士卿教授系甘肃省名中医、全国中医师承教育指导老师，临证以来，常遇小儿肠虫证，张教授应用乌梅丸化裁治疗，每获效验。张教授师古而不泥古，强调"虫当化之"，常在"乌梅丸"原方基础上改丸为汤加减化裁，取原方安蛔之功，并适当加以健运脾胃之药，做到标本兼治。张教授常强调小儿脏腑娇嫩，形气未充，尤以脾常不足为生理特点，指出在化虫之中及化虫之后，皆宜调补脾胃，于症状减轻后予异功散加减继服之，以杜虫之复生。

（3）吉林省名中医、长春中医药大学附属医院范国梁教授应用"乌梅丸"治疗慢性胆胀。症见心烦易怒，口苦，恶心，胃中嘈杂，失眠，胆俞穴压痛，脉沉细无力。对川椒过敏者当慎用，或减去川椒。

连梅安蛔汤

【来源】《重订通俗伤寒论》

【组成】胡连一钱　炒川椒十粒　白雷丸三钱　乌梅肉二个　生川柏八分　尖槟榔磨汁冲，二枚

【用法】水煎服。

【功用】清肝安蛔。

【主治】肝火犯胃，饥不欲食，食则吐蛔，甚则蛔暖不安，脘痛烦躁，昏乱欲死。

【方解】其中乌梅味酸缓急，蛔得酸则静，炒川椒味辛散寒，蛔得辛而伏；胡连、川柏味苦清热，蛔得苦而下；配使雷丸，槟榔驱虫。

【临床应用】

1. 用方要点　常证肠虫证最为多见，虫踞肠腑，多为实证，以发作性脐周腹痛为主要症状。变证有蛔厥证和虫瘕证。蛔厥证，蛔虫入膈，窜入胆腑，腹痛在剑突下或右上腹，呈阵发性剧烈绞痛，痛时肢冷汗出，多有呕吐，且常见呕吐胆汁和蛔虫。虫瘕者，虫团聚结肠腑，腹部剧痛不止，阵发性加重，腹部可扪及活动性条索感或团状包块，伴有剧烈呕吐，大便多不通。

2. 随症加减　腹痛甚者加川楝子、玄胡；呕吐者加姜半夏、姜竹茹；发热者加柴胡、黄芩；大便秘结者加大黄、玄胡粉；黄疸者加茵陈、炒山栀。

3. 现代应用　亦可治小儿胆道蛔虫病、鞭毛虫病。

治蛔虫方

【来源】 马莲湘方

【组成】 炒使君子6克　花槟榔6克　乌梅2枚　苦楝根皮9克　贯众6克甘草3克

【用法】 上药加水煎2次，混合煎汁50~80毫升，晚间睡前或晨起空腹顿服，连服2天。

【功用】 安蛔驱虫。

【主治】 蛔虫证。蛔虫积聚肠内，腹痛绕脐阵作，面黄鼻痒，磨牙等。

【方解】 本方中使君子、槟榔、苦楝子共具驱虫之功。乌梅酸能安蛔，贯众驱虫；其中槟榔、苦楝根皮驱虫兼有轻度泻下作用，用后24小时内蛔虫随大便排出，不必另用泻下药；而甘草调和药性。

【临床应用】

1. 用方要点　腹痛绕脐阵作，面黄鼻痒，磨牙等为用方要点。

2. 使用注意　若腹痛剧烈时可先用乌梅安蛔丸15克煎汤加白蜜30克冲后频频用之。

3. 现代应用　蛔虫证。

第七章 皮肤病证名方

第一节 奶 癣

奶癣，现多称婴儿湿疹，是婴幼儿时期常见的一种皮肤病。多发生于1个月至1岁的婴儿。皮疹常对称发生于面颊、额部及头皮，少数可累及胸背及上臂等处。形态见红疹、丘疹、水疱、糜烂、渗液、结痂、脱屑等多形性损害，在头皮、眉毛部可有黄色脂性痂皮覆盖。部分婴儿有吐奶、腹泻等脾胃症状。皮疹可反复发作，但一般可在2~3岁以后逐渐减轻而自愈，少数患儿可延及儿童或青春期。

本病的早期记载见于《诸病源候论·小儿杂病诸侯·癣候》，指出："癣病，由风邪与血气相搏于皮肤之间不散……小儿面上癣，譬如甲错起，干燥，谓之奶癣。"认识到风邪是重要的发病原因。明代《外科正宗·奶癣》说："奶癣因儿在胎中，母食五辛，父餐炙博，遗热与儿，生后头面遍身奶癣，流滋成片，睡卧不安，瘙痒不绝。"指出奶癣的发病与先天禀赋密切相关。清代《医宗金鉴》更将奶癣分为干、湿两型，并立消风导赤汤为主配合外治的治疗方法，强调饮食起居护理等，至今为临床借鉴。

黄连解毒汤

【来源】 方出《肘后备急方》，名见《外台秘要》引崔氏方

【组成】 黄连三两（9克） 黄芩、黄柏各二两（各6克） 栀子十四枚（小儿用量据病证酌情增减）

【用法】 上四味切，以水六升，煮取二升，分二服。

【功用】 泻火解毒。

【主治】 婴儿湿疹辨证属于三焦火毒证。症见小儿皮肤湿疹，伴有口燥咽

干，大便干结，小便黄赤，舌红苔黄，脉数有力。

【方解】 方中以大苦大寒之黄连清泻心火为君，兼泻中焦之火。臣以黄芩清上焦之火。佐以黄柏泻下焦之火；栀子清泻三焦之火，导热下行，引邪热从小便而出。四药合用，苦寒直折，三焦之火邪去而热毒解，诸症可愈。

【临床应用】

1. 用方要点 本方泻火解毒之力颇强，临证运用以小儿皮肤湿疹，伴有大热烦扰，口燥咽干，舌红苔黄，脉数有力为用方要点。

2. 随症加减 便秘者，加大黄以泻下焦实热；吐血、衄血、发斑者，酌加玄参、生地、丹皮以清热凉血；瘀热发黄者，加茵陈、大黄，以清热祛湿退黄。

3. 使用注意 本方为大苦大寒之剂，久服或过量易伤小儿脾胃，非火盛者以及津液受损严重者均不宜食用。

4. 现代应用 败血症、脓毒血症、痢疾、肺炎、泌尿系感染、流行性脑脊髓膜炎、乙型脑炎以及感染性炎症等属热毒为患者，均可用之。

5. 历代名家的应用经验 全国第三批老中医药专家学术经验继承导师、四川省名中医刁本恕主任医师认为小儿体属纯阳，儿在胎中之时若母喜辛辣厚味，出生后易形成湿热、血热体质；成都乃四川盆地中央，气候闷热潮湿，儿处于此等环境中易感湿热之邪，内外相引，蕴于肌肤而成湿疹。湿性缠绵，湿疹常反复发作，难以治愈。刁师将其概为湿热炎毒学说，高度说明了小儿生理病理特点和地域气候特征在小儿顽固性湿疹发病中的重要影响，不但对于本病，在很多儿科疾病亦同样具有指导价值。黄连解毒汤出自《外台秘要》，泻火燥温解毒力量颇强，用于湿热炎毒证候，疗效较佳，但其性味苦寒，对于脾胃功能尚未健全之小儿，难免有败胃之弊。刁师指出，方中黄连、焦栀子用量宜小，以 1.5～3 克为佳，轻用不仅具有泻火燥湿之力还具健脾和胃之效，再随汤加入焦楂、建曲、二芽、白蔻等药固护脾胃，可解医者后顾之忧。

胃苓汤

【来源】《丹溪心法》

【组成】 苍术泔浸，八钱（24克）　　陈皮五钱（15克）　　厚朴姜制，五钱（15克）

甘草蜜炙，三钱（9克）　泽泻二钱五分（7.5克）　猪苓一钱半（4.5克）　赤茯苓去皮，一钱半（4.5克）　白术一钱半（4.5克）　肉桂一钱（3克）　（小儿用量据病证酌情增减）

【用法】每服一两，以水二盅，加生姜三片，大枣两枚，炒盐一捻，煎八分，食前温服。

【功用】健脾和胃，祛湿。

【主治】小儿湿疹辨证属于脾虚湿盛证。小儿湿疹以红斑、丘疹、丘疱疹、水疱、渗出、糜烂或以结痂为主，痂皮厚薄不一，痂剥后露出潮红糜烂面。自觉剧烈瘙痒，啼哭不安，吐奶酸臭，厌食或腹胀便溏，舌淡红，苔薄白。

【方解】方中主以苍术苦温性燥，最善除湿运脾；辅以厚朴行气化湿；泽泻、茯苓、猪苓以渗湿利水；佐以白术、陈皮健脾理气以助运化水湿；更佐桂枝以温化寒湿；甘草甘缓和中，调和诸药；生姜、大枣调和脾胃，全方共奏健脾和中利湿之功，体现淡渗利湿、芳香醒脾、运脾燥湿、温中和胃的治法，温中以燥湿，淡渗以利湿，恢复脾升胃降之功能，而使清阳升，浊阴降，阴阳和。

【临床应用】

1. 用方要点　以症见皮肤湿疹，自觉剧烈瘙痒，啼哭不安，吐奶酸臭，厌食或腹胀便溏，舌淡红，苔薄白为用方要点。

2. 随症加减　口渴者，去肉桂；湿热者，加黄芩、黄柏；脾虚者，加紫苏、淮山药；瘙痒者，加地肤子、苦参、白鲜皮。

3. 使用注意　本方功能健脾祛湿，用于小儿湿疹脾虚湿盛证。

4. 现代应用　失代偿期肝硬化腹水，慢性胃炎，脂溢性皮炎，慢性泄泻，糖尿病泄泻，高脂血症，带状疱疹，急性黄疸型肝炎，急性小儿暴泻，幽门梗阻

5. 历代名家的应用经验

（1）天津名老中医、天津市中医药学会名誉会长、天津著名儿科专家李少川善于运用"胃苓汤"治疗小儿肾病综合征，症见面色萎黄，明显浮肿，神疲纳呆，四肢乏力，舌质淡红，苔浮白或有裂痕，脉细弱。长期服用激素

引起阴虚阳亢患儿不宜用。

消风导赤汤

【来源】《医宗金鉴》

【组成】 生地一钱（3克）　赤茯苓一钱（3克）　牛蒡子炒，研，八分（2.4克）
白鲜皮八分（2.4克）　金银花八分（2.4克）　南薄荷叶八分（2.4克）　木通八分
（2.4克）　黄连酒炒，三分（0.9克）　甘草生，三分（0.9克）　（小儿用量据病证
酌情增减）

【用法】 加清水浸泡1小时后，都煎至150～200毫升，分3～4次口服，每
日1剂，14天为1个疗程。

【功用】 清热利湿，解毒祛风。

【主治】 小儿湿疹，皮疹多见于面部、眼周、肘、膝、颈、前臂、手背
部，瘙痒难禁；伴腹胀青筋，喂乳易吐或纳差便溏、面色无华或萎黄，倦怠乏
力，少气懒言，舌淡苔白腻。

【方解】 中医认为：本病因怀胎前后，父母或受风湿热邪或过食鱼腥发
物，辛辣炙博之品，以致动风、燥火、生湿，血中之风湿热毒客于胎儿，亦
可因胎儿禀赋不耐，风湿热邪乘隙或喂养不当，损伤脾胃，以致脾虚湿热内
蕴，外发体肤所致，治法当以清热利湿、祛风止痒、健脾和胃为主。方中牛
蒡子、薄荷、白鲜皮疏风清热祛湿，黄连、木通、赤苓清心利水，银花、生地
清热凉血，甘草调和诸药，诸药合用能达疏风、清热、祛湿、止痒之功。

【临床应用】

1. 用方要点 以症见皮肤湿疹伴腹胀青筋，喂乳易吐或纳差便溏、面色
无华，倦怠乏力，少气懒言，舌淡苔白腻为用方要点。

2. 随症加减 湿型加苦参15克、苍术6克、车前子9克；干型加太子参
15克、白术6克、茯苓12克；发于头面部加蝉衣6克、菊花6克、桑叶9克；
瘙痒明显加苍耳子9克、蛇床子9克、地肤子15克；糜烂严重加冬瓜皮15
克、鱼腥草12克、紫草12克。恢复期以山药粥每日喂养，以培土固本，调
养后天，防止复发。

3. 使用注意 服药期间，若患儿渗液明显，用黄柏洗剂湿敷患处；治疗

间，乳母及患儿暂忌食牛奶、牛、羊、鱼肉、辛辣之品，患儿可喂以豆浆等；患儿衣被以棉品为好，且不可过暖，避免接触羊毛、羽绒制品及灰尘、花粉等，同时，减少热水及肥皂洗浴。

4. 现代应用 各类婴儿湿疹，儿童异位性皮炎，急性湿疹等。

湿疹方

【来源】《温病学》

【组成】黄连、黄柏、煅石膏、枯矾、青黛各等份

【用法】研极细末香油调敷患处。

【功用】清热解毒，燥湿止痒。

【主治】小儿湿疹，湿热俱盛证。

【方解】黄连、黄柏，苦寒清热泻火、燥湿，煅石膏辛凉清热燥湿，枯矾辛燥杀虫解毒。青黛清热解毒，燥湿敛疮，祛腐生肌、止痒，诸药相伍有清热解毒，燥湿止痒功能。

【临床应用】

1. 用方要点 小儿湿疹，湿热俱盛证。

2. 随症加减 口苦而腻者，加龙胆草、栀子；瘙痒剧烈者，加白鲜皮、苦参；有感染者，加蒲公英、紫花地丁、连翘。

3. 使用注意 本方功能清热解毒，燥湿止痒，外用用于本病湿热俱盛者。

4. 现代应用 小儿湿疹。

湿疹散

【来源】石清泉方

【组成】枯矾、炉甘石、密陀僧、乌贼骨各3份 黄柏、冰片各2份

【用法】将上药研细末，置密封瓶中备用，麻油调敷患处，每日2~3次。

【功用】清热解毒，祛湿止痒。

【主治】婴儿湿疹（渗出型）。皮肤可见红斑、丘疹，部分形成瘭疹和水疱，发生糜烂，渗出淡黄色浆液，舌质红，苔薄淡黄，指纹青紫透气关。

【方解】方中枯矾酸涩寒，有毒，能收湿止痒，炉甘石甘温，解毒敛疮，密

陀僧咸辛平，有小毒，功效解毒防腐，冰片苦辛凉，清热止痛，黄柏苦寒，清湿热，泻火毒。乌贼骨咸涩，有收敛止血敛疮之功。诸药合用，共奏清热解毒，祛湿止痒，抗菌抑菌，防腐收敛及镇痛之功。故外用治疗小儿湿疹效果甚佳。

【临床应用】

1. 用方要点 婴儿湿疹（渗出型），皮肤发生糜烂，渗出淡黄色浆液，舌质红，苔薄淡黄，指纹青紫透气关。

2. 现代应用 小儿湿疹。

3. 历代名家的应用经验 本方为湖南省益阳地区人民医院名老中医石清泉先生的验方，治疗小儿湿疹屡见奇效。

小儿化湿汤

【来源】朱仁康方

【组成】苍白术、陈皮、茯苓、泽泻、炒麦芽、六一散各6克

【用法】水煎服，日1剂。

【功用】健脾除湿。

【主治】小儿湿疹。症见皮损播散至胸、腹、背部。平素形体消瘦，脘腹疼痛，喜温喜按，完谷不化，拒食生冷，腹胀纳呆。诊其舌淡水滑、苔白腻，脉滑缓。

【方解】患儿禀赋不足，胃强则多食而量大多脾弱则完谷不化。清阳不升则浊阴不降，故腹胀飧泄。中土敷布无权则津液不达肌腠，是以湿困于内而燥现于外。须以健脾除湿为大法。本方中二术健脾燥湿，茯苓利水渗湿，陈皮理气化湿使气化则湿化、麦芽健脾和胃，诸药合用健运中土，脾气转强，水谷得化；内湿消除，输津于肤则外燥自解。

【临床应用】

1. 用方要点 临床以小儿湿疹伴有脘腹胀满，舌苔厚腻为用方要点。

2. 随症加减 证属湿热者，宜加黄连、黄芩以清热燥湿；属寒湿者，宜加干姜、草豆蔻以温化寒湿；湿盛泄泻者，宜加茯苓、泽泻以利湿止泻。

3. 使用注意 令其节饮食、适寒温、禁食鱼虾等发风动气、伤脾生湿之品，始能根除，亦"三分治疗，七分调养"之谓也。

4. 现代应用 小儿湿疹。

5. 历代名家的应用经验 本方为中国皮外科专家朱仁康教授治疗小儿湿疹的有效方剂，朱老重视脾胃学说，并披长以此为指导治疗皮肤病，他认为脾胃的每一生理功能失调所发生的病理变化，均与皮肤病息息相关。故调理脾胃在皮肤科中尤其重要。本文即以脾胃的生理功能为纲，阐述其发生病变时与皮肤病的病因、病机、诊断、治疗、预后的关系。使脾胃学说在皮肤病的治疗中广开思路。

渗湿败毒饮

【来源】张光煜方

【组成】土茯苓10克 生薏苡仁10克 苍术6克 连翘4克 牡丹皮6克 蝉蜕4克 板蓝根6克 黄连2克 栀子4克 黄柏4克 全蝎4克 蜈蚣2条 车前子9克

【用法】每日1剂，水煎2次，共取药汁200毫升，频频饮服，每次5～10毫升。

【功用】清热解毒，除湿止痒。

【主治】风热湿毒之婴儿湿疹。症见：头面溃烂湿肿流水，皮肤潮红瘙痒，延及颈项，烦躁啼哭，不思乳食，大便绿溏，小便黄，舌红、苔黄腻，指纹赤色。

【方解】婴儿湿疹多由孕妇恣食辛热肥甘，或生活调节失宜，使五脏之火隐于母胎，传于胎儿，结为胎毒。故《幼幼集成》曰："凡胎毒之发，如湿疮痈结。"婴儿出生后，兼感风湿热毒，客于肌肤，内外合邪，多发于头面而至。渗湿败毒饮方中以土茯苓、生薏苡仁、苍术解毒除湿；黄连、黄柏、栀子苦寒燥湿，清除毒热；连翘、板蓝根清热解毒；牡丹皮凉血化瘀，疏通血脉；蝉蜕祛风止痒胜湿；全蝎、蜈蚣驱风攻毒；车前子导湿热从小便出，使邪有出路。

【临床应用】

1. 用方要点 婴儿头面溃烂湿肿流水，皮肤潮红瘙痒，延及颈项，烦躁啼哭，大便绿溏，小便黄，舌红、苔黄腻，指纹赤色。

2. 现代应用 小儿湿疹。

3. 历代名家的应用经验 山西省中医研究所任小儿科主任张光煜临证经验丰富，尤精于儿科，自拟渗湿败毒饮治疗小儿胎毒，方证合拍，其效彰然。

湿疹基本方

【来源】马莲湘方

【组成】野菊花6克　金银花6克　车前草9克　生甘草5克　地肤子9克　白鲜皮6克　薏苡仁9克　茯苓皮9克　苍术6克　川黄柏4克　生首乌9克　干蟾皮4克

【用法】水煎服。

【功用】清热解毒，利湿抗敏。

【主治】婴儿湿疹，头面部为甚，症见水疱、糜烂、渗液为著，瘙痒不宁。

【方解】本方为金银花、野菊花、干蟾皮清热解毒；茯苓皮、车前草、地肤子、白鲜皮、薏苡仁淡渗利湿；苍术、黄柏燥湿，生首乌一味马老用于治疗奶癣，疗效显著。

【临床应用】

1. 用方要点 婴儿湿疹，头面部为甚，以水疱、糜烂、渗液为著为用方要点。

2. 使用注意 另用蛇床子、金银花、野菊花、生甘草各9克，煎水外洗或湿敷局部，每日2~3次，每次约10分钟。

3. 现代应用 小儿湿疹。

第二节　荨麻疹

荨麻疹为多种原因所致，以突发突消的风团伴瘙痒为主要临床特征的一种血管反应性皮肤病。亦为多种疾病的症状之一。分急性、慢性及特殊类型等3类。在特殊类型中又有血管性水肿、冷性荨麻疹、胆碱能性荨麻疹等不同类型。无明显季节性，任何年龄均可见。儿童多见急性荨麻疹，婴儿及儿童多见丘疹性荨麻疹。

中医学无荨麻疹病名，但类似记载可见于历代医籍的"瘾疹"、"风胗、

"风屎"、"风丹"、"风疹疙瘩"等病证中。如隋代《诸病源候论·小儿杂病诸候·风瘙隐胗候》说："小儿因汗，解脱衣裳，风入腠理，与血气相搏，结聚起相连成瘾疹，风气止在腠理浮浅，其势微，故不肿不痛，但成隐疹瘙痒耳。"为本病的诊治提供了指导。

消风清热饮

【来源】朱仁康方

【组成】荆芥9克 防风9克 浮萍9克 当归9克 赤芍9克 大青叶9克 黄芩9克 蝉蜕6克

【用法】水煎服，每日1剂，日服2次。

【功用】清热消风。主治风热邪气搏于营血。

【主治】小儿荨麻疹。风团时隐时现，剧痒难耐，西药服则风团不出，停则很快复出，迁延日久。舌苔黄腻，或舌质红，苔腻，脉滑。

【方解】荨麻疹，中医学称之为"瘾疹""风疹块"。其证多由先天禀赋不足，又食鱼虾等荤腥动风之物；或因体虚卫表不固，复感风热之邪，郁于皮肤肌腠之间而发病；或因饮食失节，肠胃积热，内不得疏滞，外不得宣通，郁于肌表。而消风清热饮中荆芥、防风、蝉蜕疏风清热；黄芩、大青叶清热解表；赤芍、当归清热凉血养血。诸药共奏疏风清热，凉血散瘀止痒之功效。

【临床应用】

1. **用方要点** 风团色红而痒，舌苔黄腻，或舌质红，苔腻，脉滑。

2. **随症加减** 发热者加石膏、知母各10克；脾虚湿重者加白术、陈皮各6克；腹胀，大便干者加厚朴、熟大黄各6克。

3. **使用注意** 服药期间忌食鱼腥海味。

4. **现代应用** 湿疹，玫瑰糠疹。

消荨汤

【来源】任继学方

【组成】葛根30克 桑白皮15克 蝉蜕20克 白芷10克 白鲜皮10克 栀

子 10 克　地骨皮 10 克　苦参 10 克　竹叶 10 克　大黄 2~3 克

【用法】先将药物用冷水浸泡 1 小时，浸透后煎煮。首煎沸后文火煎 40 分钟，二煎沸后文火煎 20 分钟。煎好后两煎混匀，总量以 250~300 毫升为宜，每日 1 剂，分 2 次温服。小儿酌量减少。

【功用】祛风止痒，清热解毒。

【主治】小儿风疹块成粟粒状丘疹，瘙痒难忍，搔抓成片，即西医学所称之荨麻疹。风团色红，遇热作痒，遇热加重，遇冷则减，伴发热、口干、咽痛；舌质红，苔薄黄。

【方解】肺居胸中，上连气道，开窍于鼻，外合皮毛，主表，桑白皮、地骨皮、白鲜皮清宣肺气；蝉蜕、白芷祛风止痒；《内经》云："诸痛疮疡，皆属于心"；用苦参、栀子、竹叶清心热而利小便，使邪从后阴而去。综观本方有祛风止痒，清热解毒，和调营卫的作用。

【临床应用】

1. 用方要点　风团色红，遇热作痒，遇热加重，遇冷则减，伴发热、口干、咽痛；舌质红，苔薄黄为用方要点。

2. 随症加减　若风热盛疹色赤，遇热加剧，脉浮数，舌质红，舌苔薄白者，加生地、丹皮、薄荷以祛风清热；若风湿盛疹色瘀红，遇冷或受潮加重，脉浮缓，舌质淡，苔白腻者，加苍术、黄柏以祛风利湿；若风毒盛者（感染），身热头痛，瘙痒，局部溃破流水，脉弦数、舌质红，加双花、蒲公英、地丁以祛风清热解毒。

3. 使用注意　症状以皮肤作痒为主，病因与风、湿、热有关的荨麻疹适宜本方。本方大黄用量，必须斟酌使用，随诊加减。

4. 现代应用　荨麻疹。

第八章　小儿时行疫病名方

第一节　麻　疹

　　麻疹，是儿科常见的一种发疹性传染病，是由感受时邪麻毒所致。开始发热，目胞赤肿，眼泪汪汪，继出红色疹点，为其主要证候特征。因其疹子隆起，状如麻粒，故称麻疹，为儿科四大证之一。常发于6个月至5岁的小儿，尤以7个月至2岁的乳幼儿发病率最高，半岁以下的婴儿很少感染，5岁以上的儿童发病较少，年龄愈大，发病率越低。成人未出麻疹者，亦有感染发病的机会。发病一次，即有持久免疫，很少有第二次感染者。

　　麻疹的病因为外感麻毒时邪。病变部位主要在肺脾二经。麻毒时邪侵肺卫，而见发热、咳嗽、喷嚏、流涕、眼泪汪汪等，为初热期。肺胃热盛，与气血相搏，正气抗邪，托毒外达，从肌肤透发，而见高热、出疹，此为出疹期。疹随热出，毒随疹泄，疹点透齐后，热退疹回。热去津伤，而见皮肤脱屑，舌红少津等，此为收没期。若麻毒炽盛，正气不支，无力托毒于外，邪气内陷，产生逆证。邪毒闭肺，肺气郁闭，可见咳喘痰鸣，形成肺炎喘嗽证。麻毒时邪炽盛，化热化火，循经上攻咽喉，而见喉肿声嘶，形成热毒攻喉证。邪毒不能外达，内陷心肝，蒙闭清窍，引动肝风，而见神昏抽搐，形成邪陷心肝证。西医学上，麻疹是由麻疹病毒引起的急性呼吸道传染病。临床症状有发热、咳嗽、流涕、眼结膜充血、口腔黏膜有红晕的灰白小点（Koplik's spots 斑）。单纯麻疹预后好，重症患者病死率较高。

宣毒发表汤

【来源】《痘疹活幼至宝》

【组成】升麻八分 (2.4克)　　葛根八分 (2.4克)　　防风五分 (1.5克)　　荆芥

五分（1.5 克）　　桔梗二分（0.8 克）　　薄荷二分（0.8 克）　　甘草二分（0.8 克）　　牛蒡八分（2.4 克）　　连翘八分（2.4 克）　　前胡八分（2.4 克）　　杏仁八分（2.4 克）　　枳壳八分（1.5 克）　　木通八分（2.4 克）　　竹叶八分（2.4 克）

【用法】 水煎服。

【功用】 透疹解毒，宣肺止咳。

【主治】 麻疹之疹前期，辨证属于麻毒郁表证。症见麻疹透发不出，发热，微恶风寒，鼻塞流涕，喷嚏，咳嗽，两眼红赤，泪水汪汪，倦怠思睡，小便短赤，大便稀溏。发热第 2～3 天，口腔两颊黏膜红赤，贴近臼齿处见微小灰白色麻疹黏膜斑，周围红晕，由少渐多。舌苔薄白或微黄，脉浮数。

【方解】 方中升麻、葛根透疹解毒，荆芥、防风、牛蒡、薄荷解肌散邪，助升麻、葛根透疹；枳壳、桔梗、前胡、杏仁宣肺祛痰止咳；连翘清泄上焦之热；木通导热下行；竹叶清热除烦；甘草解毒和中，并和诸药。综合成方，具有宣毒发表之功。故对麻疹初起，欲出未出者，用之有效。

【临床应用】

1. 用方要点　症见麻疹透发不出，发热咳嗽，烦躁口渴，小便赤者为本方用方要点。

2. 随症加减　大寒，加蜜炙麻黄；天气大热，加黄芩。

3. 使用注意　麻疹已经透发不宜使用。

4. 现代应用　多应用于麻疹初起透发不畅。

清解透表汤

【来源】《中医儿科学》

【组成】 西河柳　蝉衣　葛根　升麻　连翘　银花　紫草根　桑叶　甘菊　牛蒡子　甘草　（原方无用量）　（小儿用量据病证酌情增减）

【用法】 水煎服。

【功用】 清热解毒，佐以透疹。

【主治】 邪入肺胃，热毒炽盛。发热持续，起伏如潮，阵阵微汗，谓之"潮热"，每潮一次，疹随外出。疹点先见于耳后发际，继而头面、颈部、胸腹、四肢，最后手心、足底、鼻准部都见疹点即为出齐。疹点初起细小而稀少，渐次加密，疹色先红后暗红，稍觉凸起，触之碍手。伴口渴引饮、咳嗽加剧，烦躁或嗜睡，舌质红，舌苔黄，脉数。

【方解】方中桑叶、菊花、蝉衣、牛蒡子疏风解毒透疹，金银花、连翘清热解毒，紫草凉血解毒透疹。

【临床应用】

1. 用方要点 症见高热，透发红疹，伴口渴引饮，舌质红，舌苔黄，脉数为本方用方要点。

2. 随症加减 高热不解加生石膏、知母清热泻火，疹点紫暗加生地、丹皮、赤芍清热凉血活血，咳嗽剧烈加桑白皮、杏仁清肺化痰止咳。

3. 现代应用 多应用于麻疹见形期。

解 表 汤

【来源】孙一民方

【组成】桑叶4.5克 蝉蜕1.5克 淡豆豉4.5克 苇根6克 薄荷1.5克 菊花3克 连翘4.5克 山栀子1.5克 甘草1.5克

【用法】水煮温服。

【功用】辛凉解表透疹。

【主治】麻疹初期，或者风热感冒。症见发热、鼻塞、流涕、眼泪汪汪、咳嗽、声音嘶哑。

【方解】麻疹初期多是表证，可辛凉解表以透疹。方中桑叶清热解表，蝉蜕透疹，淡豆豉解表除烦，苇根清热，薄荷、菊花清利头目解表，连翘清热解毒，山栀子清热，泻火，凉血，甘草调和诸药。

【临床应用】

1. 用方要点 本方以发热、鼻塞、流涕、眼泪汪汪、咳嗽、声音嘶哑为用方要点。

2. 随症加减 高热加生石膏、黄芩清热泻火，疹迟迟不出加葛根、升麻，咳嗽剧烈加桑白皮、杏仁清肺化痰止咳。

3. 现代应用 用于小儿麻疹初期。

第二节 风 痧

　　风痧，是儿童常见的一种呼吸道传染病。由于风疹的疹子来得快，去得也快，如一阵风似的，"风疹"也因此得名。中医《备急千金要方》指出风疹又名风痧。多由外感风热时邪，郁于肌表，发于皮肤所致。治宜清热解毒。风疹病毒在体外生活力很弱，传染性与麻疹一样强。一般通过咳嗽、谈话或喷嚏等传播。多见于 1～5 岁儿童，6 个月以内婴儿因有来自母体的抗体获得抵抗力，很少发病。一次得病，可终身免疫，很少再患。风疹从接触感染到症状出现，要经过 14～21 天。病初 1～2 天症状很轻，可有低热或中度发热，轻微咳嗽、乏力、胃口不好、咽痛和眼发红等轻度上呼吸道症状。病人口腔黏膜光滑，无充血及黏膜斑，耳后、枕部淋巴结肿大，伴轻度压痛。通常于发热 1～2 天后出现皮疹，皮疹先从面颈部开始，在 24 小时蔓延到全身。皮疹初为稀疏的红色斑丘疹，以后面部及四肢皮疹可以融合，类似麻疹。出疹第 2 天开始，面部及四肢皮疹可变成针尖样红点，如猩红热样皮疹。皮疹一般在 3 天内迅速消退，留下较浅色素沉着。在出疹期体温不再上升，病儿常无疾病感觉，饮食嬉戏如常。

　　西医学将风痧称为风疹，因感染风疹病毒而致病，一年四季均可发病。以冬春季节发病者占多数。

透疹凉解汤

　　【来源】《中医儿科学》

　　【组成】桑叶　菊花　薄荷　连翘　牛蒡子　赤芍　蝉蜕　紫花地丁　黄连　红花（原方无用量）（小儿用量据病证酌情增减）

　　【用法】水煎服，每日 1 剂。

　　【功用】清热凉营解毒。

　　【主治】风痧气营两燔。症见高热不退，疹点稠密，疹色鲜红或紫暗，大便干结，小便短赤，舌红苔黄，脉数有力。

　　【方解】方中桑叶、菊花、薄荷、牛蒡子、蝉衣疏风清热，连翘、黄连、紫花地丁清热解毒；赤芍、红花凉血活血。热清毒解，风散血和，则上述诸症自退。

【临床应用】

1. 用方要点 症见高热，疹点稠密，疹色鲜红或紫暗为本方用方要点。

2. 随症加减 口渴甚加石斛、芦根清热生津。疹点密布紫暗加生地、丹皮、紫草清热凉血。大便秘结加大黄、芒硝通便泻热。

3. 使用注意 重者用清瘟败毒饮。

4. 现代应用 用于时行疾病的气营两燔型。

凉营清气汤

【来源】 沈仲圭方

【组成】 犀角3克，可用水牛角30克代替　生地18克　丹皮9克　赤芍9克　竹叶9克　焦山栀9克　连翘9克　生石膏30克　竹沥30克　薄荷4.5克（后下）黄连6克　玄参12克　石斛12克　鲜芦根60克　茅根24克　（小儿用量酌减）

【用法】 水煎服，每日1剂。

【功用】 解表清热凉营。

【主治】 风痧邪犯营卫。症见发热有恶寒，咽喉肿痛或糜烂，痧疹隐隐，舌红苔薄白，脉数。

【方解】 犀角（水牛角代）、连翘清热解毒，生地、丹皮、赤芍凉营透热，竹叶、竹沥、黄连、山栀清心除烦，生石膏清热生津，薄荷疏散风热，解毒利咽，玄参滋阴降火解毒，石斛、芦根、白茅根清热生津。

【临床应用】

1. 用方要点 症见发热有恶寒，咽喉肿痛或糜烂，痧疹隐隐为本方用方要点。

2. 随症加减 喉核肿烂加牛膝、板蓝根、蒲公英解毒利咽消肿，颈部淋巴结肿大加夏枯草、紫花地丁散结消肿。

3. 现代应用 用于时行疾病邪犯卫气证型。

第三节 丹 痧

丹痧是一种急性呼吸道传染病，丹痧是因感受痧毒疫疠之邪所引起的急性时行疾病，属于温病学范畴。临床以发热，咽喉肿痛或伴腐烂，全身布发猩红色皮疹，疹后脱屑脱皮为特征。丹痧的发病原因，为感受痧毒疫疠之邪，乘时令不正之气，寒暖失调之时，机体脆弱之机，从口鼻侵入人体，蕴于肺胃二经。病之初起，痧毒由口鼻而入，首先犯肺，邪郁肌表，正邪相争，而见恶寒发热等肺卫表证。继而邪毒入里，蕴于肺胃。咽喉为肺胃之门户，咽通于胃，喉通于肺。肺胃之邪热蒸腾，上熏咽喉，而见咽喉糜烂、红肿疼痛，甚则热毒灼伤肌膜，导致咽喉溃烂白腐。肺主皮毛，胃主肌肉，肺胃之邪毒循经外泄肌表，则肌肤透发痧疹，色红如丹。若邪毒重者，可进一步化火入里，传人气营，或内迫营血，此时痧疹密布，融合成片，其色泽紫暗或有瘀点，同时可见壮热烦渴，嗜睡萎靡等症。

本病一年四季都可发生，但以冬春两季为多。任何年龄都可发病，尤以2~8岁儿童发病率较高。病因为痧毒疫疠之邪，属温毒时行疫疠之气，具有强烈的传染性，往往发必一方，沿门阖户相传，且在过去医学不发达时期有较高的病死率，故又称"疫痧"、"疫疹"。又因本病发生时多伴有咽喉肿痛、腐烂、化脓，全身皮疹细小如沙，其色丹赤猩红，故又称"烂喉痧"、"烂喉丹痧"。

本病相当于西医的猩红热。

解肌透痧汤

【来源】《喉痧症治概要》

【组成】荆芥穗一钱五分（4.5克）　　净蝉衣八分（1.5克）　　嫩射干一钱（3克）　　生甘草五分（1.5克）　　粉葛根二钱（6克）　　熟牛蒡二钱（6克）　　轻马勃八分（2.4克）　　苦桔梗一钱（3克）　　前胡一钱五分（4.5克）　　连翘壳二钱（6克）　　炙僵蚕三钱（9克）　　淡豆豉三钱（9克）　　鲜竹茹二钱（6克）　　紫背浮萍三钱（9克）　　（小儿用量酌减）

【用法】水煎服，每日一剂。

【功用】解表清热，利咽透痧。

【主治】丹痧邪犯卫气。症见发热有恶寒，继之高热头痛，无汗面赤，咽喉肿痛或糜烂，痧疹隐隐，点如锦纹，舌红苔薄黄，脉浮数有力。

【方解】荆芥、浮萍、蝉蜕、僵蚕、葛根疏风清热透痧，淡豆豉、竹茹清热除烦，连翘清热解毒透疹，生甘草、桔梗、牛蒡子、马勃、射干清热利咽。

【临床应用】

1. 用方要点 症见发热有恶寒，咽喉肿痛或糜烂，痧疹隐隐点如锦纹为本方用方要点。

2. 随症加减 喉核肿烂加牛膝、板蓝根、蒲公英解毒利咽消肿，颈部淋巴结肿大加夏枯草、紫花地丁散结消肿。

3. 现代应用 用于时行疾病邪犯卫气证型。

凉营清气汤

【来源】《喉痧症治概要》

【组成】 犀角尖磨，冲，五分（1.5克），可用水牛角15克代替 鲜石斛八钱（24克） 黑山栀二钱（6克） 牡丹皮二钱（6克） 鲜生地八钱（24克） 薄荷叶八分（2.4克） 川雅连五分（1.5克） 京赤芍二钱（6克） 京玄参三钱（9克）生石膏八钱（24克） 生甘草八分（2.4克） 连翘壳三钱（9克） 鲜竹叶三十片茅根一两（30克） 芦根一两（30克） 金汁冲服，一两（30克） （小儿用量酌减）

【用法】 水煎服，每日一剂。

【功用】 清气凉营，解毒利咽。

【主治】 丹痧气营两燔。症见高热、咽喉肿痛糜烂、猩红色皮疹、口周苍白圈、杨梅舌。

【方解】 方中连翘、石膏、山栀子、竹叶清解气分热毒，犀角尖（水牛角代）生地、丹皮、赤芍凉营解毒活血，玄参、薄荷利咽解毒，金汁、石斛、芦根、茅根清热生津护阴。

【临床应用】

1. 用方要点 症见高热、咽喉肿痛糜烂、猩红色皮疹、口周苍白圈、杨梅舌为本方用方要点。

2. 随症加减 痧疹密布不透加葛根、浮萍宣表散邪，大便秘结加大黄、芒硝通腹泻热，邪陷心肝见神昏谵妄可加安宫牛黄丸、紫雪丹清心开窍熄风。

3. 使用注意 方中犀角用水牛角代替。

4. 现代应用　常用于时行疾病的气血两燔型。

解毒退热利咽经验方

【来源】赵心波方

【组成】板蓝根10克　生石膏18克　竹叶3克　赤芍5克　丹皮3克　芦根10克　生地12克　银花10克　连翘10克　牛蒡子3克　玄参6克

【用法】水煎服，每日1剂。

【功用】清营泄热，解毒滋阴。

【主治】风痧。毒疹已出，仍高热，口渴，咽喉红肿，疼痛，可见腐物附着，时有谵语，舌质红或有绛红芒刺，中心老黄苔，脉洪数。

【方解】方中连翘、生地、丹皮、赤芍清营泄热滋阴，生石膏、银花、竹叶清气化燥，板蓝根、玄参利咽解毒，芦根、牛蒡子宣表透达。

【临床应用】

1. 用方要点　小儿症见毒疹已出，仍高热，口渴，咽喉红肿，疼痛，时有谵语，舌质红或有绛红芒刺，脉洪数为本方用方要点。

2. 现代应用　常用于猩红热等其他热毒疾病。

3. 历代名家的应用经验　北京市国家级名老中医赵心波用解毒退热利咽经验方治疗风痧。

第四节　水　痘

水痘是由水痘－带状疱疹病毒初次感染引起的急性传染病。传染率很高。主要发生在婴幼儿，尤以1~6岁小儿发病率高。以发热及成批出现周身性红色斑丘疹、疱疹、痂疹为特征。水痘病因为外感时行邪毒，上犯于肺，下郁于脾而发病，其病在肺脾两经。时行邪毒由口鼻而入，蕴郁于肺，故见发热、流涕、咳嗽等肺卫症状。病邪郁于肺脾，肺主皮毛，脾主肌肉，时邪与内湿相搏，外透于肌表，则发为水痘。若毒邪尚轻，病在卫表者，则疱疹稀疏，点粒分明，全身症状轻浅；少数患儿素体虚弱，感邪较重，邪毒炽盛，内犯气营，可见疱疹稠密，色呈紫红，多伴有壮热口渴。甚者毒热化火，内陷心肝，出现神昏、抽搐。也有邪毒内犯，闭阻于肺，宣肃失司，可见咳嗽、气喘、鼻煽等重症。

此病冬春两季多发，其传染力强，接触或飞沫均可传染。易感儿发病率可达95%以上，学龄前儿童多见。临床以皮肤黏膜分批出现斑丘疹、水疱和结痂，而且各期皮疹同时存在为特点。该病为自限性疾病，病后可获得终身免疫，也可在多年后感染复发而出现带状疱疹。

西医学亦称本病为水痘，因感染水痘病毒致病，一年四季均可发生，但冬春季节发病者占大多数。

连翘丸

【来源】《备急千金要方》

【组成】 连翘一两（30克） 桑白皮一两（30克） 白头翁一两（30克） 牡丹皮一两（30克） 黄柏一两（30克） 桂心一两（30克） 豆豉一两（30克） 秦艽一两（30克） 海藻半两（15克）

【用法】 用法上药为末，蜜丸如小豆。3岁小儿服用5丸，加至10丸，5岁以上者以意加之，每日2~3次。

【功用】 清热解毒，消肿散结。

【主治】 水痘卫气同病。症见高热烦躁，口渴欲饮，面红目赤，疹色红赤或紫暗等。

【方解】 方中连翘疏风清热解卫分之热邪，为君药；豆豉疏风解热，白头翁、黄柏清热解毒，为臣药；牡丹皮、海藻凉血消肿散结，秦艽祛风，桑白皮清肺消痰，桂心辛温，功能发汗解表，以解卫分之邪，以上诸药是为佐使之品。诸药合用共成清热解毒，消肿散结之剂。

【临床应用】

1. 用方要点 症见高热烦躁，口渴欲饮，面红目赤，疹色红赤或紫暗为本方用方要点。

2. 随症加减 口咽红赤者，加板蓝根、射干；皮疹鲜红者，加生地、赤芍；呕吐者，加竹茹、陈皮；腹泻者，加马鞭草、苍术、车前子；热甚者，加生石膏；淋巴结肿大者，加浙贝母、赤芍。

3. 注意事项 适于本病重证，而见卫气同病者。虚人慎用。

4. 现代应用 多用于水痘卫气同病。

石膏汤

【来源】《外台秘要》

【组成】 生石膏先煎，一两（30 克） 黄连二钱（6 克） 黄芩二钱（6 克）黄柏二钱（6 克） 香豉三钱（9 克） 栀子三钱（9 克） 麻黄三钱（9 克） （儿童酌情用量）

【用法】 水煎服，每日 1 剂。

【功用】 清热泻火，发汗解表。

【主治】 水痘表证未解，里热已炽证。症见高热，痘疹密布，疹色紫暗，胞浆浑浊，根脚红晕显著，口干口渴，大便干结，小便短赤。

【方解】 方中石膏辛甘大寒，辛可解肌，寒能清热，为清热除烦之要药，又不碍解表药之发散，用以为君。配伍麻黄、豆豉辛温而散，发汗解表，为臣药。使在表之邪从外而解。黄连、黄芩、黄柏、栀子（即黄连解毒汤）皆大苦大寒之品，长于泄火解毒，其中黄芩善清上焦心肺之火，黄连善清中焦胃火，黄柏善清下焦之火，栀子通泄三焦之火，四药与石膏相伍，使三焦之火从里而泄，共为佐药。

【临床应用】

1. 用方要点 症见高热，痘疹密布，疹色紫暗，口干口渴，大便干结，小便短赤为本方用方要点。

2. 随症加减 口疮龈肿、大便干结者，加大黄、枳实；神昏抽搐者，加钩藤、羚羊角粉，并选加紫雪丹或安宫牛黄丸。

3. 注意事项 方中清热之品皆大苦大寒，久服易伤脾胃，非火盛者不宜使用，虚人慎用。

4. 现代应用 本方宜用于水痘重症。

清胃解毒汤

【来源】《痘疹传心录》

【组成】 升麻 黄连 丹皮 生地 黄芩 石膏 （原方无用量，儿童酌

情用量）

【用法】水煎服，每日一剂。

【功用】清热凉营解毒，佐以利湿。

【主治】水痘气营两燔。见高热不退，痘疹密布，疹色紫暗，胞浆浑浊，根脚红晕显著。

【方解】方中黄芩、黄连清热解毒，石膏清气泄热，生地、丹皮清热凉营活血，升麻透邪外出。

【临床应用】

1. 用方要点 症见壮热，痘疹密布，疹色紫暗，胞浆浑浊，根脚红晕显著为本方用方要点。

2. 随症加减 大便干结加大黄、芒硝通腹泻热，邪陷心肝见神昏抽搐加安宫牛黄丸、紫雪丹熄风开窍。

3. 注意事项 病情严重者用清瘟败毒饮。

4. 现代应用 多用于时行疾病的气营两燔型。

五味消毒饮

【来源】《医宗金鉴》

【组成】金银花三钱（15克）　野菊花一钱二分（6克）　蒲公英一钱二分（6克）　紫花地丁一钱二分（6克）　紫背天葵子一钱二分（6克）

【用法】水一盅，煎八分，加无灰酒半盅，再滚二三沸时，热服，被盖出汗为度。

【功用】清热解毒，消散疔疮。

【主治】水痘毒热重证。症见壮热烦躁，口渴欲饮，口舌生疮，痘疹稠密，疹点色红，舌红苔黄，脉数。

【方解】方中金银花清热解毒、消散痈肿，为主药；紫花地丁、紫背天葵为治疗毒要药，亦通用于痈疮肿毒；蒲公英、野菊花清热解毒、消散痈肿，均为辅佐药。各药合用，其清热解毒之力甚强，或加酒少量以助药势，可加强消散疔疮作用。

【临床应用】

1. 用方要点 本方长于清热解毒，症见壮热烦躁，口渴欲饮，口舌生疮，麻疹稠密，疹点色红，舌红苔黄，脉数为本方用方要点。

2. 随症加减 热毒胜者，加连翘、黄连、半枝莲等清解热毒；血热胜者，加牡丹皮、生地、赤芍等凉血散血；肿甚者，加防风、蝉蜕等消风散肿，透邪外出；脓成不溃根深或溃而脓不出者，加皂荚刺等排、脓；若用于乳痈，局部红肿热痛者，可加瓜蒌皮、贝母，青皮等散结消肿；用于急性肾炎，浮肿发热者，可加白茅根、玉米须等清热利尿。

3. 使用注意 脾胃素虚者慎用。

4. 现代应用 治疗多发性疖肿，乳腺炎、阑尾炎、结膜炎等多种感染性疾病，以及急性泌尿系统感染，急性肾炎等属热毒证者。

5. 历代名家的应用经验

（1）韩寅三老中医，承家技业医50余年，尤擅长小儿科。韩老虽推崇古方，又主张变通，灵活运用。如治水痘，选用五味消毒饮中金银花、野菊花、紫花地丁三味药，并易金银花为忍冬藤，加板蓝根共奏清热解毒之效，再加白鲜皮、白蒺藜以燥湿止痒、祛风解毒，石斛养胃阴，生甘草清热调中。

（2）杨吉相教授，早年继承祖父杨日明老中医之精华，又拜全国著名"疮王"王品三老先生为师，集众家之长，融汇贯通，自成流派。根据多年临床经验，应用"五味消毒饮"治疗颜面疔疮，多发性疖病，颈痈，有头疽，锁喉痈。症见白细胞增高，属热毒炽盛之阳证疮疡。

水痘汤

【来源】孙一民方

【组成】苇根9克　桑叶5克　蝉蜕3克　薄荷1克　淡豆豉5克　山栀衣2克　金银花6克　连翘6克　紫花地丁6克

【用法】水煎服，每日1剂。

【功用】清热透表解毒。

【主治】风热湿毒郁于肺卫肌表。症见发热、恶寒、头痛、流涕、咳嗽，疱疹如水珠，水疱晶莹明亮，四周色淡。

【方解】风热湿毒郁于肺卫肌表，则应清热清热透表解毒。方中苇根清热生津；桑叶疏散上焦风热，金银花、连翘疏散风热，清热解毒，辟秽化浊；蝉蜕、薄荷疏散风热，清利头目；淡豆豉解表散邪；栀子泻三焦火毒；紫花地丁清热解毒。

【临床应用】

1. 用方要点 症见发热、恶寒、头痛、流涕、咳嗽，疱疹如水珠，水疱晶莹明亮，四周色淡为本方用方要点。

2. 随症加减 若水痘浑浊，周围紫红，可加板蓝根、蒲公英、生地黄等凉血解毒药。

3. 注意事项 本方量为3岁儿童用量。

4. 现代应用 多用于水痘风热湿毒郁于肺卫肌表证型。

5. 历代名家用方经验 河南省安阳市中医院院长、名老中医孙一民用水痘汤治疗小儿水痘。

第五节 痄 腮

痄腮又称作"流行性腮腺炎"。冬季易发此病，多见于5～10岁的儿童。痄腮病因为感受风温邪毒，主要病机为邪毒壅阻少阳经脉，与气血相搏，凝滞耳下腮部。风温邪毒从口鼻肌表而入，侵犯足少阳胆经。胆经起于眼外眦，经耳前耳后下行于身之两侧，终止于两足第四趾端。少阳受邪，毒热循经上攻腮颊，与气血相搏，气滞血郁，运行不畅，凝滞腮颊，故局部漫肿、疼痛。热甚化火，出现高热不退，烦躁头痛，经脉失和，机关不利，故张口咀嚼困难。足少阳胆经与足厥阴肝经互为表里，热毒炽盛，正气不支，邪陷厥阴，扰动肝风，蒙蔽心包，可出现高热不退、抽风、昏迷等症。足厥阴肝经循少腹络阴器，邪毒内传，引睾窜腹，则可伴有睾丸肿胀、疼痛或少腹疼痛。肝气乘脾，还可出现上腹疼痛、恶心呕吐等症。

流行性腮腺炎是一种由腮腺炎病毒引起的急性传染病。主要通过飞沫及病人接触后传染，多发于人群聚集处，如幼儿园、学校、军营等。一旦患过流行性腮腺炎，能终身免疫。本病前期症状一般较轻，表现为体温中度增高、头痛、肌肉酸痛等。腮腺肿大常是本病的首发体征，持续7～10天，常一侧腮腺先肿，2~3天后对侧腮腺亦出现肿大，有时肿胀仅为单侧，腮腺肿大的特点是以耳垂为中心，向前、后、下扩大，边缘不清，触之有弹性感，有疼痛及触痛，表面皮肤不红，可有热感，张口、咀嚼特别是吃酸性食物时疼痛加重。肿痛在3~5天达到高峰，1周左右消退。常有腮腺管口红肿。同侧咽部及软腭可有肿胀，扁桃体向中线移位；喉水肿亦可发生；上胸部亦可出现水肿，躯干偶见红色斑丘疹或荨麻疹。少数病人的胰腺、脑膜、脑、肝和心都会受到不同程度的损害。本病对机体的严重危害并不只是腮腺本身，而是它的并发症，应高度警惕和防治并发症。

普济消毒饮

【来源】《东垣试效方》

【组成】黄芩酒炒、黄连酒炒，各五钱（15克）、陈皮去白、甘草生用、玄参、柴胡、桔梗各二钱（各6克）　连翘、板蓝根、马勃、牛蒡子、薄荷各一钱（各3克）　僵蚕、升麻各七分（各2克）　（小儿用量酌减）

【用法】上药为末，汤调，时时服之，或蜜拌为丸，噙化（现代用法：水煎服）。

【功用】清热解毒，疏风散邪。

【主治】大头瘟。恶寒发热，头面红肿灼痛，目不能开，咽喉不利，舌燥口渴，舌红苔白兼黄，脉浮数有力。

【方解】本方主治大头瘟（原书称大头天行），乃感受风热疫毒之邪，壅于上焦，发于头面所致。风热疫毒上攻头面，气血壅滞，乃致头面红肿热痛，甚则目不能开；温毒壅滞咽喉，则咽喉红肿而痛；里热炽盛，津液被灼，则口渴；初起风热时毒侵袭肌表，卫阳被郁，正邪相争，故恶寒发热；舌苔黄燥，脉数有力均为里热炽盛之象。疫毒宜清解，风热宜疏散，病位在上宜因势利导。疏散上焦之风热，清解上焦之疫毒，故法当解毒散邪兼施而以清热解毒为主。方中重用酒连、酒芩清热泻火，祛上焦头面热毒为君。以牛蒡子、连翘、薄荷、僵蚕辛凉疏散头面风热为臣。玄参、马勃、板蓝根有加强清热解毒之功；配甘草、桔梗以清利咽喉；陈皮理气疏壅，以散邪热郁结，共为佐药。升麻、柴胡疏散风热，并引诸药上达头面，且寓"火郁发之"之意，功兼佐使之用。诸药配伍，共收清热解毒，疏散风热之功。

【临床应用】

1. 用方要点 本方为治疗大头瘟的常用方剂。症见头面红肿灼痛，目不能开，舌燥口渴，舌红苔白兼黄，脉浮数有力为本方用方要点。

2. 随症加减 若大便秘结者，可加酒大黄以泻热通便；腮腺炎并发睾丸炎者，可加川楝子、龙胆草以泻肝经湿热。

3. 使用注意 本方药物多苦寒辛散，素体阴虚以及脾虚便溏者慎用。病变局部可外敷如意金黄散等以增强清热消肿之效。

4. 现代应用 本方常用于丹毒、腮腺炎、急性扁桃体炎、淋巴结炎伴淋巴管回流障碍等属风热邪毒为患者。

5. 历代名家的应用经验

（1）著名中医儿科专家、原中国中医研究院西苑医院儿科主任赵心波教授认为在猩红热皮疹未透之前，治宜疏散兼解毒清热，用普济消毒饮。

（2）阮时宝教授依"异病同治"之理，宗普济消毒饮之"风热疫毒上攻"病机，加减施用于其他病证，亦收到较好效果。主要用于流行性腮腺炎、化脓性腮腺炎、急性化脓性中耳炎、急性巩膜炎、流行性出血性结膜炎、牙周炎、急性口腔溃疡、急性扁桃体炎等头面五官疾病，水痘、带状疱疹、风疹、痒疹等疾病。具体加减如下：若风热表证明显者，加桑叶、防风、蝉衣等疏风透热；若里热毒较甚者加银花、青黛、栀子清热解毒；若耳痒痛者加龙胆草、生栀子等清泄肝胆之火；目赤痛者加杭菊花、决明子、谷精草、木贼等清肝明目；若口舌生疮者加竹叶、通草、苍术等清热渗湿；若咽痛者加大方中玄参、桔梗、马勃、牛蒡子用量，还可酌加七叶一枝花、蚤休等清热利咽；若皮肤瘙痒加白鲜皮、地肤子、乌梅等疏风透邪止痒；若有肿块者（淋巴结肿大），加昆布、夏枯草、浙贝母通络祛痰、软坚散结；若治疗腮腺炎合并阴囊疼痛者加川楝子、橘核、龙胆草等清肝止痛；若便结者，合调味承气汤以泻代清；若治疗带状疱疹等病毒性疾病，时常加大板蓝根用量，并添入大青叶、丹皮等抗病毒之品；还常加入焦三仙以顾胃气。

银花解毒汤

【来源】《疡科心得集》

【组成】 银花12克　紫花地丁10克　连翘10克　丹皮10克　黄连3克　犀角3克（水牛角30克代）　（小儿用量酌减）

【用法】 水煎服，每日1剂。

【功用】 清热解毒。

【主治】 小儿痄腮热毒炽甚证。症见：腮腺一侧或两侧肿胀，疼痛拒按，吞咽不便，脉数，舌红苔黄。

【方解】 方解方中银花、紫花地丁功能清热解毒，散结消肿，用为君药；连翘清热解毒，消痈散结，黄连清热泻火解毒，二药共为臣药；丹皮清热凉血，活血散瘀，犀角功能清热泻火解毒，助银花、紫花地丁之清热解毒之功，二者共为佐使药。诸药合用共奏清热解毒，凉血消肿之效。

【临床应用】

1. 用方要点　小儿症见腮腺一侧或两侧肿胀，疼痛拒按，吞咽不便，脉数，舌红苔黄为本方用方要点。

2. 随症加减　腮肿明显者，加夏枯草、浙贝母；便秘者，加生大黄、芒硝。

3. 使用注意　脾胃虚弱患者禁用。

4. 现代应用　多用于痄腮热毒炽盛型或其他病的风火湿热，痈疽疗毒型。

神犀丹

【来源】《医效秘传》

【组成】 犀尖（水牛角代）六两（180克）　生地一斤（480克）（熬膏）　香豉八两（240克）（熬膏）　连翘十两（300克）　黄芩六两（180克）　板蓝根九两（270克）　银花一斤（480克）　金汁十两（300克）　玄参七两（210克）　花粉四两（120克）　石菖蒲六两（180克）　紫草四两（120克）　（小儿用量酌减）

【用法】 用法上药研细，以犀角、生地、金汁和捣为丸，每丸重3克，凉开水化服，每日2次。

【功用】清热解毒，凉血开窍。

【主治】小儿痄腮邪陷心肝并发脑膜脑炎。症见高热不退，腮腺一侧或两侧肿胀，疼痛拒按，吞咽不便，呕吐剧烈，神昏嗜睡，脉数，舌红苔黄。

【方解】本方用犀角、玄参清热解毒凉血是为君药；板蓝根、银花、连翘、金汁重在清热解毒为臣；佐以黄芩以增清热解毒之功，并能燥湿以祛生痰之源，香豉疏风解表，紫草凉血祛风，天花粉护阴，亦可制黄芩之苦燥，石菖蒲开窍化痰，均为佐使药。诸药合用共成清热解毒，凉血开窍之剂。

【临床应用】

1. 用方要点 小儿症见高热不退，腮腺一侧或两侧肿胀，疼痛拒按，吞咽不便，神昏嗜睡，脉数，舌红苔黄为本方用方要点。

2. 随症加减 频繁抽搐者，加羚羊角粉冲服；神昏，谵语妄动，或昏聩不醒者，加服安宫牛黄丸。

3. 现代应用 多用于痄腮痰热壅盛型的痄腮并发脑膜脑炎。

4. 使用注意 宜忌用于本病合并急性脑炎者。脾虚者慎用。

清解汤

【来源】王伯岳方

【组成】龙胆草9克 黄芩6克 连翘9克 板蓝根9克 蒲公英9克 甘草3克 山栀子6克 夏枯草9克 （小儿用量酌减）

【用法】水煎服，每日1剂。

【功用】清热解毒。

【主治】小儿痄腮。症见：腮腺一侧或两侧肿胀，疼痛拒按，吞咽不便，表证不明显，精神正常，脉象、舌苔无明显变化，无其他兼症。

【方解】连翘、板蓝根清热解毒，蒲公英解毒消肿散结，山栀子泻火除烦，导热从小便而去。夏枯草、龙胆草清泄肝火湿热毒邪，黄芩清上焦之热。甘草调和诸药。全方共奏清热解毒作用，以清除壅滞于腮腺的毒邪。

【临床应用】

1. 用方要点 症见腮腺一侧或两侧肿胀，疼痛拒按，吞咽不便为本方用方要点。

2. 随症加减 恶寒、发热、头痛、身痛，加羌活 6 克、柴胡 6 克、白芷 6 克；热甚、口渴、烦躁，加生石膏 9 克、黄连 3 克；恶心、呕吐，加藿香 6 克、橘叶 6 克、竹茹 6 克；嗜睡、神昏、项强，加黄连 3 克、石菖蒲 6 克、葛根 6 克；头痛，惊厥，加防风 6 克、钩藤 6 克、白芷 6 克；咽部红肿疼痛，加马勃 6 克、锦灯笼 6 克；大便干燥，加全瓜蒌 9 克、熟大黄 3 克；小便短黄，加滑石粉 9 克、车前草 6 克；睾丸肿胀疼痛，加橘核 9 克、荔枝核 9 克，枳壳 9 克、延胡索 9 克。

3. 使用注意 脾胃气虚者不宜使用。

4. 现代应用 多用于痄腮。

5. 历代名家的应用经验 中华全国中医学会儿科专业委员会首届主任委员王伯岳用清解汤治疗小儿痄腮。

第六节 顿 咳

顿咳是小儿时期感受时行邪毒引起的肺系时行疾病，临床以阵发性痉挛咳嗽，咳后有特殊的鸡啼样吸气性吼声为特征。本病因其咳嗽特征又名"顿呛"、"顿嗽"、"鹭鸶咳"；因其具有传染性，故又称"天哮呛"、"疫咳"。本病由外感时行邪毒侵入肺系，夹痰交结气道，导致肺失肃降，为其主要病因病机。小儿时期肺常不足，易感时行外邪，年龄愈小，肺更娇弱，感邪机会愈多。病之初期，时行邪毒从口鼻而入，侵袭肺卫，肺卫失宣，肺气上逆，而出现形似普通感冒咳嗽症状，且有寒热之不同。继而疫邪化火，痰火胶结，气道阻塞，肺失清肃，气逆上冲，而咳嗽加剧，以致痉咳阵作，痰随气升，待痰涎吐出后，气道稍得通畅，咳嗽暂得缓解。但咳嗽虽然在肺，日久必殃及他脏。犯胃则胃气上逆而致呕吐；犯肝则肝气横逆而见两胁作痛；心火上炎则舌下生疮，咳则引动舌本；肺与大肠相表里，又为水之上源，肺气宣降失司，大肠、膀胱随之失约，故痉咳则二便失禁；若气火上炎，肺火旺盛，引动心肝之火，损伤经络血脉，则咯血、衄血；肝络损伤，可见目睛出血，眼眶瘀血等。病至后期，邪气渐退，正气耗损，肺脾亏虚，多见气阴不足证候。年幼或体弱小儿体禀不足，正气亏虚，不耐邪毒痰热之侵，在病之极期可导致邪热内陷的变证。若痰热壅盛，闭阻于肺，可并发咳喘气促之肺炎喘嗽；若痰热内陷心肝，则可致昏迷、抽搐之变证。

顿咳好发于冬春季节，以 5 岁以下小儿最易发病，年龄愈小，则病情大多愈重，10 岁以上则较少罹患。病程愈长，对小儿身体健康影响愈大，若不及时治疗，可持续 2~3 个月以上。

典型的顿咳与西医学百日咳相符。近年来，由于广泛开展百日咳菌苗预防接种，百日咳发病率已大为下降。但百日咳综合征及部分支气管炎出现顿咳证候者，同样可按本病辨证施治。

桑白皮汤

【来源】《景岳全书》

【组成】桑白皮八分 (2.4 克)　半夏八分 (2.4 克)　苏子八分 (2.4 克)，杏仁八分 (2.4 克)　贝母八分 (2.4 克)　山栀八分 (2.4 克)　黄芩八分 (2.4 克)　黄连八分 (2.4 克)　（小儿用量酌减）

【用法】上药用水 400 毫升，加生姜 3 片，煎至 320 毫升，口服。

【功用】清肺降气，化痰止嗽。

【主治】顿咳辨证属于肺经热甚，痰热壅肺。症见：发热，痉咳不已，咳痰黄稠，喘促，烦燥，舌质红，苔黄腻，脉滑数，指纹紫滞。《景岳全书》曰："外无风寒而壅火盛作喘或虽有微寒而重在火者，宜桑白皮汤主之。"

【方解】方中用桑白皮、黄芩、黄连、栀子清泻肺热；贝母、杏仁、苏子、半夏降气化痰。

【临床应用】

1. 用方要点　本方以小儿肺经热甚，喘嗽痰多，咳痰黄稠，烦热苔黄腻、脉滑数为用方要点。

2. 随症加减　身热甚者加石膏、知母清肺热；痰多黏稠者，加海蛤粉、瓜蒌、枇杷叶清热化痰；

3. 使用注意　阴虚者、寒性咳嗽者不宜使用。

4. 现代应用　可用于哮喘、咳嗽、百日咳等属于肺热痰盛的证型。

5. 历代名家用方经验　长春中医学院附属医院李磊副教授从多年临床经验中体会到，如感冒、急慢性支气管炎、支气管肺炎、支气管哮喘、甚至胸痹、咳血、癃闭等病证，凡具有咳嗽痰黄、喘息气促，由于痰热壅肺所致者，均可用本方加以治疗，[李磊，宫晓燕，康治臣．桑白皮汤之我见．深圳中西医结合杂志，2001，11（3）：23]

百马汤

【来源】　黎炳南方

【组成】　百部10克　马兜铃3克　炙甘草6克　大枣4枚

【用法】　水煎，温服。每日1剂。

【功效】　降气止咳，补益脾肺。

【主治】　百日咳。症见痉咳阵作，甚至咳逆上气而颜面浮肿，面赤耳红，颈静脉怒张，弓背弯腰，涕泪交作，呕逆作吐，甚至二便遗出。

【方解】　百日咳属于中医顿咳范畴，中医认为本病多有素体不足，内隐伏痰，风邪从口鼻而入袭侵于肺。侵袭肺卫可见恶风寒发热等表证。若风邪与伏痰搏结，郁而化热、煎熬津液，酿成浊痰，阻塞气道，壅塞不宣，肺失清肃，以致肺气上逆而痉咳阵作。肺主气，气行则经络流通，如肺气壅滞，与痰液相并而不得外越，气机失调，血行不畅，故咳逆上气而颜面浮肿，面赤耳红，颈静脉怒张，弓背弯腰，涕泪交作，呕逆作吐，甚至二便遗出。如咳伤肺络，则见咯血、衄血。咳后作呕，有碍脾胃，运化失司，再滋生痰浊壅肺，又致痉咳，形成恶性循环，病程绵长不愈。2岁以下婴幼儿，由于脏腑娇嫩，稚阴稚阳，形气未充，神气祛弱，易见肺闭或痰热上蒙清窍的喘憋、昏迷抽搐等证。马兜铃味苦而微辛，性寒。苦辛可宣降肺气，寒能清泄肺热，其性轻扬，故能入肺，除热化痰，治咳逆连连不止之症，百部甘苦微温，擅于温肺润肺，止咳降逆。二药相配，同为主药，一寒一热，可依临证需要而加减调配，或存其性，或取其用，故各类型百日咳皆可投之，运用得法，于痉咳阵阵之症颇有捷效。炙甘草、大枣既可补气润肺，又能调和诸药。盖因马兜铃味苦难咽，且性寒易伤胃气。而病者咳逆频频，时日迁延，必耗肺气，故二药扶正、调味,于方中独当一面,与主药相伍,相得益彰。临床上不管证属何型,只要阵咳之症尚存,皆可以"百马汤"为基础,加减施治。

【临床应用】

1. 用方要点 小儿痉咳连连、气逆上冲而气不足为本方用方要点。

2. 随症加减 本方为治疗百日咳基础方。若外感风邪,痰热束肺,症见发热、流涕、咳嗽阵作、夜间尤甚,痰黄、舌红、苔薄白、脉滑数,加麻黄、防风、前胡、桔梗、大青叶、连翘等;若痰浊互结、肺络受阻,症见痉咳连连,面红发憋、涕泪俱出、痰黏难咳、咳甚呕吐黏痰或者伴有食物,加苏子、葶苈子、鹅管石、沙参、地龙,偏热者加毛冬青、蚤休;若肺阴不足,正虚邪恋,久病伤阴,余热留恋,症见低热不退或五心烦热、咳嗽痰少、盗汗、口干、咽红,加青黛、海蛤粉、沙参、麦冬、五味子、花粉,若中运不足,肺脾两虚,素体虚弱,或病久正伤,症见面色萎黄、咳嗽无力、纳呆便溏、自汗盗汗、加党参、白术、陈皮、法半夏、鹅管石、五味子。

3. 使用注意 唯马兜铃性寒而味甚苦,婴儿服之易吐,当以轻剂取效(3克),配用枣、草可调其味。体若寒虚者,更助以温补之品,则量小而可获得事半功倍之效。

4. 现代应用 百日咳。

5. 历代名家的应用经验 首届"全国老中医药专家学术经验继承工作"指导老师、广州中医药大学教授黎炳南善用百马汤治疗百日咳。本证以痉咳频频为主症,本虚标实为病机特点。不管证属何型,只要主症未除,皆以自拟"百马汤"为基础方。其他如寒、热、风邪诸端,尚须随证加味调治。

第七节　小儿暑温

小儿暑温是感受暑温邪毒引起的时行疾病。临床以高热、抽风、昏迷为主症,发病急骤,变化迅速,易出现内闭外脱、呼吸障碍等危象,重症病例往往留有后遗症,导致终生残疾。根据临床表现的不同,本病尚有"暑风"、"暑痉"、"暑厥"之名,"暑风"者手足搐搦而动;"暑痉"以项强或角弓反张为名;"暑厥"则必见手足逆冷。本病属温病范畴,其病理机转不越卫、气、营、血之间的传变规律。暑温邪毒内犯肺胃心肝，热痰风弥漫三焦、脏腑经络。在急性期出现热、痰、风证，以实证为主，关键在于热；恢复期及后遗症期出现热、痰、风证，则以痰、风为多，且以虚为主或虚中夹实。本病系感染暑温邪毒而发病。夏季暑气当令，暑温邪毒易于流行，其邪伤人最速，特别是小儿时期神怯气弱，气血未充，脏腑未坚，一旦被暑温邪毒所侵，正不胜邪，则卒然发病。

本病主要指西医学的流行性乙型脑炎。本病发病季节多在 7、8、9 月盛夏时节；有明显的季节性。发病年龄自幼儿至老年都可感染，多见于 10 岁以下儿童，尤以 2～6 岁儿童发病率高，且有较强传染性。近 20 年来，由于大规模推行接种流行性乙型脑炎疫苗，本病发病率明显下降，已消灭了流行趋势，仅见少数散发病例，发病症状也有所减轻。

白虎汤

【来源】《伤寒论》

【组成】 石膏一斤，碎（50 克）　　知母六两（18 克）　　甘草二两，炙（6 克）粳米六合（9 克）　　（小儿用量酌减）

【用法】 上 4 味，以水 1 升，煮米熟汤成，去滓。每次温服 200 毫升，一日 3 次。

【功用】 清热生津。

【主治】 小儿阳明热盛，或温病热在气分证。壮热面赤，烦渴引饮，口舌干燥，大汗出，脉洪大有力。

【方解】 本方原为治阳明经证的主方，后世温病学家又以此为治气分热盛的代表方剂。凡伤寒化热内传阳明之经，或温邪由卫及气，皆能出现本证。里热炽盛，故壮热不恶寒；胃热津伤，乃见烦渴引饮；里热蒸腾，逼津外泄，则汗出；脉洪大有力为热盛于经所致。气分热盛，但未致阳明腑实，故不宜攻下；热盛津伤，又不能苦寒直折。唯以清热生津法最宜。方中君药生石膏，辛甘大寒，入肺胃二经，功善清解，透热出表，以除阳明气分之热。臣药知母，苦寒质润，一以助石膏清肺胃之热，一以滋阴润燥救已伤之阴津。石膏与知母相须为用，可增强清热生津之功。佐以粳米、炙甘草益胃生津，亦可防止大寒伤中之弊。炙甘草兼以调和诸药为使。四药相配，共奏清热生津，止渴除烦之功，使其热清津复诸症自解。

【临床应用】

1. 用方要点 伤寒阳明热盛，或温病热在气分证。小儿面赤，烦渴引饮，口舌干燥，大汗出，脉洪大有力为本方用方要点。

2. 随症加减 若气血两燔，引动肝风，见神昏谵语、抽搐者，加羚羊角、水牛角以凉肝熄风；若兼阳明腑实，见神昏谵语、大便秘结、小便赤涩者，加大黄、芒硝以泻热攻积；消渴病而见烦渴引饮，属胃热者，可加天花粉、芦根、麦门冬等以增强清热生津之力。

3. 使用注意 表证未解的无热发汗，口不渴者；脉见浮细或沉者；血虚发热，脉洪不胜重按者；真寒假热的阴盛格热证等均不可误用。

4. 现代应用 本方常用于感染性疾病，如大叶性肺炎、流行性乙型脑炎、流行性出血热、牙龈炎以及小儿夏季热、糖尿病、风湿性关节炎等属气分热盛者。

5. 历代名家的应用经验

（1）名老中医张锡纯临证擅用白虎汤，重用石膏，山药代替粳米，兼用人参，灵活化裁，广泛应用于治疗外感痰喘、温病、阳明腑实证、便秘、痢疾发热、中风、发斑、产后发热、疮疡热毒等。

（2）著名中医儿科专家、原中国中医研究院西苑医院儿科主任赵心波教授用白虎汤加人参治疗中暑，症见身热、大渴、大汗、上吐下泻、腹痛、唇红舌燥、脉洪大，用之可清暑益气。

（3）郭纪生是第4批全国老中医药专家学术经验继承工作指导老师，对白虎汤的脉证标准、加减化裁重新进行了整理，有独到的见解。随着近年来新型传染病的不断出现和暴发流行，郭纪生又将白虎汤运用到传染性非典型肺炎（严重急性呼吸综合征）、甲型H1N1流感、手足口病的治疗中，取得了理想效果。

苏合香丸

【来源】《广济方》，录自《外台秘要》

【组成】 吃力伽（即白术）、光明砂研、麝香、诃梨勒皮、香附子（中白）、沉香重者、青木香、丁子香、安息香、白檀香、荜茇、犀角（水牛角

代）各一两（各30克） 薰陆香、苏合香、龙脑香各半两（各15克）

【用法】上为极细末，炼蜜为丸，如梧桐子大。腊月合之，藏于密器中，勿令泄气。每朝用四丸，取井花水于净器中研破服。老小每碎一丸服之，另取一丸如弹丸，蜡纸裹，绯袋盛，当心带之。冷水暖水，临时斟量（现代用法：以上15味，除苏合香、麝香、龙脑香、水牛角浓缩粉代犀角外，朱砂水飞成极细粉；其余安息香等10味粉碎成细粉；将麝香、龙脑香、水牛角浓缩粉研细，与上述粉末配研、过筛、混匀。再将苏合香炖化，加适量炼蜜与水制成蜜丸，低温干燥；或加适量炼蜜制成大蜜丸。口服，每次1丸，小儿酌减，每日1～2次，温开水送服。昏迷不能口服者，可鼻饲给药）。

【功用】温中行气，开窍醒脑。

【主治】小儿寒闭证。小儿中暑后突然昏倒，牙关紧闭，不省人事，苔白，脉迟。亦治心腹卒痛，甚则昏厥，属寒凝气滞者。

【方解】本方证因小儿秽浊，闭阻机窍所致。寒痰秽浊，阻滞气机，蒙蔽清窍，故突然昏倒、牙关紧闭、不省人事；阴寒内盛，故苔白脉迟；若寒凝胸中，气血瘀滞，则心胸疼痛；邪壅中焦，气滞不通，故脘腹胀痛难忍。闭者宜开，治宜芳香开窍为主，对于寒邪、气郁及秽浊所致者，又须配合温里散寒、行气活血、辟秽化浊之法。方中苏合香、麝香、龙脑香、安息香芳香开窍，辟秽化浊，共为君药。臣以木香、香附、丁香、沉香、白檀香、薰陆香以行气解郁，散寒止痛，理气活血。佐以辛热之荜茇，温中散寒，助诸香药以增强驱寒止痛开郁之力；水牛角清心解毒，朱砂重镇安神，二者药性虽寒，但与大队温热之品相伍，则不悖温通开窍之旨；白术益气健脾、燥湿化浊，诃子收涩敛气，二药一补一敛，以防诸香辛散走窜太过，耗散真气。本方配伍特点是集诸芳香药于一方，既长于辟秽开窍，又可行气温中止痛，且散收兼顾，补敛并施。

本方在《外台秘要》卷十三引唐《玄宗开元广济方》名吃力伽丸，《苏沈良方》更名为苏合香丸。原方以白术命名，提示开窍行气之方，不忘补气扶正之意。

【临床应用】

1. 用方要点 本方为温开法的代表方，又是治疗寒闭证以及心腹疼痛属于寒凝气滞证的常用方。临床应用以小儿昏倒，不省人事，牙关紧闭，苔白，脉迟为用方要点。

2. 随症加减 若减去犀角、朱砂、麝香加极少量蟾酥，并加大荜茇量，亦有同样效果。

3. 使用注意 本方只宜用治寒闭实证，若脱证、热闭证均非本方所宜。本方香窜走泄，有损胎气，孕妇忌用。

4. 现代应用 本方常用于急性脑血管病、癔病性昏厥、癫痫、有毒气体中毒、老年痴呆症、流行性乙型脑炎、肝昏迷、冠心病心绞痛、心肌梗死等证属寒闭或寒凝气滞者。

5. 历代名家的应用经验 历任重庆市第一中医院，第二中医院主任医师、院长、重庆市老中医张锡君用苏合香丸中成药治疗小儿惊风中的痰积胶固之证，可蠲痰启闭。

清瘟败毒饮

【来源】《疫疹一得》

【组成】 生石膏大剂六两至八两（180～240克）；中剂二两至四两（60～120克）；小剂八钱至一两二钱（24～36克） 小生地大剂六钱至一两（18～30克）；中剂三钱至五钱（9～15克）；小剂二钱至四钱（6～12克） 犀角（水牛角代）大剂六两至八两（180～240克）；中剂三两至五两（90～150克）；小剂二两至四两（60～120克） 真川连大剂四至六钱（12～18克）；中剂二至四钱（6～12g）；小剂一钱至一钱半（3～4.5克） 栀子 桔梗 黄芩 知母 赤芍 玄参 连翘 甘草 丹皮 鲜竹叶（以上十味，原书无用量） （小儿用量酌减）

【用法】 先煎石膏数十沸，后下诸药（现代用法：先煎石膏，后下诸药，用量按原方比例酌减，犀角磨汁和服，或研末，或先煎对式，分2次服）。疫证初起，恶寒发热，头痛如劈，烦躁谵妄，身热肢冷，舌刺唇焦，上呕下泄，六脉沉细而数，即用大剂；沉而数者，用中剂；浮大而数者，用小剂。如斑一出，即用大青叶，量加升麻四五分，引毒外透。

【功用】 清热解毒，凉血泻火。

【主治】 瘟疫热毒，充斥内外，气血两燔证。症见大热渴饮，头痛如劈，干呕狂躁，谵语神昏，视物错瞀，或发斑疹，或吐血、衄血，四肢或抽搐，舌绛唇焦，脉沉数，可沉细而数，或浮大而数。

【方解】清瘟败毒饮是综合白虎汤、犀角地黄汤、黄连解毒汤三方加减而成，其清热泻火、凉血解毒的作用颇强。方中重用生石膏直清胃热。因胃是水谷之海，十二经的气血皆禀于胃，所以胃热清则十二经之火自消。石膏配知母、甘草是白虎汤法，有清热保津之功，加以连翘、竹叶，轻清宣透，驱热外达，可以清透气分表里之热毒；再加芩、连、栀子（即黄连解毒汤法）通泄三焦，可清泄气分上下之火邪。诸药合用，目的在大清气分之热。犀角、生地、赤芍、丹皮共用，为犀角地黄汤法，专于凉血解毒，养阴化瘀，以清血分之热

【临床应用】

1. 用方要点　大热渴饮，头痛如劈，干呕狂躁，谵语神昏，视物错瞀，或发斑疹，或吐血、衄血，四肢或抽搐，舌绛唇焦，脉沉数，可沉细而数，或浮大而数为本方用方要点。

2. 随症加减　若斑一出，加大青叶，并少佐升麻1.2～1.5克，大便不通，加生大黄；大渴不已，加石膏、天花粉；胸膈遏郁，加川连、枳壳、桔梗。

3. 使用注意　本方为大寒解毒、气血两清之剂，能损人阳气，故素体阳虚，或脾胃虚弱者忌用。

4. 现代应用　现代多用于治疗流行性出血热、败血症、脓毒血症、脑炎、病毒性脑炎、髋关节炎、传染性单核细胞增多症、钩端螺旋体、麻疹等。

5. 历代名家的应用经验

（1）著名中医儿科专家、原中国中医研究院西苑医院儿科主任赵心波教授用清瘟败毒饮治疗重型水痘，同时服用壬金散或紫雪丹散，以防止湿热毒邪深陷，变生险证。

（2）印会河老中医认为流行性脑脊髓膜炎是温热盛温热挟湿所致，见瘟毒发斑为主的，症见高热神瘟，斑色紫黑，舌红苔黑而燥，脉数或伏脉不出者，用清瘟败毒饮治疗。

青蒿鳖甲汤

【来源】《温病条辨》

【组成】 青蒿二钱（6克）　鳖甲五钱（15克）　细生地四钱（12克）　知母二钱（6克）　丹皮三钱（9克）　（小儿用量酌减）

【用法】 水五杯，煮取二杯，日再服（现代用法：水煎服）。

【功用】 养阴透热。

【主治】 邪热内伏证，表现为夜热早凉，热退无汗，能食形瘦，舌红少苔，脉数。肺结核、贫血、其他慢性消耗性疾病等证属阴虚火旺者，可用本方加减治疗。

【方解】 本方所治证候为小儿后期，阴液已伤，而余邪深伏阴分。人体卫阳之气，日行于表，而夜入于里。阴分本有伏热，阳气入阴则助长邪热，阴阳相加，阴不制阳，故入夜身热。早晨卫气行于表，阳出于阴，则热退身凉；温病后期，阴液已伤，加之邪热深伏阴分，则阴津益耗，无以作汗，故见热退无汗；舌红少苔，脉象细数皆为阴虚有热之候。此阴虚邪伏之证，若纯用滋阴，则滋腻恋邪；若单用苦寒，则又有化燥伤阴之弊。必须养阴与透邪并进。方中鳖甲咸寒，直入阴分，滋阴退热，入络搜邪；青蒿苦辛而寒，其气芳香，清中有透散之力，清热透络，引邪外出。两药相配，滋阴清热，内清外透，使阴分伏热有外达之机，共为君药。即如吴瑭自释："此方有先入后出之妙，青蒿不能直入阴分，有鳖甲领之入也；鳖甲不能独出阳分，有青蒿领之出也。"生地甘寒，滋阴凉血；知母苦寒质润，滋阴降火，共助鳖甲以养阴退虚热，为臣药。丹皮辛苦性凉，泄血中伏火，以助青蒿清透阴分伏热，为佐药。诸药合用，共奏养阴透热之功。

本方的配伍特点是滋清兼备、标本兼顾、清中有透，使养阴而不恋邪，祛邪而不伤正，阴复邪去而热退。

【临床应用】

1. 用方要点 本方适用于小儿病后期，余热未尽而阴液不足之虚热证。临床应用以夜热早凉，热退无汗，舌红少苔，脉细数为用方要点。

2. 随症加减 若外有表邪，恶寒发热者，加葛根、连翘、银花以透热解热；若暮热早凉，汗解渴饮，可去生地，加天花粉以清热生津止渴；兼肺阴虚，加沙参、麦冬滋阴润肺；如用于小儿夏季热，加白薇、荷梗祛暑退热。

3. 使用注意 ①方中青蒿不耐高温，煎煮时间不宜太长，或用沸水泡服。②阴虚欲抽搐者，不宜用本方。

4. 现代应用 临床可用于治疗热性病后期、小儿夏季热、肺结核、肾结核、肾盂肾炎等病而有上述病证者。

5. 历代名家的应用经验

（1）中华全国中医学会儿科专业委员会首届主任委员王伯岳治疗小儿积滞善用青蒿鳖甲汤，王老认为积滞可能伤阴，而出现夜热早凉等阴虚现象，可仿《温病条辨》青蒿鳖甲汤（青蒿、鳖甲、细生地、知母、丹皮）之意，滋阴退热。但积滞未消，单独养阴，既不能退热，反呆胃气，故生地不宜用，但取青蒿泻热，治虚烦而不胃气，鳖甲补阴消积，知母丹皮清散伏热即可。

（2）名老中医何世英用青蒿鳖甲汤治疗小儿半身不遂之初诊，症见骨蒸烦热，半身瘫痪，神昏抽搐等，主要是养阴清热，复阴以制火，邪去则热退，使隐伏于阴分之邪透发于阳分而解。

清暑生津汤

【来源】 孟仲法方（《名医秘方汇萃》）

【组成】 生石膏20克　知母、竹叶、甘草各4.5克　西洋参3克　鲜石斛6克（干品减半）　鲜芦根20克　鲜生地12克（干品减半）　黄芩3克　粳米15克

【用法】 每日1剂，水煎服，日服3次。热重时一日可服2剂，可连续服用数周。

【功用】 益气清热，养阴生津。

【主治】 小儿暑热证，又名夏季热，与中医学中的"疰夏"、"消渴"，"暑温"等证类似。其病机由于暑气蕴遏肺胃、熏灼皮毛、腠理闭塞、耗气伤津而致，婴幼儿为多见。临床上以夏季长期发热不退、口渴多饮、多尿、汗闭为主要症状。似与某些小儿对高热气候适应不良有关，尤以出生后过第一个夏季的婴儿最为多见，一次发生后，常可连续发生数年。

【方解】本方从白虎加人参汤化裁而来。在原方清热、益气生津的基础上，以西洋参替代人参、使其在益气的同时加强清热养阴之功；石膏、知母、竹叶、黄芩清肺胃之热；生地、石斛、芦根可凉血滋阴，在清热之中更增生津益液之功；粳米、甘草和胃以保护胃气。本方适宜于小儿暑温的初中期，因此本方对暑伤肺胃的患者最为有效。

【临床应用】

1. 用方要点 小儿发热不退、口渴多饮、多尿、汗闭为本方用方要点。

2. 随症加减 若热重不退者，可加金银花9克，连翘6克；口渴多饮，多尿者，可加蚕茧3枚，天花粉4.5克；舌红口干、烦躁不安者，可加西瓜翠衣、莲肉各6克，玄参4.5克；纳呆、大便不实者，可加生山楂9克，白术6克，白扁豆9克，而去知母、石斛及生地；高热已退而有低热缠绵者，可加银柴胡6克，地骨皮9克，去石膏、知母；乏力倦怠、精神不振者，可加孩儿参、黄芪各10克。

4. 现代应用 现代多用于流行性乙型脑炎轻型、小儿夏季热等。

第八节 疫毒痢

痢疾又叫"疫痢"。本病或因小儿素虚，或因毒疠过盛，致疫毒深滞肠胃，易入营血，有较强的传染性，故名。临床表现有发病急骤，病情较剧，突然高热，寒战，烦渴，腹痛急剧，痢下脓血稠黏，次数频多，恶心呕吐，或兼发斑疹。儿童因体质娇嫩，每于未出现泻痢的症状时，即呈高热、昏迷、抽搐，甚或肢冷、大汗、脉微欲绝等危重证候，类似中毒性痢疾。

小儿痢疾的病机，主要是时邪疫毒积滞于肠间，壅滞气血，妨碍传导，肠道脂膜血络受伤，腐败化为脓血而成痢。肠司传导之职，传送糟粕，又主津液的进一步吸收，湿、热、疫毒等病邪积滞于大肠，以致肠腑气机阻滞，津液再吸收障碍，肠道不能正常传导糟粕，因而产生腹痛、大便失常之症。邪滞于肠间，湿蒸热郁，气血凝滞腐败，肠间脂膜血络受损，化为脓血下痢，所谓"盖伤其脏腑之脂膏，动其肠胃之脉络，故或寒或热，皆有脓血"。肠腑传导失司，由于气机阻滞而不利，肠中有滞而不通，不通则痛，腹痛而欲大便则里急，大便次数增加，便又不爽则后重，这些都是由于大肠通降不利，传导功能失调之故。

由于感邪有湿热、寒湿之异，体质有阴阳盛衰之不同，治疗有正确与否，故临床表现各有差异。病邪以湿热为主，或为阳盛之体受邪，邪从热化则为湿热痢。病邪因疫毒太盛，则为疫毒痢。病邪以寒湿为主，或阳虚之体受邪，邪从寒化则为寒湿痢。热伤阴，寒伤阳，下痢脓血必耗伤正气。寒湿痢日久伤阳，或过用寒凉药物，或阳虚之体再感寒湿之邪，则病虚寒痢。湿热痢日久伤阴，或素体阴虚再感湿热之邪，则病阴虚痢。或体质素虚，或治疗不彻底，或收涩过早，致正虚邪恋，虚实互见，寒热错杂，使病情迁延难愈，为时发时止的休息痢。若影响胃失和降而不能进食，则为噤口痢。

此病相当于西医学的细菌性痢疾，西医学认为是痢疾杆菌感染引起的消化系统感染性疾病，常于夏秋季节流行，一般在7~9月达高峰。

白头翁汤

【来源】《伤寒论》

【组成】白头翁二两（15克）　黄柏三两（12克）　黄连三两（6克）　秦皮三两（12克）　（小儿用量酌减）

【用法】上药四味，以水七升，煮取二升，去渣，温服一升，不愈再服一升（现代用法：水煎服）。

【功用】清热解毒，凉血止痢。

【主治】小儿热毒痢疾。症见小儿腹痛，里急后重，肛门灼热，下痢脓血，赤多白少，渴欲饮水，舌红苔黄，脉弦数。

【方解】本方证是因热毒深陷血分，下迫大肠所致。热毒熏灼肠胃气血，化为脓血，而见下痢脓血、赤多白少；热毒阻滞气机则腹痛里急后重；渴欲饮水，舌红苔黄，脉弦数皆为热邪内盛之象。治宜清热解毒，凉血止痢，俾热毒解，则痢止而后重自除。故方用苦寒而入血分的白头翁为君，清热解毒，凉血止痢。黄连苦寒，泻火解毒，燥湿厚肠，为治痢要药；黄柏清下焦湿热，两药共助君药清热解毒，尤能燥湿治痢，共为臣药。秦皮苦涩而寒，清热解毒而兼以收涩止痢，为佐使药。四药合用，共奏清热解毒，凉血止痢之功。本方主治热毒血痢，乃热毒深陷血分，治以清热解毒，凉血止痢，使热毒解，痢止而后重自除。

【临床应用】

1. 用方要点 本方是以小儿里急后重，肛门灼热，下痢脓血，赤多白少，渴欲饮水，舌红苔黄，脉弦数为用方要点。

2. 随症加减 若外有表邪，恶寒发热者，加葛根、连翘、银花以透表解热；里急后重较甚，加木香、槟榔、枳壳以调气；脓血多者，加赤芍、丹皮、地榆以凉血和血；夹有食滞者，加焦山楂、枳实以消食导滞；用于阿米巴痢疾，配合吞服鸦胆子（桂圆肉包裹），疗效更佳。

3. 使用注意 素体脾胃虚弱者当慎用。

4. 现代应用 本方常用于阿米巴痢疾、细菌性痢疾属热毒偏盛者。

5. 历代名家的应用经验 江西省名老中医享有"国家有突出贡献专家"称号、并获政府特殊津贴的姚荷生使用白头翁汤不仅治疗痢疾，而且可以治疗小便癃闭。白头翁汤治疗热性痢疾，已成定式，后世用于治痢也十分普遍，但推用于治疗癃闭者则较为少见，而姚老用之治此病，占近 20% 之多，可见具有独到经验。

方剂索引

284

十四画以上